dr. ulrich strunz + andreas jopp

neues wissen · forever young · mehr gesundheit

W0395357

fit mit fett

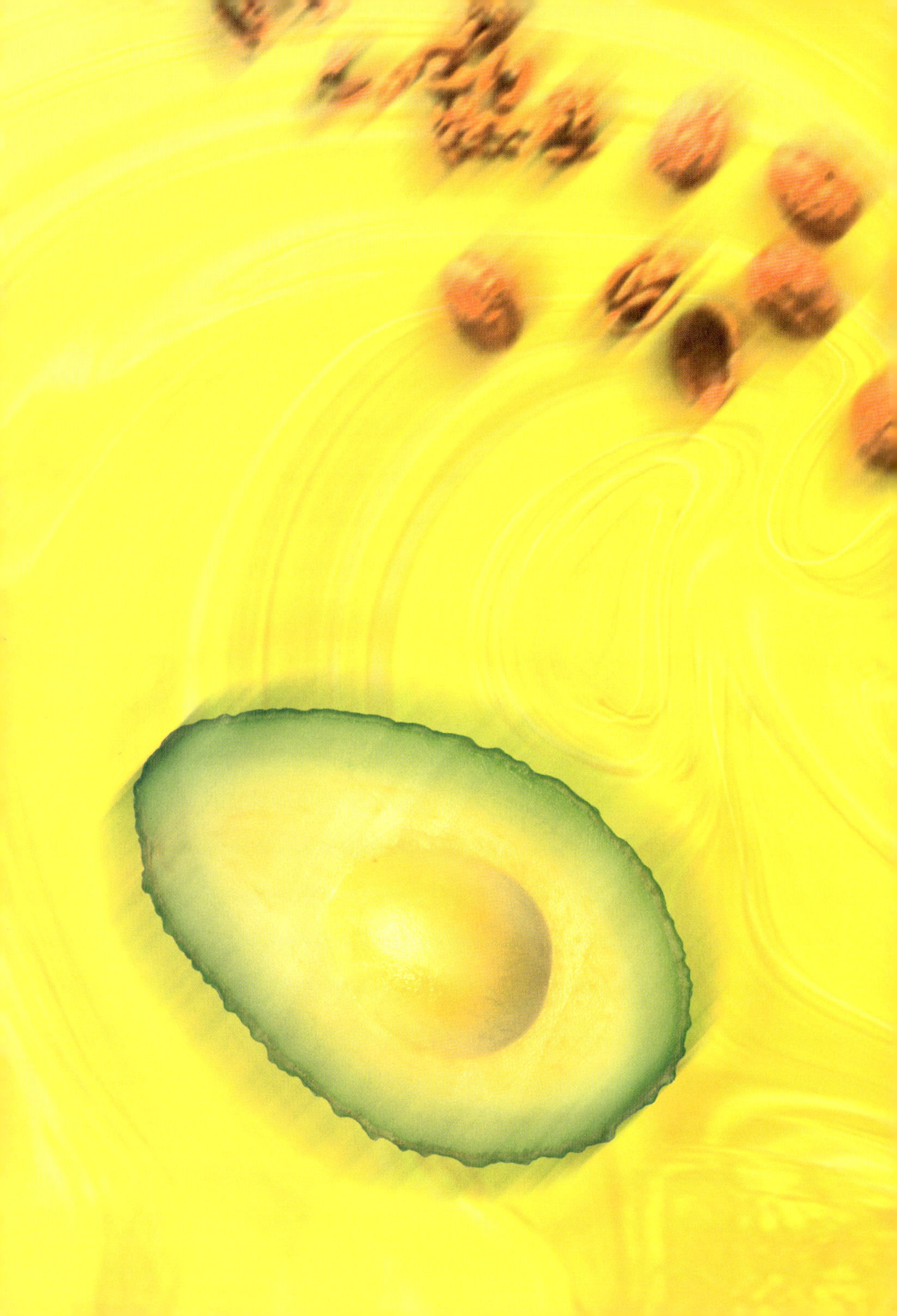

dr. ulrich strunz + andreas jopp

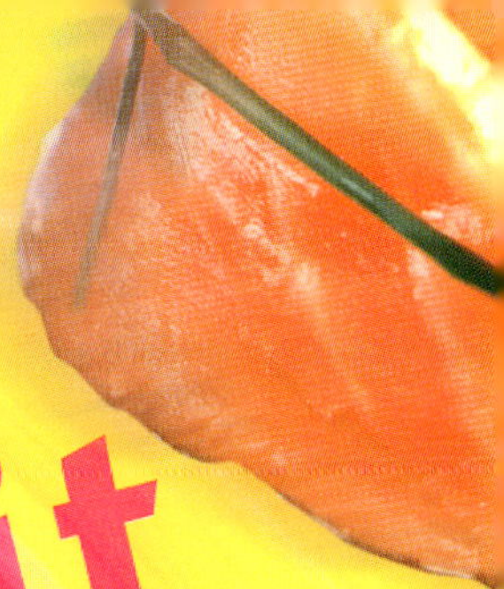

fit mit fett

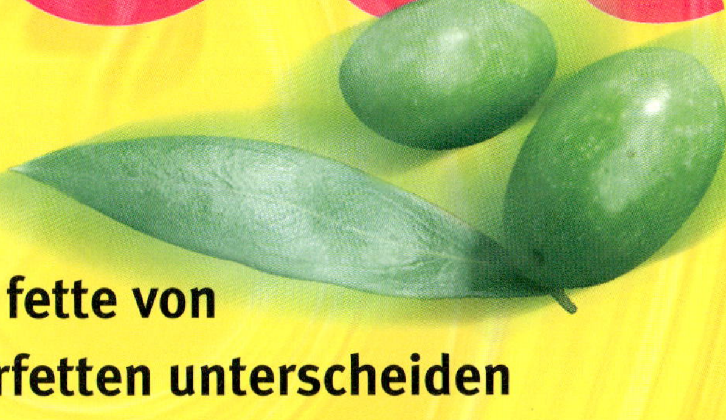

+++ gute fette von killerfetten unterscheiden

+++ herzinfarktrisiko senken

+++ fette für ein fittes gehirn

HEYNE

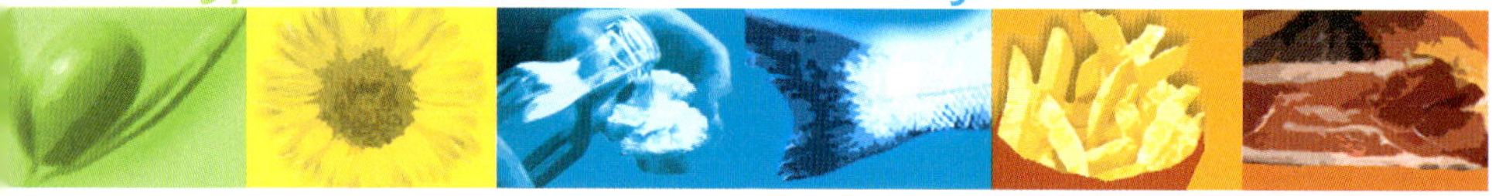

34 einfach ungesättigte fette

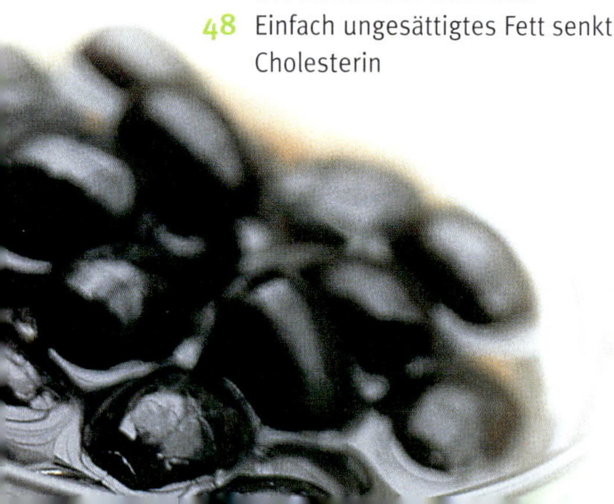

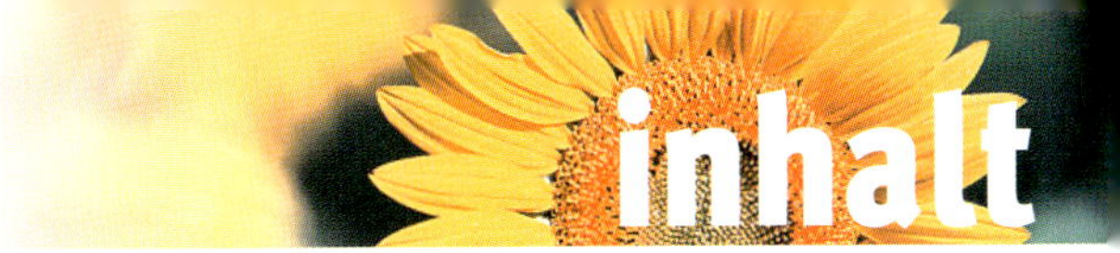

inhalt

82 omega-6-fette

118 pflanzliche omega-3-fette

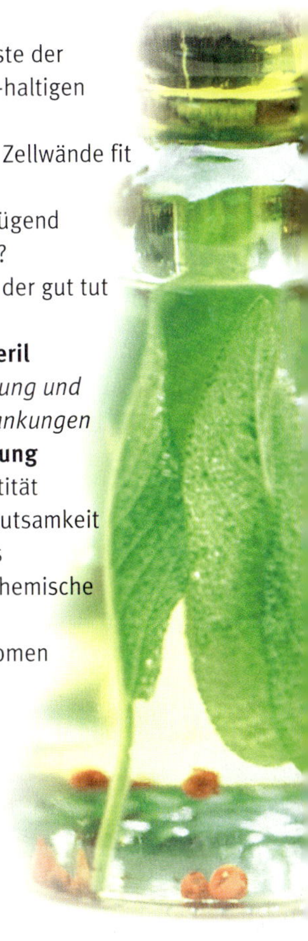

langkettige omega-3-fette

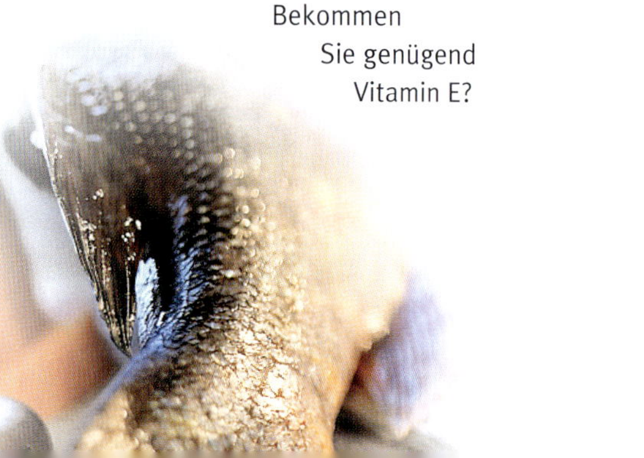

inhalt

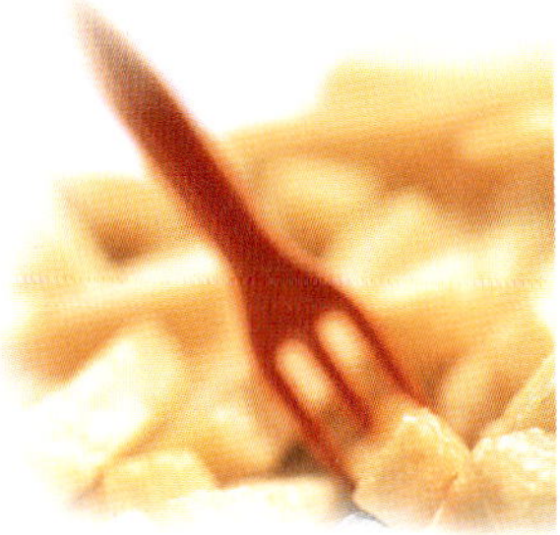

218 transfette – die killerfette

246 gesättigte fette

Anhang

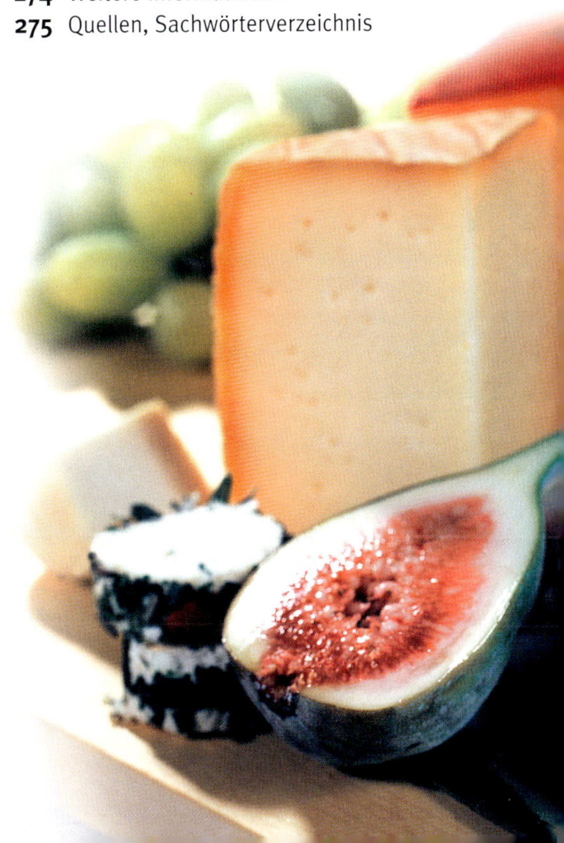

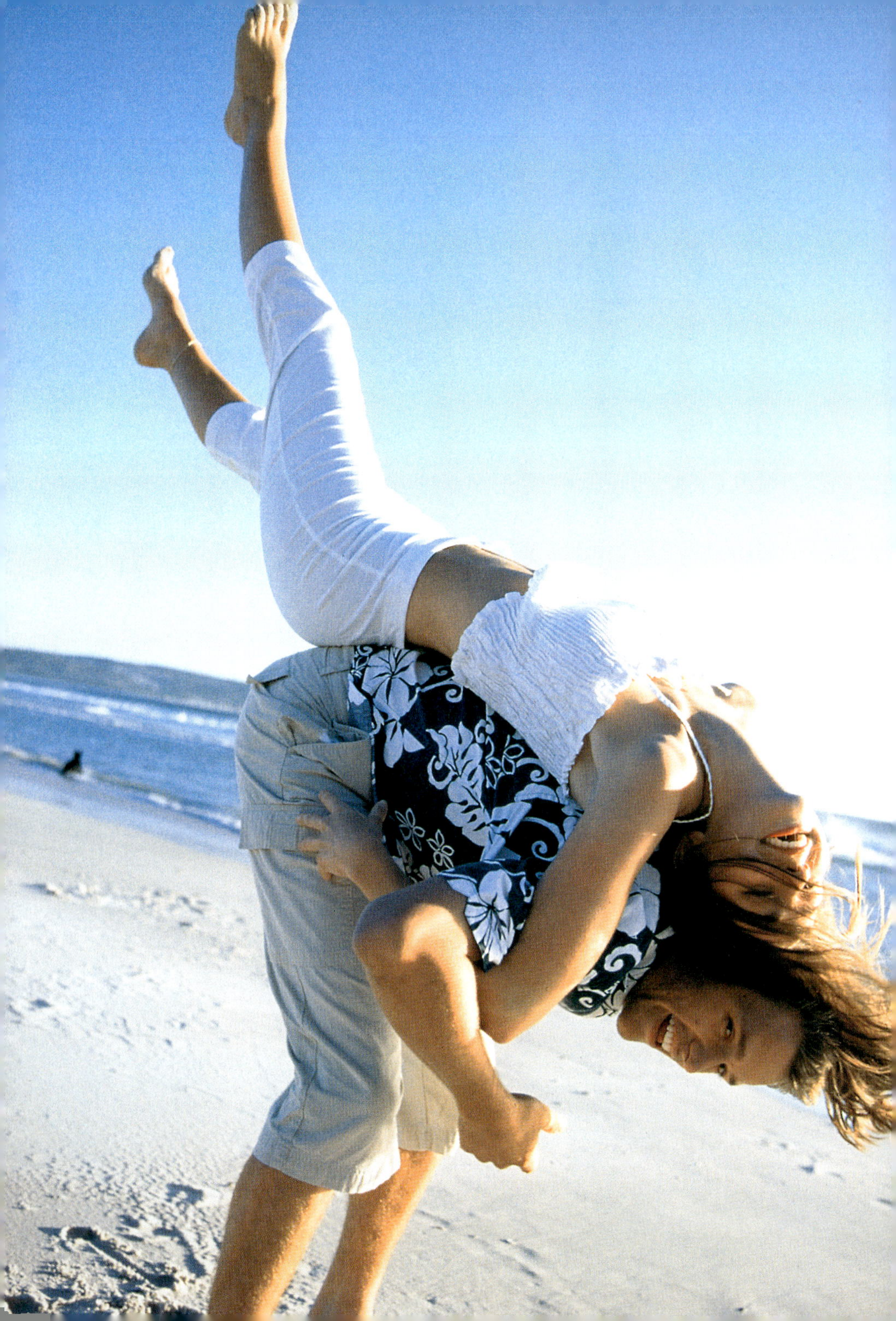

Länger leben – mit dem richtigen Fett

Woran denken Sie, wenn Sie das Wort »Fett« hören? An Übergewicht, Schwabbelbauch, Cholesterin, Fettablagerungen im Blut, aber auch an guten Geschmack? Vielleicht wissen Sie auch, dass Fett ein Energielieferant ist. Aber Fett ist nicht gleich Fett. Fett ist mehr als nur ein in Verruf geratener Energiebrennstoff und Dickmacher oder Verursacher von Herz-Kreislauf-Erkrankungen…Fette sind auch in hohem Maße beteiligt an guter Gesundheit. Das ist wahrscheinlich neu für Sie.

Das Geheimnis der Langlebigkeit

Wahrer Luxus, das ist Gesundheit bis ins hohe Alter. Gesundheit bedeutet Lebensfreude und Energie, ein aktives Leben ohne gesundheitsbedingten Karriereknick und eine wesentlich längere Lebenszeit. Ist das erreichbar? Nach allem, was wir inzwischen wissen – ja!

Das Geheimnis der Langlebigen in Kreta und Japan sind die richtigen Fette.

Aber was ist das Geheimnis der vielen vitalen Langlebigen? Warum gibt es gerade so viele 90- bis 100-Jährige auf Kreta und in Japan? Und warum sind sie geistig so fit? Diese Frage beschäftigt die Wissenschaft seit Jahren. Eine der Lösungen ist – Sie wollen es nicht glauben? – Fett!

Fett – jeder isst es, wenige wissen etwas darüber

Bei keinem anderen Stoff liegen Krankheit und Gesundheit so nahe zusammen. Es gibt gesunde Fette und Killerfette. Fette machen inzwischen in unserer

Revolutionär: das neue Wissen über Fette.

- Größere Mengen Pflanzenöl und Margarine sind ungesund.
- Cholesterin aus der Nahrung spielt kaum eine Rolle bei Herz-Kreislauf-Erkrankungen.
- Gehärtete pflanzliche Fette verdoppeln das Risiko für Diabetes und vervielfachen das Risiko für Herz-Kreislauf-Erkrankungen.
- Je fetter Fisch ist, desto besser fürs Gehirn und das Herz.
- Fette Nüsse senken Herz-Kreislauf-Erkrankungen um 40 %.

Ernährung 40 % der Kalorien aus. Aber was wissen Sie wirklich über diese Fette, die vor allem in verarbeiteten Lebensmitteln hoch konzentriert enthalten sind? Die meisten Verbraucher, und sicher auch Sie, wissen: »Pflanzliche Fette sind gut, tierische Fette sind nicht so gut, Olivenöl ist gut, Cholesterin ist schlecht fürs Herz.« Aber reicht dieses Wissen bei einem Stoff, der 40 % der Nahrung ausmacht? Und ist dieses Minimalwissen noch aktuell?

Handlungsort: Ihr eigener Körper
Jeder zweite Deutsche stirbt an versäumtem Ölwechsel

Die Fettforschung ist mit Siebenmeilenschritten vorangestürmt. Wir haben deren Erkenntnisse wie einen Stoffwechselkrimi für Sie zusammengefügt. Der Handlungsort ist Ihr eigener Körper. Immerhin: Zwei Drittel der Deutschen haben hohe Blutfette und jeder zweite Deutsche stirbt an Herz-Kreislauf-Erkrankungen!! Der Grund: Falsche Fette! Mit dem Ölwechsel für die Lebensadern wurde jahrzehntelang geschlampt, bis es zu spät ist. Wenn man schon die Wahl hat: Wer möchte nicht fünf bis neun Jahre länger geistig und körperlich aktiv leben? Fett ist dazu ein Schlüsselstoff, über den man unbedingt Bescheid wissen sollte. Es lohnt sich, weil es sich auszahlt – in Lebensjahren mit guter Gesundheit!

Die Fettrevolution – fittes Herz mit Fett

Was das neue Wissen der letzten Jahre auslöste, muss man als Fettrevolution bezeichnen. Das Ende der Niedrigfetthysterie ist eingeläutet, denn es kommt tatsächlich nicht so sehr darauf an, wie viel Fett Sie essen, sondern vor allem, welche Art von Fetten Sie essen.

Bestimmte Fette sind wichtig für ein gesundes Herz. Mit den richtigen Fetten halten Sie Ihre Lebensadern jung, ohne Ablagerungen. Die gesunden Blutfette, die Ihnen sogar Fettschmodder von den Arterien abtransportieren, steigen dadurch an. Andere Fette machen Ihr Blut super-fließfähig. Wie eine Antihaftbeschichtung oder ein Leichtlauföl wirkt sich dies aus. Und wieder andere Fette und Pflanzenstoffe sorgen dafür, dass Fette in Ihren Blutbahnen nicht ranzig werden. Denn vor allem ranzige Fette setzen sich dort ab.

Ölwechsel:
Nicht weniger Fett, sondern die richtigen Fette sind wichtig. Essen Sie fettreich wie die Kreter und vermindern Sie Herz-Kreislauf-Erkrankungen.

Beim Ölwechsel geht es also nicht um weniger Fett oder fettfreie Ernährung, was Sie vielleicht mit weniger Geschmack und Genuss in Verbindung bringen würden. Das Ziel ist: Gute Fette rein, schlechte Fette raus. Und das zahlt sich aus. Nur ein Zwanzigstel der Bewohner der Insel Kreta bekommt Herzinfarkte, weil sie mit ihrer Ernährung die Lebensadern jugendlich halten. Und wer würde die Ernährung im Mittelmeerraum nicht mit Lebensfreude in Verbindung bringen?

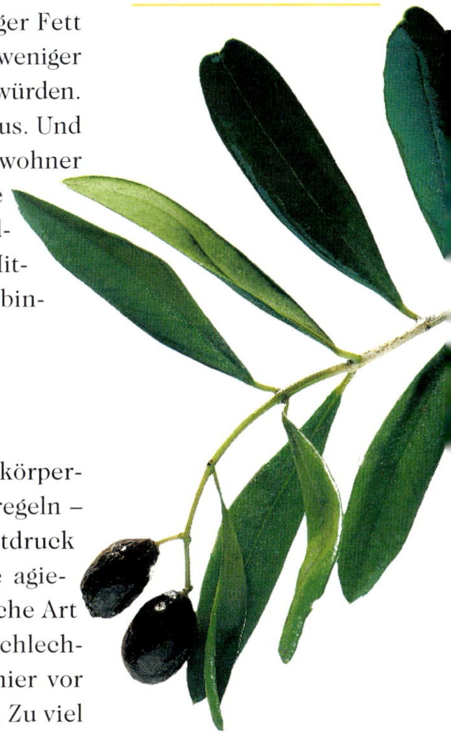

Fett für Gewebehormone

Das ist neu: Fette sind Baustoffe für Dutzende körpereigene Gewebehormone, die im Körper alles regeln – von Entzündungserscheinungen über den Blutdruck bis hin zum Immunsystem. Gewebehormone agieren direkt von Zelle zu Zelle. Je nachdem, welche Art von Fett Sie essen, werden förderliche oder schlechtere Gewebehormone produziert. Es kommt hier vor allem auf die Fettbalance in der Ernährung an. Zu viel Anlieferung eines bestimmten Fettbaustoffs blockier die Produktion der Gewebehormone aus den anderen Fettbaustoffen. Heute weiß man: Es werden zu viele der früher für gesund gehaltenen Pflanzenfette gegessen, die die Balance der Gewebehormone stören.

Auch das ist neu: Gewebehormone aus guten Fetten senken entzündliche Herz-Kreislauf-Erkrankungen und den Abbau von Gerhirnzellen.

Herz-Kreislauf-Erkrankungen und ganz neu der Abbau an Nervenzellen im Gehirn und die Entstehung von Alzheimer werden auf zu viele Entzündungsbotenstoffe zurückgeführt. Entzündungshemmendes Aspirin senkt deswegen Herzinfarkte, Schlaganfälle und die Entstehung von Alzheimer. Gute Fette wie EPA aus Fisch können genauso effektiv diese Entzündungsbotenstoffe über die Gewebehormone senken. Machen Sie Ihre Gewebehormone mit guten Fetten fit.

Fett macht intelligent und glücklich

Ihr Gehirn besteht zu 60 % aus Fett. Schon im Mutterleib sorgen bestimmte Fette dafür, wie gut die Gehirnzellen aufgebaut werden und wie intelligent Ihr Kind wird. Ihr ganzes Leben brauchen Sie diese Fette aus der Nahrung als Baustoff für Ihr Gehirn. Lange wurde angenommen, dass das Gehirn mit den Jahren schrumpft. Aber seit kurzem weiß man: Das Gehirn wächst während des ganzen Lebens. Neue Verbindungen (Synapsen) werden gebildet und vernetzen Ihr Wissen zu dem, was Erfahrung und Weisheit heißt. Für diese neuen Verbindungen brauchen Sie bestimmte Fette als Baustoffe. DHA-Fett ist der Gehirnfettbaustein, mit dem Sie das Gehirn fit machen. Und diese leitfähigen Fette machen Ihre Gehirnmembranen erst richtig leitfähig – für schnellen Informationsfluss. Höhere Geschwindigkeit ist nicht nur im Internet möglich. Rüsten Sie Ihr Gehirn doch mit schnelleren Gehirnfetten auf!

Gute Fette geben Ihnen die Baustoffe für Gehirnwachstum, machen die Nervenzellen leitfähig und beeinflussen Psyche und Emotionen.

Neu: DHA-Fett macht glücklich und wirkt gegen Depressionen. DHA-Fett scheint Befehle bis in den Zellkern für die Produktion von Serotonin zu geben. Das ist ein Nervenbotenstoff, der Sie glücklich, zufrieden macht und der besonders bei Depressionen vermindert ist. Auch aggressives Verhalten kann an zu wenig guten Fetten im Gehirn liegen und wird heute damit behandelt. Die Gehirnfette wirken direkt bis in den letzten Winkel Ihrer Psyche und auf Ihre Gefühlswelt. Trotz der Fettschwemme in unserer Ernährung bekommen wir immer weniger dieser guten Fette für Psyche und Gehirn.

Fett für die Zellen

Fette beeinflussen und schützen unmittelbar die Zellwände Ihrer 70 Billionen Körperzellen. Wie elastisch und transportaktiv oder wie fest und undurchlässig diese Zellwände für Nährstoffe und Botenstoffe sind, können Sie selbst durch Ihre Fettauswahl bestimmen. Ein Beispiel: Flexible Zellwände sorgen dafür, dass das Insulin (ein Hormon, das Zucker in die Zellen wegpackt) erst richtig arbeitet. Feste Zellwände dagegen erschweren die Arbeit des Insulins. So verdoppelt sich das Risiko, an Diabetes zu erkranken, auch wenn Sie nur geringe Mengen mehr an industriellen Killerfetten essen.

Gute Fette halbieren Ihr Diabetesrisiko.

Schlechte Fette und Killerfette

Die schlechten Fette fördern die Häufigkeit von Herzinfarkten, Schlaganfällen, hohen Blutfetten, Diabetes, einem verlangsamten Stoffwechsel, Entzündungserscheinungen wie Rheuma und Arthritis, Depressionen und einer schlechten Gehirnleistung.

Die industrielle Lebensmittelproduktion führte zu weitgehenden Veränderungen der Fettzusammensetzung und des chemischen Aufbaus von natürlichen Fetten. Aber die meisten Verbraucher wissen nichts über die gesundheitlichen Folgen. Besonders schädlich sind Transfette, die versteckt in vielen Produkten sind. Sie haben noch nie von diesen Transfetten ge-

Endlich Fakten: Industrielle Killerfette sind das bestgehütete Geheimnis der Industrie.

hört? Kein Wunder, die Industrie gibt den Transfettgehalt auch nie an!

Topfit mit Fett

Die Low-Fett-Hysterie vermindert auch die lebenswichtigen guten Fette.

Viele Verbraucher untersuchen die Inhaltsangaben von Lebensmittelverpackungen nach Hinweisen auf Fett, sparen am Öl und kaufen »low-fat« oder fettreduzierte Produkte. Sie tun dies, ohne sich bewusst zu sein, welche Art von Fett Sie dadurch einsparen. Die guten Gehirn- und Herzfette oder die schlechten Arterien-, Schmodder- und Killerfette?

Daher sollten Sie schon über die verschiedenen Fette Bescheid wissen – die so exotische Namen haben wie Omega-3, DHA, EPA und AA. Die Folgen, Gesundheit durch unbedingt benötigte Fette oder aber Krankheit durch überflüssige schlechte Fette, liegen viel zu eng zusammen, als dass man sie ignorieren könnte. Es kommt immer auf die Zusammensetzung der verschiedenen Fette in Lebensmitteln an. Wie bereits erwähnt: Zwei Drittel der Deutschen haben zu hohe Blutfettwerte und jeder zweite Deutsche stirbt an Herz-Kreislauf-Erkrankungen. Eine Folge des falschen Fettkonsums. Dabei könnten Sie topfit und gesund mit Fett sein.

Die Folge des falschen Fettkonsums:
Jeder zweite Deutsche stirbt an Herz-Kreislauf-Erkrankungen.
75 % der Deutschen haben hohe Blutfette.
Fettwissen zahlt sich aus.

Setzen Sie sich wieder in den Fahrersitz und an das Stoffwechsellenkrad Ihres Körpers. Ihr Auto wollen Sie doch auch nicht an den Baum fahren, warum also Ihren Körper anders behandeln? Sie müssen dabei überhaupt nicht auf Fette verzichten, sondern nur schlechte Fette gegen gute Fette austauschen.

Fettfalle Supermarkt

Die Fettauswahl beginnt nicht zu Hause, sondern im Supermarkt. Hier ist die klassische »Fettfalle«, nicht etwa der Kühlschrank oder der Esstisch. Sie entscheiden hier, was letztendlich bei Ihnen auf dem Teller landet. Wenn Sie über Fette Bescheid wissen, können Sie hier die Lebensmittel orten, die nicht mit Killerfett vollgestopft sind. Die versteckten Fettfallen bleiben im Regal, die gesunden Fette kommen in den Einkaufswagen.

Entscheidung im Supermarkt: Industrieschmodder – nein, danke! Holen Sie mediterranen Fettgenuss ins Haus.

Ihre Zellen spiegeln Ihre Ernährung

Wenn man Ihre Zellen analysieren würde, könnte man genau feststellen, welche Fette Sie in den letzten Wochen gegessen haben. Die Zusammensetzung der unterschiedlichen Fette beeinflusst die Fließfähigkeit Ihrer Blutplättchen, die Zellwände, die Nervenbahnen, das Gehirn. Die Zellen sind auch das Fettbaustofflager für die Gewebehormone. Menschen, die überwiegend gesättigte tierische feste Fette essen, haben meist einen Mangel an den flüssigeren, ungesättigten pflanzlichen Fetten und bekommen Erkrankungen, die sich auf diesen Mangel zurückführen lassen.

Kleine Schritte führen zum Ziel

Gesundheit und Ernährung – das ist ein Prozess der kleinen Schritte und Verbesserungen in die richtige Richtung. Mit kleinen Veränderungen – wie mit der Orientierung auf gesunde Fette – können Sie eine große Wirkung auf Ihre Gesundheit und viel Lebensfreude für sich erreichen. Wie bereits der Philosoph Schopenhauer feststellte: »Zwei Drittel der Lebensfreude ist Gesundheit.«

Bauen Sie Ihren Körper mit den richtigen Fetten um!

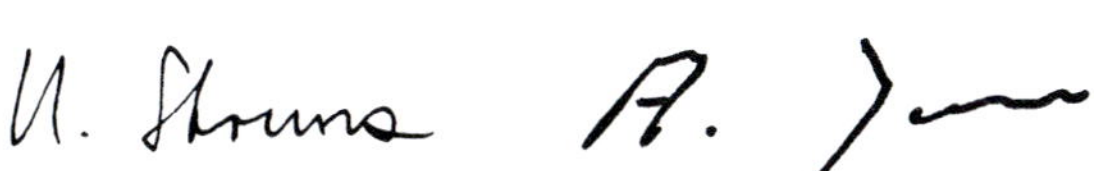

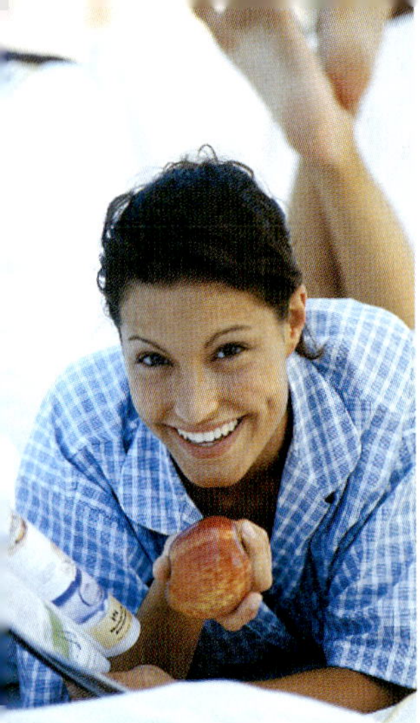

Ernährungstipps, Werbung, Marketing oder Fakten

Das können Sie von uns erwarten

Geht es Ihnen auch so? Ständig wird man bombardiert – mit Tipps und Modediäten aus Illustrierten, Werbebotschaften der Industrie und gut gemeinten Ratschlägen von Freunden. Wem soll man glauben?
Ratschläge von Freunden beruhen meist auf kurzfristiger persönlicher Erfahrung. Sie können nicht abschätzen, wie es Ihren Freunden damit in 10 bis 20 Jahren geht. Oft sind es nur Gewohnheiten von Menschen, die ihre eigene Lebensweise zum Credo erheben.
Illustrierte propagieren die neuesten Modediäten: Apfeldiät, Trennkost, Eiweißdiät, Blutgruppenernährung, Niedrig-Fett-Ernährung ... Meist verschwinden diese Modediäten nach wenigen Jahren, manchmal tauchen sie wieder auf. Kurzfristig kann man damit vielleicht Gewicht verlieren, aber keine dieser Diäten konnte beweisen, dass man dadurch wesentlich länger und gesünder lebt.
Auch die Werbung ist als Gesundheitstipp wenig glaubwürdig. Hinter Werbebotschaften stehen die Interessen einer Multimilliarden-Euro-Lebensmittelindustrie. Gesund aussehende junge und fitte Menschen auf den bunten Bildern täuschen über meist minderwertige, hochverarbeitete, rein industrielle Produkte hinweg, denen fast alle Nährstoffe im Produktionsprozess entzogen wurden. Hinter Fitness-Snacks, Cholesterin senkenden Margarinen, hochraffinierten Bratölen oder Low-fat-Produkten steht ein Milliardengeschäft, und nicht Gesundheit!
Wir wollen Ihnen helfen, sich im Dschungel von Werbung & Marketing und Fakten zurechtzufinden. In unserem Buch sortieren wir Ernährungsmärchen, Werbe- und Marketing-

Fakten, Fakten, Fakten

Das Buch stellt Ihnen immer wieder kurze Übersichten über Studien vor, damit Sie unsere Ratschläge tatsächlich nachvollziehen können. Wir sind keine weltanschaulichen Öko-freaks, die nur Öko-Müsli-Rohkost empfehlen. Wir empfehlen Ihnen Olivenöl oder Nüsse. Wir fordern Sie auf, raffinierte Industrieöle in die Tonne zu schmeißen, wenn es dafür harte Fakten aus Studien gibt.

strategien aus. Wir halten uns an Fakten und haben für Sie ausgewertet:

- Bevölkerungsstudien, die zeigen, warum Menschen mit einer traditionellen Ernährung länger leben und uralt werden.
- Die Fakten und Ergebnisse der berühmten Studien der Harvard School of Public Health mit 167 500 Menschen. Deren Ernährung wurde minutiös in den letzten 14 Jahren beobachtet und ausgewertet. Die Studien zeigen, welche Ernährung gesund hält und welche krank macht am Beispiel von 116 000 Krankenschwestern und 51 500 Männern in professionellen Gesundheitsberufen (Zahnärzte, Ärzte, Apotheker, Optiker, Veterinärmediziner). Diese 167 500 Menschen ziehen sich wie ein roter Faden durch das Buch. Zehn Professoren der Harvard Universität, ein riesiges Team und Hochleistungscomputer werten alle Daten und die Lebensgewohnheiten dieser Menschen aus und beobachten, wie sich das auf die Entwicklung von chronischen Krankheiten auswirkt.
- Weitere Studien sowie neuste Ergebnisse der Hightech-Stoffwechselforschung kommen dazu.
- Im Text finden Sie Endnoten als kleine Nummern. Damit bleibt für jeden überprüfbar, woher das Wissen stammt, wo und wann es veröffentlicht wurde. Wir haben größten Wert darauf gelegt, die aktuellsten Studien auszuwerten. Lassen Sie sich bitte von den Endnoten in Ihrem Lesefluss und der Spannung nicht stören!

Wir möchten Sie mitnehmen auf ein aufregendes Abenteuer: eine Reise in Ihren eigenen Körper und in die 70 Billionen Zellen, die für Sie arbeiten. Ihre Zellen wollen nicht zugeschmiert werden mit klebrigen ranzigen Fetten, sie wollen nur die besten Rohstoffe.
Machen Sie diese Ihre Zellen ganz egoistisch glücklich, damit Sie selbst mehr Energie und Lebensfreude haben.

Fakten, Fakten, Fakten

Die Fakten in diesem Buch sind weder Werbung der Industrie noch Modediäten, sondern der Stand des heutigen Wissens aus den umfassendsten Studien, die weltweit verfügbar sind. Sie finden praktische Tipps, wie Sie dieses Wissen umsetzen können – im Supermarkt beim Einkaufen und mit Genuss beim Kochen. Unser Ziel ist: Mehr Leistungskraft zu bekommen, länger fit und gesund zu bleiben, langsamer zu altern und Jahre länger mit besserer Lebensqualität zu leben. Das ist möglich. Und das ist unser Anspruch: Mit weniger geben wir uns nicht zufrieden!

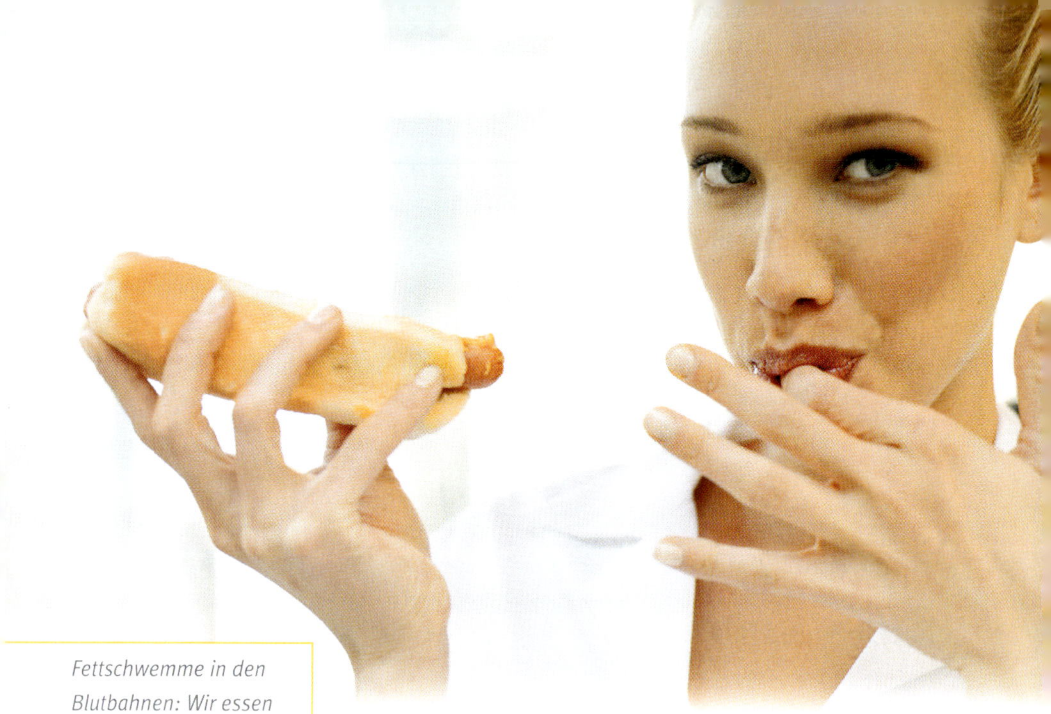

Fettschwemme in den Blutbahnen: Wir essen doppelt so viel Fett wie vor 200 Jahren. Die Hälfte davon sind Killerfette.

Fett ist nicht gleich Fett

Höhere und veränderte Fettzufuhr

Die Ernährung in den Industrienationen hat sich in den letzten 100 Jahren enorm verändert. Herr und Frau Mustermann verzehren nun im Durchschnitt 40 % der Kalorien in Form von Fett. Seit der Steinzeit hat sich der Fettverzehr gut verdoppelt. Diese Fettmast ist wohl der Grund, warum zwei Drittel der Deutschen zu hohe Blutfettwerte haben. Der menschliche Stoffwechsel, der dieses Fett verarbeiten und transportieren muss, ist aber an die zu hohe Fettzufuhr nicht angepasst. Immerhin unterscheidet sich unser Genmaterial mit dem eingebauten Stoffwechselprogramm nur um 1,6 % vom Affen. Wir entkommen also nicht dem Millionen Jahre alten Stoffwechselprogramm.

So hat sich unsere Fettzufuhr verändert

Seit 200 Jahren – eine ausufernde Fettschwemme

In der Abbildung auf S. 21 können Sie sehen, wie in den letzten 100 bis 200 Jahren der Fettverzehr stetig angestiegen ist. Noch um 1750 nahmen die Menschen in Europa nur 22 % der Kalorienzufuhr als Fett zu sich. Heute sind es schon unglaubliche 40 %. Mitte des 18. Jahrhunderts ernährten sich die Menschen mit einer ausgewogenen Kost aus Getreideprodukten, Gemüse, Hülsenfrüchten, wenigen Milchprodukten und festtags auch Fleisch.

Gesättigte Fette

Gesättigte tierische Fette (Abb. S. 21) wurden im Laufe der Jahrhunderte durch die Entwicklung der Viehzucht immer wichtiger in der Ernährung und kommen heute zweimal so viel auf den Teller wie in der Steinzeit. Sie erkennen gesättigtes Fett meist daran, dass es fest ist. Feste gesättigte Fette verhalten sich natürlich auch im menschlichen Körper anders als flüssige Fette. Denken Sie zum Beispiel an die Arterien, die durch feste klebrige Fette leichter zugesetzt werden. Außer zur Energiegewinnung und zur Verwendung als Baustoff, z. B. für die Zellwände, kann der Körper recht wenig mit dem gesättigten Nahrungsfett machen.

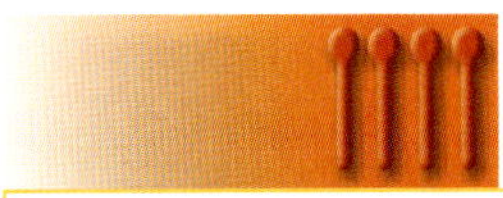

Gesättigte Fette sind fest. Die geraden Moleküle liegen wie Bauklötze fest und klebrig nebeneinander. Ideal als Baukörper. Zu viel dieser Fette kleben allerdings Zellwände und Blutbahnen zu.

Entartete Transfette

Seit zirka fünfzig Jahren macht sich ein ganz neues Fett breit: die Transfette. Diese hochschädlichen Transfette sind ein unerwünschtes Nebenprodukt bei der industriellen Härtung von Pflanzenfetten und machen zwischen 2 und 10 % in der Margarine aus. In den 70er Jahren betrug ihr Anteil sogar bis zu 40 % der gehärteten Fette in der Margarine. Obwohl man

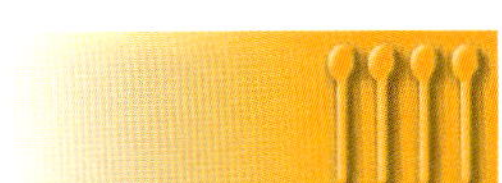

Die geraden Transfette sind auch im Körper unnatürlich fest, da sie erst bei 70° C flüssig werden. Der künstliche

Industrieschmodder verstopft Zellmembranen, der Zellstoffwechsel erlahmt und die Blutbahnen verkleben.

weiß, wie gesundheitsschädlich teilweise gehärtete Pflanzenfette sind, werden sie immer häufiger in Fertigprodukten wie Schokoriegeln, Brotaufstrichen und Backwaren eingesetzt. In diesen Produkten hat die Industrie den Transfettgehalt kaum verringert. Ein schädlicher Transfettgehalt bis zu 50 % ist keine Seltenheit. Teilweise gehärtete Fette sind lange im Regal haltbar und werden deshalb von der Industrie auch immer mehr eingesetzt. So geraten sie in die Nahrungskette und in die Ernährung.

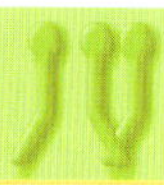

Einfach ungesättigte Fette sind flüssig, da sie leicht gebogen sind. Je ungesättigter ein Fett ist, desto gebogener und desto flüssiger ist es.

Einfach ungesättigte Fette

Olivenöl ist das bekannteste ungesättigte Fett. Im Mittelmeerraum ist es seit jeher das Grundnahrungsmittel. Es ist wahrscheinlich das gesündeste Fett, um den Energiebedarf zu decken, da es im Körper neutral auf die Gesundheit, besonders auch auf das Herzkreislaufsystem wirkt.

Mehrfach ungesättigte Fette: Omega-6-Fett – Linolsäure und AA-Fett

Die Zufuhr von Pflanzenfetten (Linolsäure) hat sich außer im Mittelmeerraum, wo traditionell Olivenöl gegessen wird, vor allem erst in den letzten 80 Jahren verändert. Der Verzehr von pflanzlichen Omega-6-Fetten (gelb) aus Pflanzenölen wie Sonnenblumenöl und Pflanzenmargarine nahm aufgrund industrieller Werbung in den 60er Jahren stark zu. Zentrale Botschaft war, dass Margarine gesünder sei. Pflanzliche ungesättigte Fette sind normalerweise flüssig. Nur durch industrielle Härtung, wie bei der Margarine, werden Sie fest.

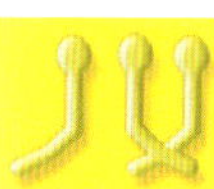

Omega-6-Fette sind stark gebogen, da sie zweifach ungesättigt sind. Sie sind flüssig, nicht klebrig und verklumpen nicht. Verstopfen deswegen auch nicht die Zellhüllen oder Blutbahnen.

Es gibt auch tierische Omega-6-Fette. Aus dem Pflanzenfett der Linolsäure stellen Tiere und Menschen die wichtige Arachidonsäure (AA-Fett) her. Wir werden später sehen, dass zu viel dieses AA-Fetts nicht besonders gut für Ihre Gesundheit ist. Weil immer mehr Fleisch gegessen wird, wird auch immer mehr von diesem Omega-6-Fett aufgenommen.

Omega-3-Fette: Alpha-Linolensäure und EPA-Fett, DHA-Fett

Die lebenswichtige Zufuhr an pflanzlichen Omega-3-Fetten (blau) nahm dagegen stark ab. Omega-3-Fette sind in Nüssen, Samen, in wilden Pflanzen und Blattgemüse enthalten. Bei ihnen ist das Verhältnis von Omega-3- zu Omega-6-Fetten eins zu eins. Weshalb das Verhältnis dieser beiden Fette zueinander so wichtig für unsere Gesundheit ist, erfahren Sie ab Seite 84.

Seit Beginn des Getreideanbaus und der Viehzucht überwiegen die Omega-6-Fette in unserer Ernährung, da in Getreide hauptsächlich Omega-6-Fette (Linolsäure) enthalten sind. Getreide hat zehnmal mehr Linolsäure als Omega-3-Fett (Alpha-Linolsäure).

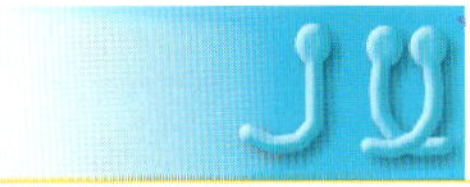

Omega-3-Fette sind superstark gebogen. Die Moleküle stoßen sich ab und wirken wie eine Antihaftbeschichtung in den Blutbahnen. Je ungesättigter, desto reaktionsfreudiger sind diese Fette. Deswegen sind sie superleitfähig in Gehirn und Nervenzellen.

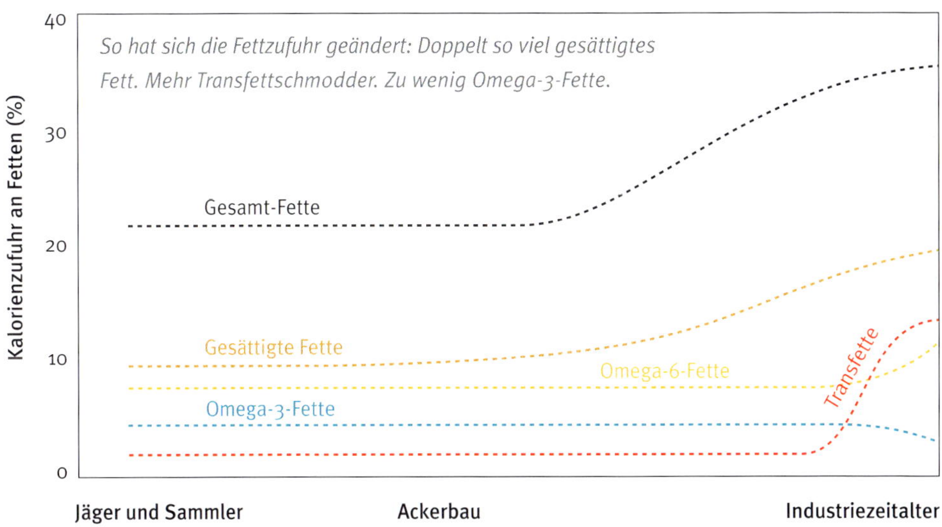

So hat sich die Fettzufuhr geändert: Doppelt so viel gesättigtes Fett. Mehr Transfettschmodder. Zu wenig Omega-3-Fette.

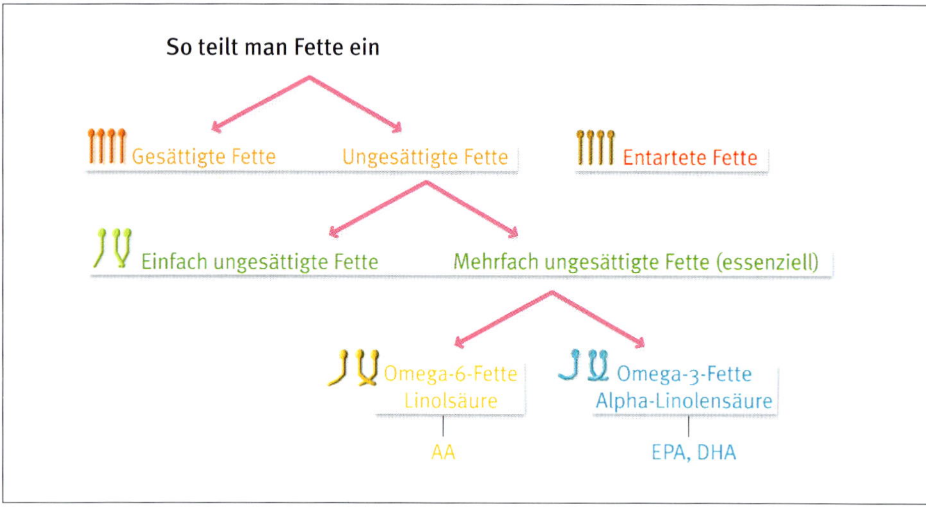

Eine weitere wichtige Quelle für Omega-3-Fette sind Fische. Leider gibt es auch den traditionellen Fischtag nicht mehr, der für diese Fette in unserer Ernährung sorgt. Aus dem pflanzlichen Omega-3-Fett der Algen stellen Fische besonders viel Omega-3-Fette (DHA-Fett und EPA-Fett) her. Auch wir können dieses EPA und DHA aus pflanzlichen Omega-3-Fetten herstellen. Dafür müssen wir aber erst einmal genügend Omega-3-Fette bekommen. Immer weniger der lebenswichtigen Omega-3-Fette finden sich in unserer Ernährung, weil der Verzehr von wilden Pflanzen und Fisch stetig abnimmt. Das hat erhebliche Folgen für unsere Gesundheit.

Für die lebenswichtigen Omega-3-Fette besteht ein extremer Mangel.

Die Omega-3-Fette sind die Baustoffe für wichtige Gewebehormone. Nur für diese Omega-3-Fette besteht heute ein Fettmangel in der Bevölkerung. Es ist das einzige Fett, von dem Sie wirklich mehr bekommen sollten. Wir zeigen Ihnen, wie Sie leicht an diese lebenswichtigen Fette kommen und was sie alles in unserem Körper beeinflussen.

Gesättigte Fette

Vollgestopft mit gesättigten Fetten

Die Blutbahnen werden mit gesättigten klebrigen Fetten mehrmals täglich überschwemmt.

60 % der Fette[1], die die Deutschen heute essen, kommen aus tierischen gesättigten Fetten: Aus Schweinefleisch, fetter Wurst, Butter und unnötig fetten Milchprodukten, wie Sahnejogurt, Sahnequark, Extra-Rahmstufe-Käse, Kaffeesahne und Sahnetorte. Wie schon Udo Jürgens sang: *»Aber bitte mit Sahne«*. Diese Fette machen den Hauptteil der tierischen Fette in der Ernährung aus.

Befremdlich für unseren Stoffwechsel sind vor allem die hoch konzentrierten Fettprodukte, die täglich vom Körper verarbeitet werden müssen. Als Transportfette blubbern sie durch die Blutbahnen in Richtung Fettdepots, um sich dort richtig schön festzusetzen.

Fettmast: 25% der Kinder haben Übergewicht. 75% der Jugendlichen haben schon erste Fettablagerungen in den Blutbahnen.

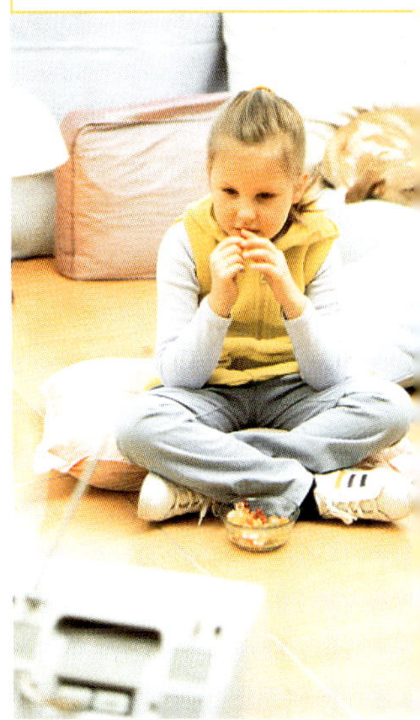

In Wurst konzentrieren sich 35 bis 49 % Fettanteil, in Käse 40 bis 70 %. Damit es noch etwas fetter wird, kleistert man noch tierisches Streichfett wie Butter darunter. Möglichst dreimal am Tag werden die Blutbahnen des Körpers damit überschwemmt: zum Frühstück mit Butter, eventuell noch Wurst, mittags mit dicken Fleischballen, Sahnesoßen, Würsten, Cremesuppen, Frittiertem, abends möglichst nochmal mit Käse, Wurst und warum nicht noch eine Portion Chips als TV-Snack obendrauf?

Nach einer fetten Mahlzeit steigt der Blutfettspiegel für mehrere Stunden an. Die Blutgefäße werden mit diesen Transportfetten ständig überschwemmt. Ein Fettchaos für den Stoffwechsel! In der Evolution war eine derartig andauernde gesättigte Fettschwemme jedenfalls nicht vorgesehen.

Entlasten Sie die Blutbahnen von diesem gesättigten klebrigen Fettschmodder. So bleiben Sie lange fit.

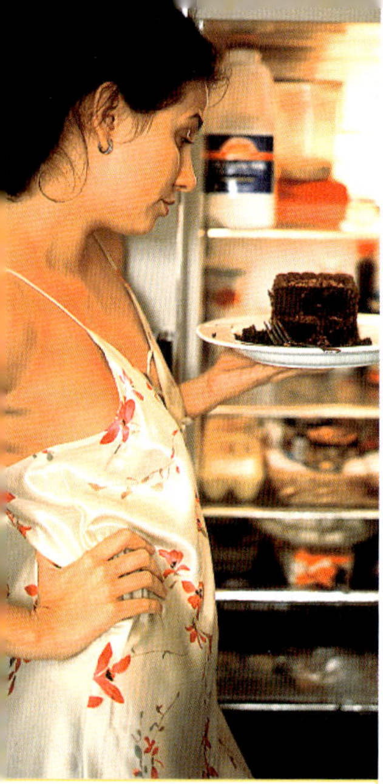

Vermindern Sie unnötige gesättigte Fette aus Kuchen, fetter Milch und Wurstprodukten. Dann nehmen Sie schnell ab.

Viel gesättigtes Fett macht dick

100 Gramm Fett aus fetter Wurst und Käse enthalten mehr als doppelt so viele Kalorien wie 100 Gramm Kohlenhydrate aus Kartoffeln, Brot oder Obst. So nehmen Sie schnell zu viele Kalorien zu sich. Fetter Käse oder Wurst haben wenig Volumen und keine Ballaststoffe, die satt machen. Sie spüren meist viel zu spät, satt zu sein. Die Kalorienbomben finden sich dann schnell auf Ihren Hüften wieder. Jeden Tag sind das 100 bis 200 Kalorien zu viel. Jedes Jahr ein bis zwei Pfund Körpergewicht mehr. Jedes vierte Kind ist heute schon zu dick. Die Zahl der dicken Kinder hat sich in den letzten 20 Jahren vervierfacht. Jeder zweite Deutsche ist übergewichtig. Setzen Sie sich an einen Strand und beobachten Sie die übergewichtigen Menschen. Hier läuft die zukünftige Herzinfarktkandidatin, dicht gefolgt von Ihrem Frühdiabetiker-Mann und drei meist schon moppeligen Kindern. Der Preis für das Mästen mit gesättigten Fetten und Übergewicht wird immer bezahlt: Diabetes, Bluthochdruck, Herz-Kreislauf-Erkrankungen, Arthritis haben epidemische Ausmaße angenommen und werden zur Herausforderung für unser Gesundheitssystem. Umso mehr freuen wir uns darüber, dass Sie sich für Ihre gesundheitliche Zukunft und ein langes Leben interessieren.

Aerobic für Stalltiere

Die Ernährung, auf deren Basis sich der menschliche Stoffwechsel in der Evolution entwickelt hat, war eine völlig andere. Der Mensch ist ein Allesfresser, das sieht man an seinem Gebiss. Außer bei streng Gläubigen hat Fleisch in der menschlichen Ernährung immer eine Rolle gespielt. Im Fleisch kommen für den Menschen wichtige Nährstoffe wie Vitamin

B_{12} und Eiweiß vor. Allerdings auch immer mehr Fett. Das war nicht immer so. Vor einigen hundert Jahren war Fleisch noch viel gesünder. Und gehen wir noch weiter zurück: Ein vom Steinzeitmenschen erlegtes Wildtier brachte nur drei Prozent Fett auf die Waage. Ein immobiles Stalltier bringt heute zwischen 20 bis 25 % Fett mit. Ein Jogging- oder Leichtlaufprogramm für übergewichtige Stalltiere wäre also ideal zum Fettabbau und zum Muskelaufbau, um den Eiweißanteil im Fleisch wieder zu erhöhen. Wild gehört deswegen auch heute zu den fettärmsten Fleischsorten. Aber schneller Fettzuwachs in Tierställen ist billiger. Es bringt eben auch schnelleres Geld für die Tier-Mast-Industrie.

Essen Sie »bewegtes« Fleisch, kein fettes Sitzfleisch!! Essen Sie schlankes Wild und Geflügel statt fetter Stallschweine.

Wildtiere haben mehr ungesättigte Fette

Noch etwas hat sich über die Jahrhunderte geändert: die Fettzusammensetzung im Fleisch. Tiere in der Wildbahn haben durch ihre Ernährung mit wilden Pflanzen, Moosen und Farnen, in denen pflanzliche Omega-3-Fette enthalten sind, einen hohen Anteil an ungesättigten Fetten im Fleisch. Die Nahrungsaufnahme der Tiere setzt sich so in der Fettzusammensetzung der Zellen, also des Fleisches um. Warum sollte dies auch anders sein als beim Menschen?

Ein Beispiel: Ein Stallrind hat doppelt so viel gesättigte Fette im Fleisch und nur ein Sechstel des ungesättigten Fettes wie ein wild grasender Stier. Im Nebenstehenden können Sie das noch einmal sehen. Das Fleisch, das Steinzeitmenschen sich erjagten, war wesentlich gesünder für die Blutbahnen und die Zellen. Weniger gesättigtes Fett und mehr lebenswichtiges ungesättigtes Fett: So hat sich über wenige hundert Jahre die gesättigte Fettzufuhr gesteigert und die Zufuhr an Omega-3-Fetten ständig verringert.

gut zu wissen

Sie bekommen heute mehr gesättigte Fette im Fleisch

So unterschiedlich ist die Fettzusammensetzung zwischen einem wilden Büffel und einem Stallrind[2]

Fett insgesamt	
Wilder Büffel	3 %
Stallrind	25 %
Gesättigte Fette	
Wilder Büffel	10 %
Stallrind	20 %

Gesättigte Fette kleben unser Transportsystem zu

Sie sind so jung wie Ihre 240 000 km Lebensadern. Herzinfarkte sind kein Schicksal. 2 % setzen sich die Blutbahnen jedes Jahr zu. Weg mit dem Arterienschmodder! Mit guten Fetten werden Sie wieder jeden Tag jünger!

Unser Blut muss das mit der Nahrung aufgenommene gesättigte Fett täglich durch unser 240 000 km langes Transportsystem wälzen. Die Lebensadern kleistern sich durch die Aufnahme der klebrigen, festen tierischen Fette nach und nach zu. Unglaublich, aber 5 % der Zehnjährigen haben inzwischen deutliche Gefäßschäden. Diese ernährungsmisshandelten Kinder sind die jungen Herzinfarktkandidaten, die uns immer wieder mit ihrem tragischen Schicksal zwischen ihrem 30. bis 40. Lebensjahr erschauern lassen. Wichtiger ist aber noch, dass gegen Ende der Pubertät zwei Drittel aller Jugendlichen schon erste Anzeichen von Fettablagerungen in ihren Blutgefäßen haben! In den nächsten 30 bis 40 Jahren werden dann durch falsche Ernährung Stück für Stück die Adern mit Fett zugekleistert. Jedes Jahr 1 bis 2 %. Erst wenn die Blutbahnen bereits zu 70 % zugeschmoddert sind, verspüren diese Menschen Brustschmerzen (Angina Pectoris) und Bluthochdruck. Stellen Sie sich Ihre Adern wie einen Gartenschlauch vor, den man langsam zudrückt. Schschschttt – der Druck steigt, je mehr Sie den Schlauch zudrücken. 20 Millionen Deutsche haben Bluthochdruck und setzen damit ihr Herz unter Druck. Oft löst sich auch ein Stück der Fettablagerung in den Arterien und verstopft komplett die Sauerstoffzufuhr zum Herzen (Herzinfarkt) oder zum Gehirn (Schlaganfall).

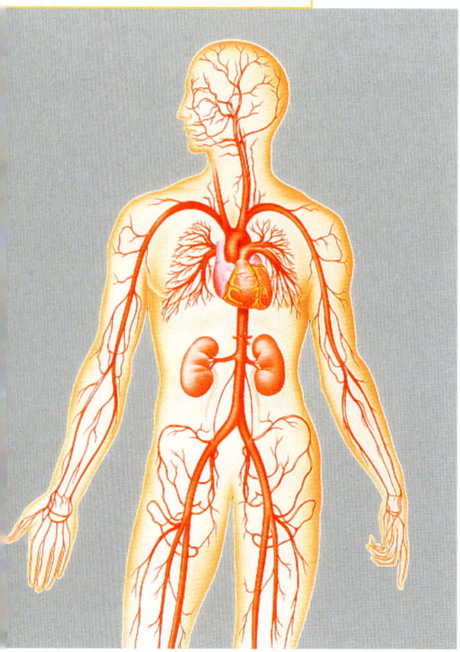

Jeder zweite Deutsche stirbt an Herz-Kreislauf-Erkrankungen. Der größte Teil davon geht auf das Konto der falschen Fette.

Transfette

Gehärtete pflanzliche Fette

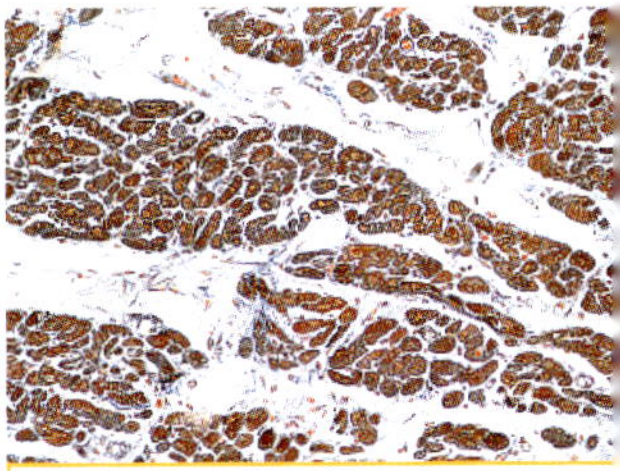
Das Geheimnis der Langlebigen: wenig Fettschmodder in den Lebensadern.

Außer den gesättigten Fetten gibt es auch eine neue Form von Killerfetten, die Transfette. Die Lebensmittelindustrie hat uns damit beglückt. Immer mehr Waren werden produziert, die vollgestopft sind mit versteckten, künstlich gehärteten Fetten, in denen auch immer die unerwünschten Transfette enthalten sind. Gehärtete Fette werden industriell hergestellt, indem man pflanzliche Fette über mehrere Stunden auf 150 bis 240 Grad erhitzt und dadurch härtet. Bei diesem Prozess werden ganz neue und für den Körper fremde Fettmoleküle – die Transfette – produziert. Später lassen sich die Transfette nicht mehr vollständig aus dem gehärteten Fett entfernen. Da gehärtete Fette lange haltbar sind, werden Sie häufiger in Fertigprodukten eingesetzt. Während bei Wurst oder Käse der Fettgehalt den meisten Verbrauchern noch bewusst ist, sind viele der gehärteten pflanzlichen Fette in Fertigprodukten, Schokobrotaufstrichen oder Süßwaren als *versteckte Fette* enthalten. Diese gehärteten Fette werden zwar unschuldig als pflanzliche Fette auf der Packung deklariert, sie sind aber durch den Transfettgehalt teilweise noch viel schädlicher als tierische Fette.

Transfette sind Killerfette

Wie entstehen industrielle Killerfette?

Wie schädlich sind diese Transfette wirklich? Es kommt auf die zugeführte Menge an. In einer finnischen Studie mit 21 930 Männern hatten die Teilnehmer, welche die meisten Transfette konsumierten, ein um 39 % höheres Risiko für einen Herzinfarkt.[3]

Wenn Sie nur 2 % mehr Transfette essen, hat das unerwartete Folgen auf die Herzinfarkthäufigkeit, wie zwei weitere Studien belegen: Bei der ersten Studie wurden 700 ältere Teilnehmer über zehn Jahre lang beobachtet. Die eine Studie zeigt ein um 29 % erhöhtes Risiko für Herzinfarkte, wenn zusätzlich 2 % mehr Transfette gegessen werden.[4] 80 000 Krankenschwestern einer anderen Studie, die sämtlich zu Beginn der Studie keinerlei Herz-Kreislauf-Erkrankungen hatten, wurden über 14 Jahre lang beobachtet. Man hat berechnet, wenn nur 2 % mehr Transfette täglich gegessen werden, erhöht sich das Risiko für Herzinfarkte um 36 %.[5] 2 % mehr sind gerade einmal 30 Kalorien täglich aus Transfetten. Wer hätte gedacht oder würde es überhaupt für möglich halten, dass lächerlich winzige 2 % dieses entarteten Fettes einen solch gravierenden Einfluss auf die Gesundheit haben?

Je länger und mehr Transfette Sie essen, desto höher ist Ihr Herzinfarktrisiko. 2 % mehr dieser Killerfette erhöhen Ihr Herzinfarktrisiko schon um mehr als ein Drittel.

Tauschen Sie Killerfette aus

Der Durchschnittsdeutsche isst heute zu viel tierische und gehärtete pflanzliche Fette. Um Ihre Blutbahnen *forever young* zu halten und um Jahre länger

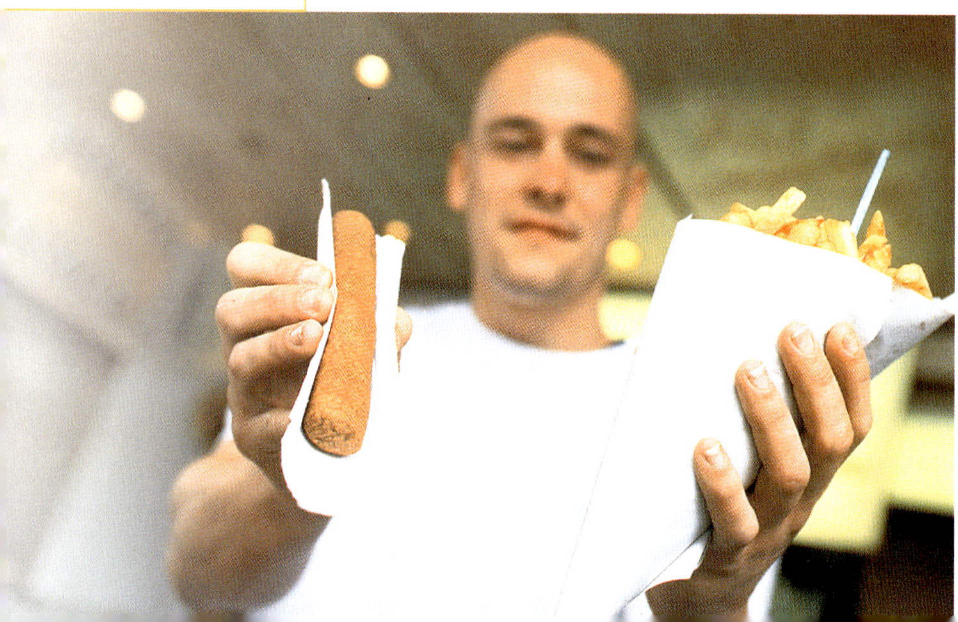

und besser zu leben, müssen Sie nicht weniger Fett, sondern vor allem das *richtige* Fett essen. Wenn Sie allein schon die genannten 2 % an Transfetten aus gehärteten Fetten (in Fertigbackwaren oder frittierten Lebensmitteln) gegen ungesättigte Fette aus frischen Ölen austauschen, können Sie das Risiko eines Herzinfarktes um 50 % senken.[6] Mehr dazu im Kapitel Killerfette-Transfette.

Erst einmal sollen all diese Zahlen vor allem Ihr Interesse wecken, mehr über Fette zu erfahren. Schließlich machen Fette bei manchen Menschen sogar mehr als 40 % der täglichen Kalorienzufuhr aus.

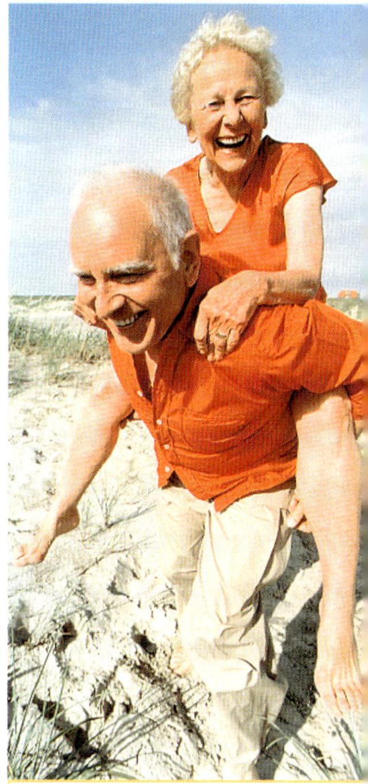

Mehr Lebensfreude durch ein fittes Herz. Nicht fettfrei essen, sondern bessere Fette – das ist das einfache Geheimnis.

Ungesättigte Fette

Lebenswichtige Fettsäuren

Erstaunlicherweise baut sich das Leben aus nur 47 Stoffen auf. Ohne diese wäre Leben nicht möglich. Diese Stoffe sind Vitamine, Mineralien, Spurenelemente, Aminosäuren und zwei Fette. Omega-3-Fett (Alpha-Linolensäure) und Omega-6-Fett (Linolsäure) sind die lebenswichtigen oder essenziellen Fette, die der Mensch mit der Nahrung aufnehmen muss und nicht selbst produzieren kann. Alle übrigen Fette können daraus im menschlichen Körper produziert werden. Diese beiden Fette werden nur in Pflanzen produziert. Sie finden sich vor allem in Nüssen, Samen, Getreide und grünem Blattgemüse.

Essenzielle Fette sind kein Brennstoff

Die Omega-3- und Omega-6-Fette werden im Gegensatz zu den gesättigten Fetten im Körper kaum zur Energieproduktion benutzt. Dazu sind sie viel zu wertvoll.

Warum sind essenzielle Fette lebenswichtig?

Sie werden für den Bau von Zellhüllen, den Aufbau des Gehirns, die Leitfähigkeit der Nerven und für die Produktion von Botenstoffen benutzt. Diese Botenstoffe sind an der Steuerung des Blutdrucks, der Fließfähigkeit des Blutes, der Regulierung des Immunsystems und sogar am Ablesen der Gene beteiligt. Und das ist sicher neu für Sie: Diese wertvollen Fette sind kein billiges Isoliermaterial in Hüftpolstern oder überflüssige Energiebriketts. Ohne sie wäre Leben gar nicht möglich. Die Barbie-Modediät ist deswegen auch nicht gesund.

Omega-3- und Omega-6-Fette sind Gegenspieler

Omega-3- und Omega-6-Fette haben im Körper gegensätzliche Funktionen. Das eine Fett ist durch Botenstoffe zum Beispiel für die Steigerung des Blutdrucks, das andere für die Senkung des Blutdrucks verantwortlich. Die beiden Fette sind Gegenspieler und sie stehen in Konkurrenz.Wenn ein Fett zu viel vorhanden ist, kommt es zum Verdrängungswettbewerb. Es ist deshalb wichtig, ein bestimmtes Verhältnis von Omega-3- zu Omega-6-Fetten über die Ernährung zu bekommen. Und genau dieses Verhältnis ist heutzutage aus dem Gleichgewicht geraten. Die Menschen nehmen zu wenig Omega-3-Fette auf.

gut zu wissen

Hoher Omega-3-Fett-Gehalt

Selbst Fleisch und Eier dienten früher als Omega-3-Lieferanten, weil Tiere wilde Pflanzen und Körner aßen.

Omega-3-Fett-Gehalt in Prozent

Wildbüffel	8 %
Stallrind	1,3 %
Griechisches Landei	6 %
Supermarkt-Ei	0,7 %

Zu viel Omega-6-Fett, zu wenig Omega-3-Fett

Die Jäger von Wildtieren und Fischen, die Sammler wilder Pflanzen nahmen vor 10 000 Jahren ein Vielfaches der Omega-3-Fette auf. In der Steinzeit bekam der Mensch wahrscheinlich genauso viel Omega-3- wie Omega-6-Fette. Ein Verhältnis von eins zu eins. Heute liegt das Verhältnis in den Industrieländern bei

20:1. Also zwanzigmal so viel Omega-6-Fett aus Margarine, Sonnenblumenöl, Maiskeimöl, Sojaöl und Pflanzenöl in Backwaren und viel zu wenig Omega-3-Fett aus Fischen, grünem Blattgemüse und Nüssen! Die Deutsche Gesellschaft für Ernährung hält ein Verhältnis von wenigstens fünf zu eins für sinnvoll. Praktisch heißt das: Weniger Omega-6-haltige Pflanzenöle und mehr Nüsse, Leinsamen und vor allem Lein- und Rapsöl essen, um an das wertvolle Omega-3-Fett zu kommen.

Ungesund:
20-mal so viel Omega-6- wie Omega-3-Fette sind heute in der Ernährung. Omega-6-Fette behindern dann die Omega-3-Fette bei der Produktion von Gewebehormonen.

Langes Leben durch Omega-3-Fette

Vor allem die Omega-3-Fette sind gesund. Das weiß man von den Einwohnern der Insel Kreta, die gut 10 % mehr Fett als die Deutschen essen, und von den Eskimos, die fast 60 % der Nahrung als Fett essen. Die

Kreter und Japaner essen die meisten Omega-3-Fette und haben die längste Lebenserwartung.

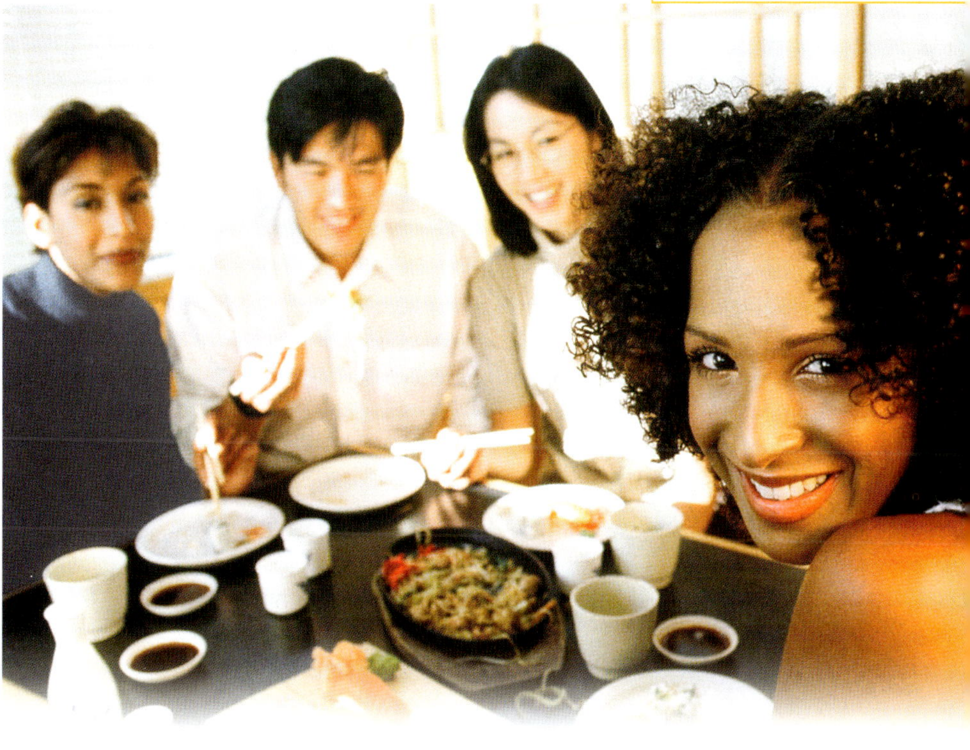

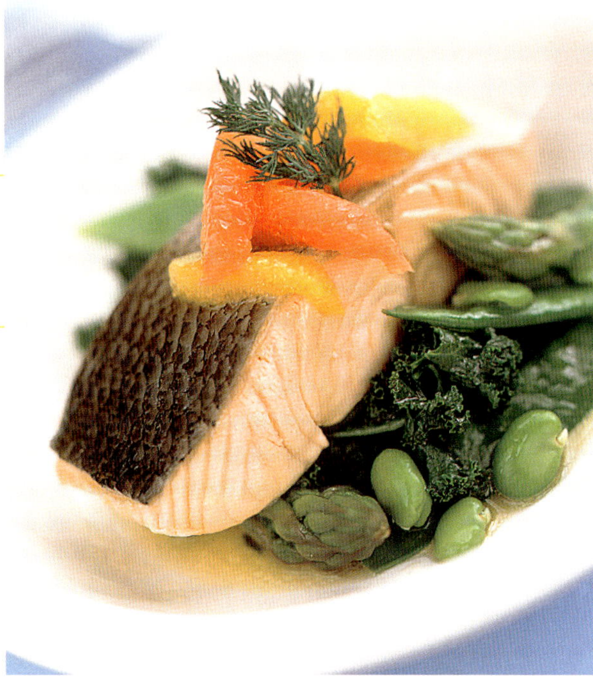

Verwöhnen Sie Ihren Gaumen und Ihre Lebensadern: Lachs enthält viel Omega-3-Fette für Ihre Gesundheit.

Kreter essen viel Omega-3-Fette aus wilden Pflanzen, Gemüsen, grünem Blattgemüse, Nüssen, Samen und Omega-3-haltigen Eiern[7], die wiederum in Backwaren und Nudeln verwendet werden. Die Eskimos bekommen Omega-3-Fette vor allem aus Fisch. Die Kreter haben nicht nur weltweit die höchste Lebenserwartung, sondern vor allem auch nur ein Zwanzigstel der Herzinfarkthäufigkeit von Nordeuropäern!! Die Kreter haben durch die Omega-3-Fette auch die niedrigste Herzinfarkthäufigkeit im gesamten Mittelmeerraum. Das unterscheidet sie von anderen Mittelmeerbewohnern. Bei den Eskimos ist Herzinfarkt so gut wie unbekannt. Auch die Japaner, die viel Omega-3-haltigen Fisch essen, haben von den Industrienationen eine um fünf Jahre höhere Lebenserwartung wegen niedriger Herzinfarkthäufigkeit. Je mehr Omega-3-Fett und je weniger Omega-6-Fett gegessen wird, umso weniger Herzinfarkte treten auf. Das richtige Fett ist also gesund.

gut zu wissen

Das richtige Verhältnis

Omega-3-Fette sind gut für die Gesundheit Ihrer Blutbahnen. Sie sollten mehr fetten Seefisch, Walnüsse, Rapsöl, Leinsamen und Leinöl essen. Dort ist Omega-3-Fett enthalten. Mit weniger Margarine, Sonnenblumenöl vermindern Sie den Omega-6-Fett-Verbrauch.
Je schlechter das Verhältnis Omega-6-Fett zu Omega-3-Fett ist, desto höher ist die Herzinfarkthäufigkeit.

Land	Omega-6-Fett: Omega-3-Fett	Todesfälle durch Herzerkrankungen
Europa, USA	20 : 1	40 %
Japan	10 : 1	12 %
Kreta	4 : 1	4 %
Eskimos	1 : 1	fast unbekannt

Der Fettdschungel

Sie haben nun einen ersten Überblick über Fette: gehärtete Fette, Transfette, gesättigte Fette, Omega-6-Fette und Omega-3-Fette. Bald wird schon mehr Licht im Fettdschungel für Sie sein. Sie werden wissen, in welchen Ölen, Nüssen, Fischen und sogar Fleisch die gesunden Fette stecken und worin die Killerfette enthalten sind. Genau wie heute fast jeder über Vitamin C Bescheid weiß, werden Sie am Ende des Buches problemlos durch den Fettdschungel navigieren.

Machen Sie es wie die Kreter:
Nur ein Zwanzigstel der Herzinfarkte sind möglich mit lebensfroher mediterraner Ernährung, die zusätzliche Omega-3-Fette enthält.

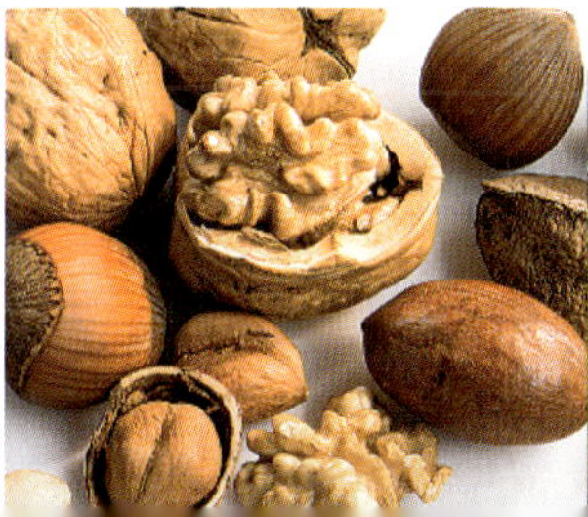

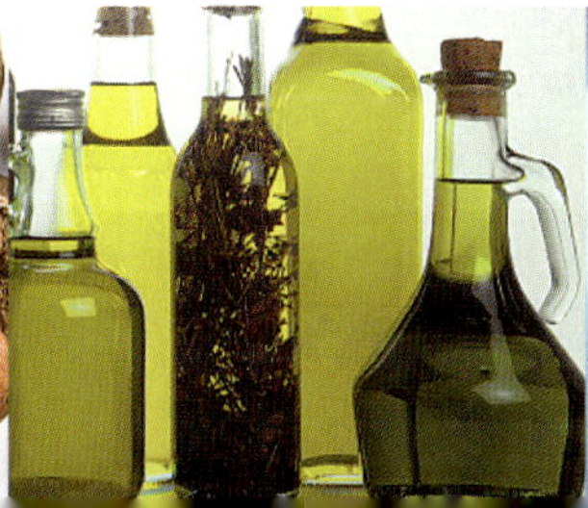

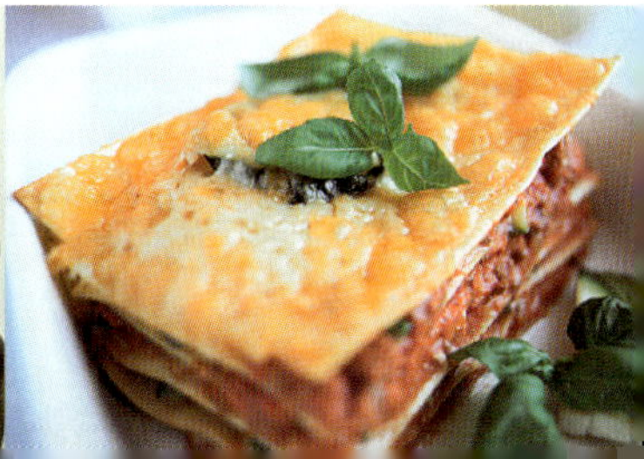

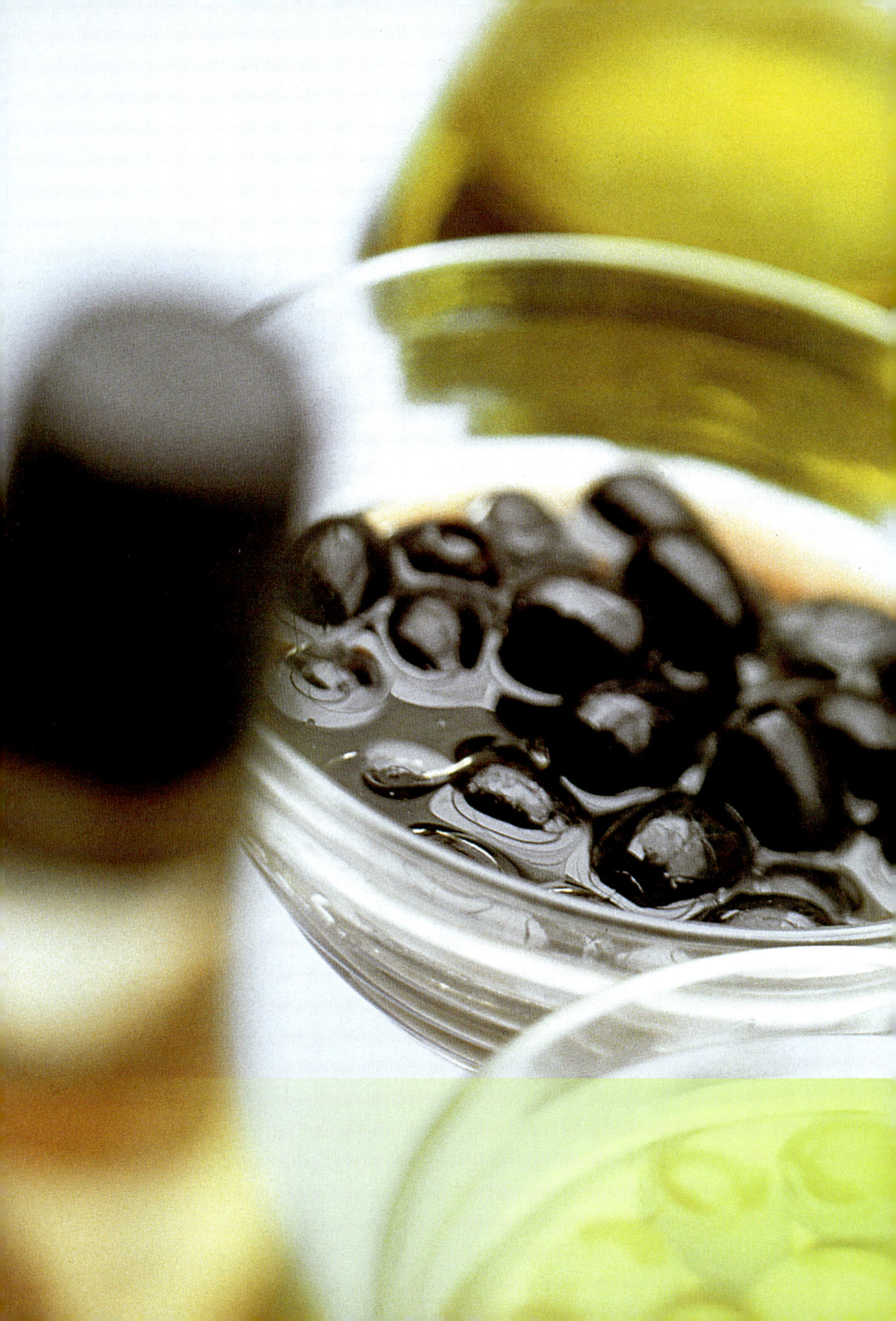

einfach ungesättigte fette

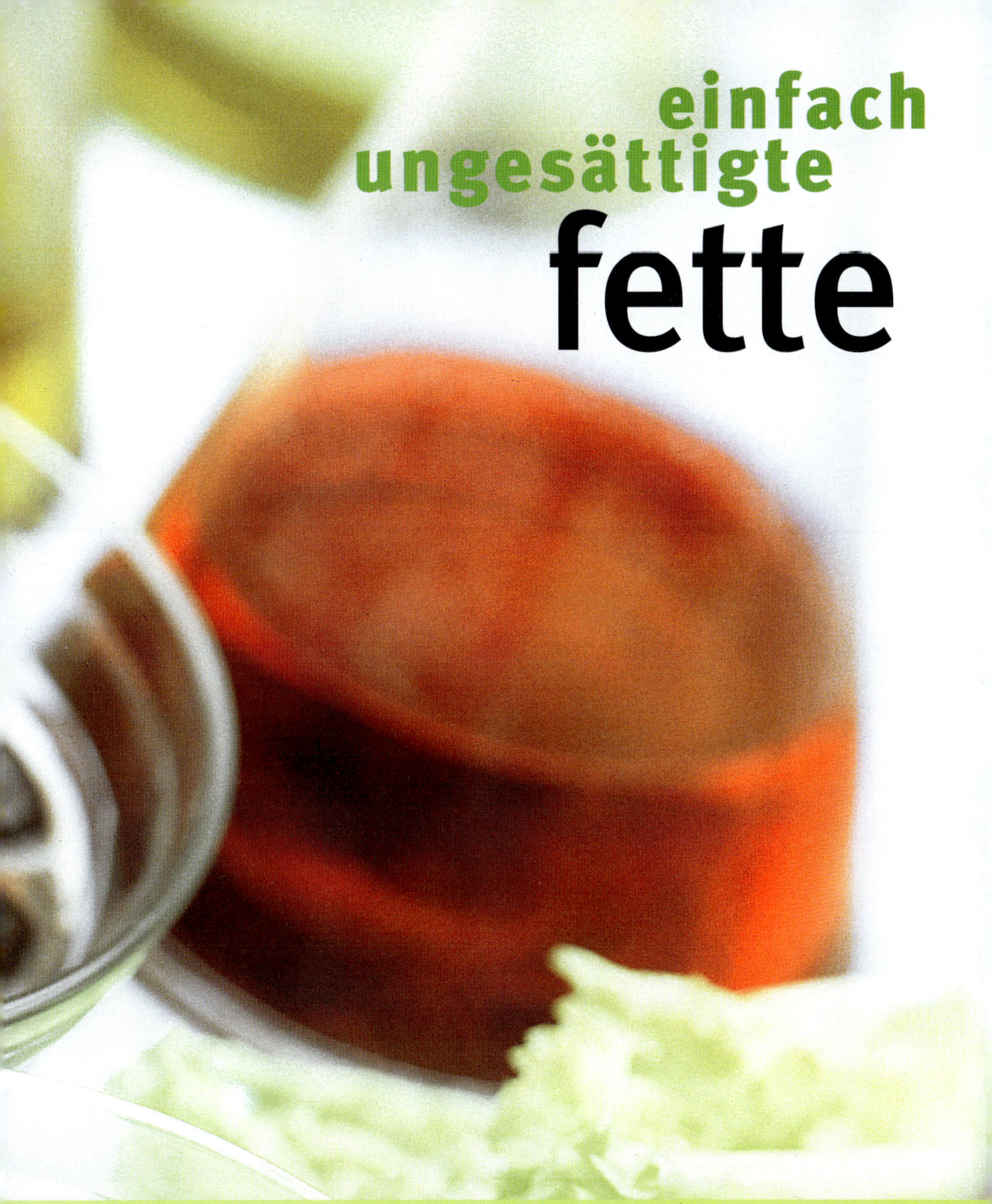

Fit sein bis ins hohe Alter – das ist kein unerfüllbarer Traum. Sie sind genauso alt wie Ihre Lebensadern und Ihr Herz. Die lebensfrohe, mediterrane Ernährung mit viel Olivenöl hat herzgesunde Ernährung über Jahrhunderte ausgetestet. Erfüllen Sie sich doch einfach den Wunsch, jung bis ins hohe Alter zu bleiben.

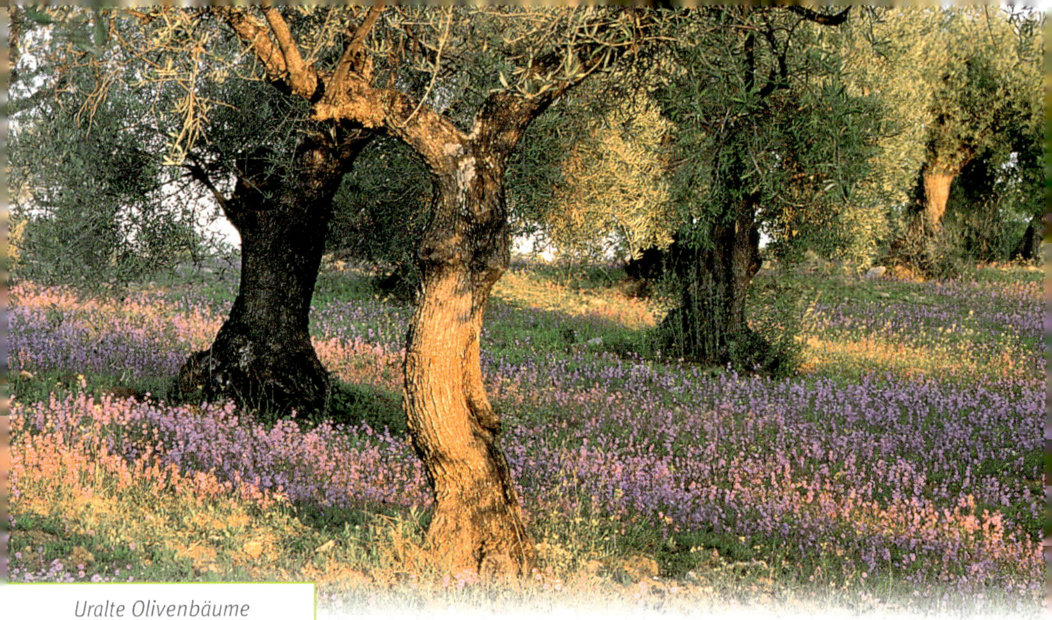

*Uralte Olivenbäume liefern Olivenöl – das gesunde Fett im Mittelmeerraum.
20 Liter verwendet ein Grieche pro Jahr. Ein Deutscher dagegen nur einen halben Liter.*

Oliven – flüssiges Gold des Mittelmeeres

Oliven sind wie der Wein die Kulturpflanze des gesamten Mittelmeerraumes. Bereits in der Antike wusste man, dass Olivenöl besonders gesund ist. Homer beschrieb Olivenöl als flüssiges Gold. Die immergrünen uralten Ölbaume sind Symbole für Fruchtbarkeit und langes Leben, da Sie selbst nach einem Feuer häufig wieder ausschlagen. Die oft über Generationen vererbten Olivenbäume zu fällen, gilt als Frevel. Im alten und neuen Testament finden sich über 200 Bezüge zu Olivenöl.

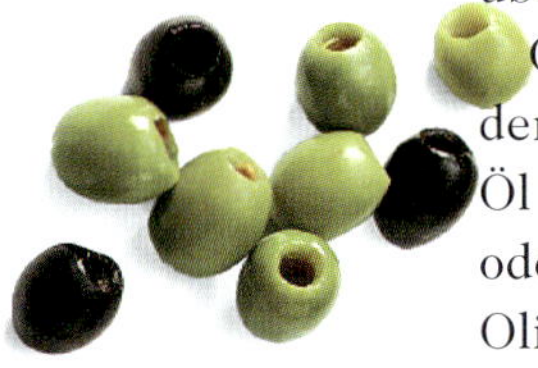

Olivenöl ist seit Jahrtausenden die Hauptfettquelle der mediterranen Ernährung. Sei es als Oliven, als Öl für Salate, zum Einlegen von Gemüse, für Pasta oder Fisch und als Öl auf dem Tisch, um das Brot in Olivenöl zu tauchen. In Griechenland werden pro Person und Jahr zirka 20 Liter Olivenöl verbraucht.

Bei Italienern und Spaniern sind es zehn Liter. In Deutschland liegt der Verbrauch gerade einmal bei einem halben Liter. Aber die Schälchen mit bestem Olivenöl aus erster Pressung sieht man auch in Deutschland statt Butter immer öfter auf Tischen in den Restaurants. Das hat guten Grund, denn Olivenöl ist wahrscheinlich das gesündeste aller Fette. Die Menschen des Mittelmeerraumes verdanken dem Olivenöl und dem geringen Verzehr gesättigter Fette eine fünffach niedrigere Herzinfarkthäufigkeit.

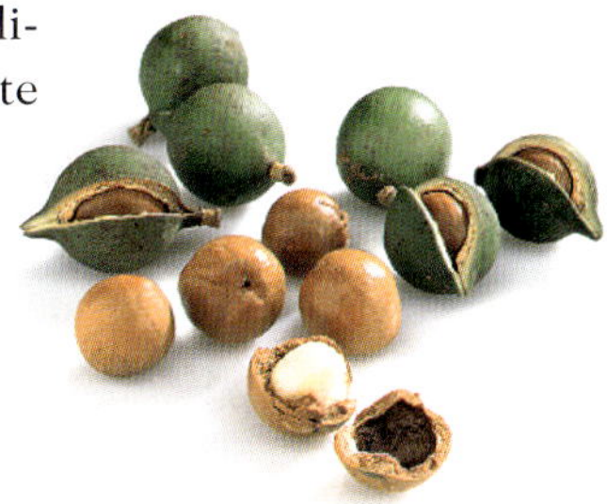

Mediterrane Ernährung –

nur ein Fünftel der Herz-Kreislauf-Erkrankungen

Obwohl es die Südeuropäer schon lange wussten, belegte erst Mitte der 70er Jahre eine Studie wissenschaftlich, dass die Bewohner der Mittelmeerländer im Vergleich zu Nordeuropäern ein fünffach niedrigeres Herzinfarktrisiko und ein nur halb so hohes Krebsrisiko haben. Diese Studie untersuchte 13 000 Männer in sieben Ländern über 25 Jahre. Verantwortlich für die niedrigere Krebshäufigkeit ist der hohe Verzehr an Obst und Gemüse, der die Krebshäufigkeit halbiert. Verantwortlich für die geringere Häufigkeit von Herz-Kreislauf-Erkrankungen ist vor allem der hohe Verzehr von einfach ungesättigten Fetten aus Olivenöl und der geringere Verzehr von gesättigten Fetten aus Fleisch und Wurst. Obwohl in einigen Mittelmeerregionen sogar 10 % mehr Fett als in Deutschland verzehrt wird, ist die Herzinfarkthäufigkeit gering.

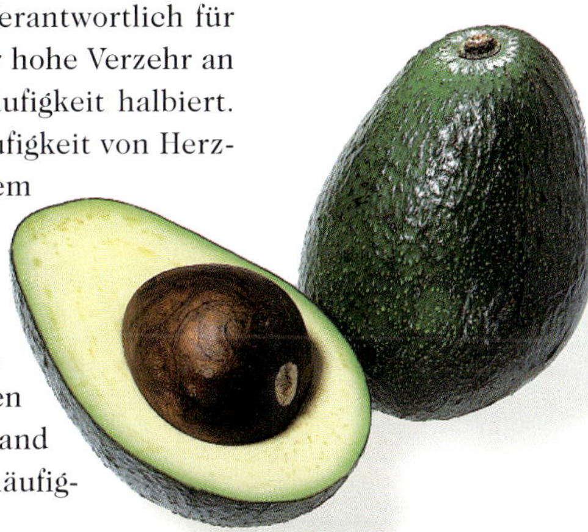

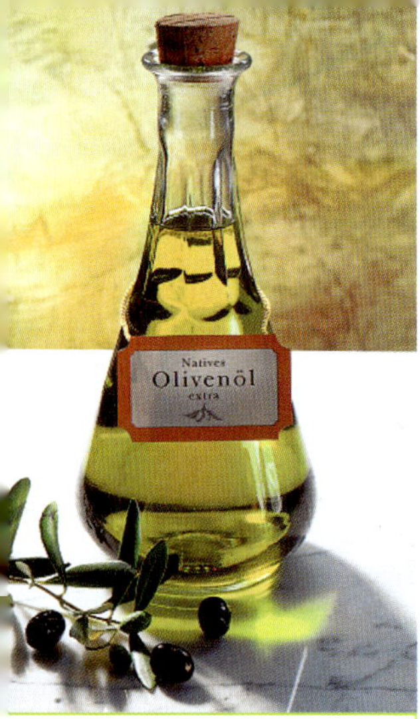

Olivenöl ist gesund. Im Mittelmeerraum gibt es fünfmal weniger Herzinfarkte als in Nordeuropa.

Olivenöl und Herzgesundheit

Viele wissenschaftliche Studien wurden seitdem durchgeführt, um festzustellen, warum Oliven so gesund sind. Entdeckt wurden dabei drei wesentliche Eigenschaften:

- Olivenöl enthält verschiedene antioxidative Pflanzenstoffe und Vitamin E. Man geht davon aus, dass diese pflanzlichen Antioxidanzien des Olivenöls auch eine Rolle zum Schutz vor Herz-Kreislauf-Erkrankungen spielen.
- Olivenöl enthält einfach ungesättigte Fette, die durch ihre größere Stabilität im Vergleich zu den mehrfach ungesättigten Fetten auch in unseren Blutbahnen nicht leicht ranzig (oxidiert) werden.
- Olivenöl kann zu hohes Cholesterin senken, besonders das schädliche LDL-Cholesterin.

Naturbelassenes Olivenöl hat viele Pflanzenstoffe

Natur pur:
Natives Olivenöl extra ist das einzige naturbelassene nicht raffinierte Öl im Massenmarkt.

Olivenöl enthält eine Vielzahl von Pflanzenstoffen. Der Grund: Olivenöl ist tatsächlich das einzige Öl im Massenmarkt, das wirklich naturbelassen ist. Die ölhaltige Olivenfrucht kann fast »kalt« gepresst werden.Chemische Lösungsmittel werden nicht benötigt. Etwas Wärme entsteht immer durch den Druck während der Pressung.

Andere Ölsamen wie Sonnenblumenkerne benötigen mehr Druck und zusätzlich oft noch chemische Lösungsmittel, um das Öl freizugeben. Die Hitze, die bei diesem Druck entsteht, zerstört einige pflanzliche Stoffe im Öl und lässt vor allem die ungesättigten Fette ranzig werden, d. h., dass diese Fette oxidiert werden. Deshalb wird nach dem Pressen das Öl raffiniert, um die ranzigen Fette und schlechten Geschmacksstoffe wieder zu entfernen. Das so genannte »native Olivenöl extra« wird dagegen immer ohne chemische Lösungsmittel gewonnen und ist kaltgepresst.

Im unraffinierten Olivenöl finden sich daher noch über 50 schützende Pflanzenstoffe, unter anderem verschiedene Phenole und Vitamin E, die beide starke Antioxidanzien sind und die Öle vor dem Ranzigwerden, dem Oxidieren, schützen.

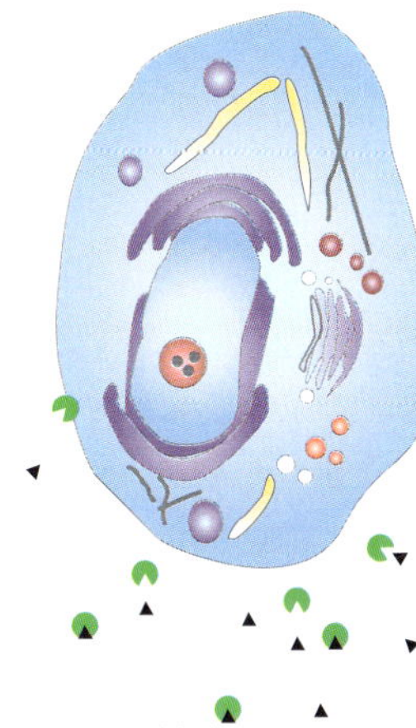

Freie Radikale werden von Antioxidanzien abgefangen, damit sie nicht die ungesättigten Fette in Zellen, Nerven, Gehirn oxidieren.

So schützen Antioxidanzien Blutfette vor dem Ranzigwerden

Sauerstoff macht Öle schnell ranzig. Das passiert auch in Ihrem Körper. Freie Radikale fallen im Stoffwechsel überall dort an, wo Sauerstoff transportiert wird. Zum Beispiel in den Blutbahnen oder wo Sauerstoff zur Energieproduktion verwendet wird. Deswegen patroullieren Antioxidanzien wie Vitamin C, E oder Selen im Körper, um Schäden zu vermeiden. Antioxidanzien wie Vitamin E und Phenole im Olivenöl sind die Schutzpolizei vor Freien Radikalen. Sie fangen die kleinen aggressiven Moleküle ab und verhindern so die Oxidation von Fetten. Daher der Name »Anti-oxidanzien«.

Dasselbe passiert im Körper: Antioxidanzien schützen alle ungesättigten Fette in Nerven, Gehirn, Zellhüllen und Blutfette vor dem Ranzigwerden. Vor allem die oxidierten Blutfette heften sich an die Arterienwände. Die Pflanzenstoffe aus dem Olivenöl, die zwei bis drei Prozent des Olivenöls ausmachen, geben den ungesättigten Fett einen Oxidationsschutz auch in den Blutbahnen.[8]

Oxidationsschutz für die Blutbahnen: Mehr als 50 verschiedene Antioxidanzien sind im Olivenöl.

Die obenstehende Abbildung zeigt Ihnen, wie die Abfangtruppe, die Antioxidanzien, gegen Freie Radikale vorgeht.

special:

So kaufen Sie Olivenöl!

AUF QUALITÄT, GESCHMACK UND VOR ALLEM GENUSS KOMMT ES AN

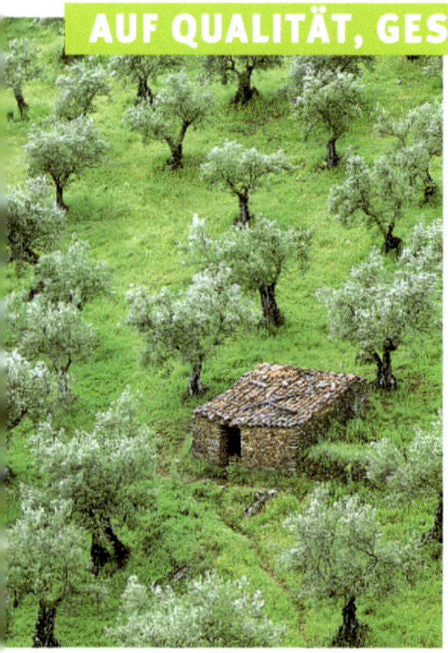

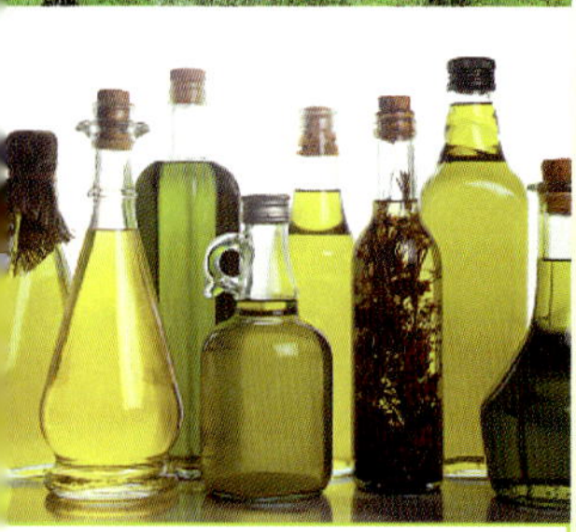

Olivenöl hat wie ein Wein den typischen Geschmack der Region, der Olivensorte und des Bodens.

Welche Qualitätseinteilung gibt es?

Unraffiniertes Olivenöl hat ein ganz typisches Aroma. Es ist ganz anders als der nichtssagende neutrale Ölgeschmack von stark raffinierten Pflanzenölen. Deswegen steht die Geschmacksvertestung durch Experten auch ganz vorn bei der Bestimmung für die Güteklassen.

Außerdem wird im Labor unter anderem der Gehalt der freien Fettsäuren analysiert. Das sind Abbauprodukte, die entstehen, wenn die Oliven zu reif werden, die Oliven beim Ernten aufplatzen oder zwischen Ernte und Pressung mehr als drei Tage vergangen sind. Je weniger freie Fettsäuren enthalten sind, desto besser ist die Qualität. Für Olivenöl gibt es strenge Qualitätseinteilungen, die europaweit gelten:

- ***Natives Olivenöl extra*** – darf maximal ein Gramm freie Fettsäure enthalten. Die Früchte wurden besonders schonend behandelt. Gibt ein Produzent an, dass nur 0,5 g freie Fettsäure enthalten sind, dann will er auf die besonders schonende Behandlung und die Qualität aufmerksam machen.
- ***Natives Olivenöl*** – darf bis zwei Gramm freie Fettsäure enthalten. Nativ bedeutet immer, dass das Öl nicht weiterbehandelt oder gemischt wurde.
- ***Olivenöl*** – Native Olivenöle, die vom Geschmack her nicht ausreichen, werden raffiniert, um unangenehme Geschmacks- und Bitterstoffe zu entfernen. Dadurch gehen aber auch viele gesunde Antioxidanzien und typische Geschmacksstoffe verloren. Das Öl schmeckt neutral, industriell und hat seinen mediterranen Charme verloren. Deswegen wird zum Schluss dem raffinierten verarmten Öl wieder aromatisches natives Olivenöl beigemischt, um den Geschmack zu verbessern.

- *Oliventresteröl* – wird aus den ausgepressten Oliven, dem Tresterrückstand, mittels chemischer Lösungsmittel und Wärmebehandlung gewonnen. Zum Schluss wird es dann für einen besseren Geschmack mit Öl gemischt.
Wir würden dieses Öl nicht verwenden. Lösungsmittelreste und Wärmebehandlung lassen sich im Labor nachweisen. 600 Tonnen Oliventresteröl werden in Deutschland in der Gastronomie eingesetzt.

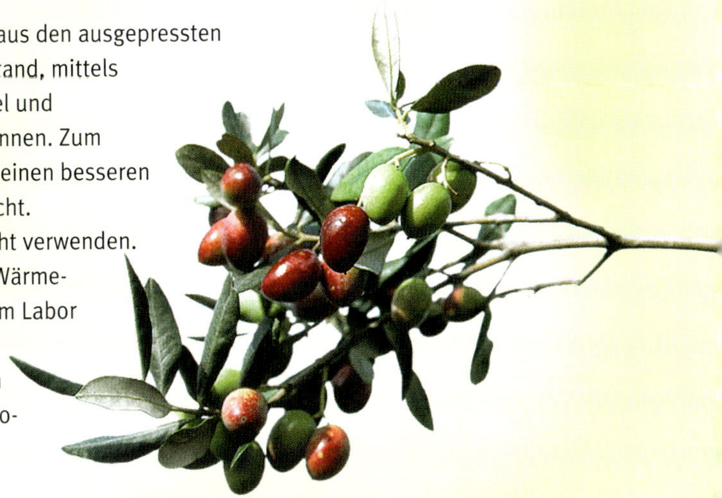

Was bedeutet nativ, raffiniert, erste Pressung und kaltgepresst?

Heute gibt es nur noch eine Pressung. Zu Zeiten, in der die Ölpressen noch mit Tierkraft angetrieben wurden, musste der Olivenbrei bis zu dreimal gepresst werden, um das Öl zu gewinnen. Für die dritte Pressung goss man heißes Wasser dazu, um noch eine weitere Ausbeute zu bekommen. Diese dreimalige Pressung gibt es heute nicht mehr.
Moderne hydraulische Pressen gewinnen heute das Olivenöl in einer Pressung. Aus dem weichen ölhaltigen Olivenbrei kann das Öl mit diesen Pressen leicht gewonnen werden. Ganz im Gegensatz zu Samenölen aus Sonnenblumenkernen oder Leinsamen, bei denen man sehr viel Druck benötigt, um das Öl aus den harten Schalen zu pressen. Durch den großen Druck entsteht auch Hitze und so hat der Begriff kaltgepresst bei diesen Samenölen große Bedeutung.

Natives Olivenöl stammt aus der ersten kalten Pressung.
Die Bezeichnung »kaltgepresst« oder »erste Pressung« erinnert bei Olivenöl nur noch an eine Tradition. Es ist reine Werbesprache.

Ist natives Öl wirklich nativ?

Meistens: Stiftung Warentest hat 20 angeblich *native Olivenöle extra* 1999 getestet. Zehn davon waren mangelhaft. Bei sieben ließen sich eindeutige Wärmebehandlung und chemi-

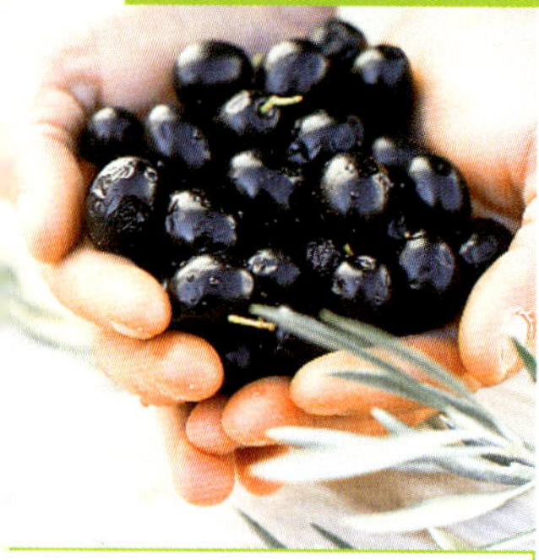

Jede Olive ist zuerst grün, dann bis violettschwarz, wenn Sie reif ist. Von der Farbe kann man aber nicht zwingend auf den Geschmack eines Olivenöls schließen.

sche Substanzen nachweisen. Trotzdem: Olivenöl ist strenger als jedes andere Öl reglementiert und kontrolliert. Natives Olivenöl extra ist tatsächlich das einzige unraffinierte und naturbelassene Öl im Massenmarkt. Olivenöl hat sich über 6000 Jahre im Mittelmeerraum bewährt und sollte die Basis Ihrer gesunden Fettzufuhr sein.

Weshalb gibt es unterschiedliche Farbvarianten bei Olivenöl und welche Bedeutung haben diese?

Die Farbe eines Olivenöls hängt im Wesentlichen von der Baumart und dem Reifestadium der verarbeiteten Oliven ab. Reife Oliven sind violett bis schwarz.

Warum gibt es so große Preisunterschiede bei nativem Olivenöl extra

80 % der Kosten des Olivenöls werden durch Handarbeit und Baumpflege verursacht. Ein Baum gibt nur etwa 3,5 bis 5 Liter Öl. Olivenöl kann daher nicht billig sein wie Pflanzenspeiseöl, bei dem riesige Felder mit ölhaltigen Samen gemäht werden.

Besonders uralte Bäume können nicht einfach bei der Ernte geschüttelt werden. Auf steilen, dicht bepflanzten Hängen können wenig Maschinen eingesetzt werden. Es ist wie bei den steilen Weinlagen an der Mosel. Auch dort ist die Handarbeit das Teuerste.

Aber vielleicht erzeugt gerade diese Lage ein ganz besonderes Aroma. Wie beim Weinstock kommt es auf Lage, Anbaugebiet, Fruchtsorte und die Ölmischungen zum Schluss an, um unverwechselbaren Geschmack und Charakter zu erzeugen. Die Olivenbauern sind stolz auf die harte Arbeit und ihr Olivenöl. Vielleicht sagt man deshalb: »Olivenöl hat Seele.«

Die unterschiedlich teuren *Nativen Olivenöle* extra sind alle durch die einfach ungesättigten Fette und die Antioxidanzien gleichermaßen gesund. Hier gibt es keine Unterschiede. Sie unterscheiden sich nur durch typische Aromen.

Wie erkenne ich, woher das Öl stammt?

80 % des Olivenöls in Deutschland kommt aus Italien. »Abgefüllt in Italien« bedeutet allerdings nicht, dass es auch dort produziert wurde. Das Olivenöl kann aus Spanien und Griechenland sein und wird dann in Italien zu einer guten runden Mischung gebracht. Die Qualität und der Geschmack können so immer gleich bleibend für eine bekannte Marke gehalten werden.

Was ist eine geschützte Ursprungsbezeichnung?

Wie bei Weinlagen gibt es auch geschützte Olivenöllagen. Oliven werden dann im Anbaugebiet geerntet und abgefüllt. Der Geschmack und Charakter unterscheiden diese Lagen, da oft nur bestimmte Olivensorten verwandt werden.
Dafür gibt es Ursprungsbezeichnungen (A.O.P in Frankreich, P.D.O. in Griechenland, D.O.P. in Spanien, Portugal und Italien). Nur 3 % des gesamten Olivenöls werden in diesen geschützten Ursprungsgebieten angebaut. Das Öl dieser oft kleinen Anbaugebiete kann wesentlich teurer sein, aber eben auch geschmacklich ungewöhnlich.
In Frankreich wird zum Beispiel extrem wenig Olivenöl in der Provence produziert. Aber das Öl ist besonders fein und mild.
Auf jährlichen Olivenölprämierungen werden diese Olivenöle im Mittelmeerraum prämiert.
Besonders für kalte Speisen oder zum Auftunken mit Brot ist dieses Olivenöl mit Herkunftsbezeichnung ein Geschmackserlebnis.

Mehr Information zu Olivenöl finden Sie unter:
www.olivenoel-info.net

Der Zusatz auf dem Etikett wie »extra vergine« (Italien), *»extra virgen«* (Spanien), *»extra vierge«* (Frankreich) bedeutet nicht unbedingt, dass das Produktionsland Frankreich oder Italien ist. Eventuell wurde es nur dort abgefüllt. Die Qualitätsbezeichnungen entsprechen aber dem deutschen nativem Olivenöl extra.

Die Größe des Anbaugebietes, der Charakter des Öls und vor allem die Nachfrage bestimmen den Preis.

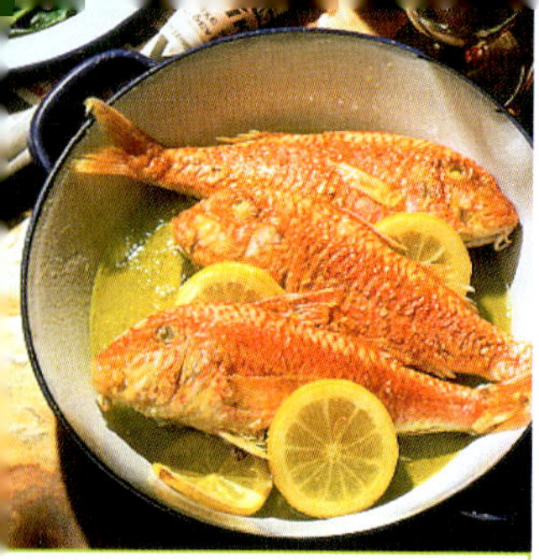

Olivenöl ist stabil und bestens zum Braten geeignet.
Verwenden Sie nie mehrfach ungesättigte Fette zum Braten.

So bleiben Ihre Blutgefäße jung

Nur oxidierte Fette verstopfen Arterien

Sie können Olivenöl in dunklen Glasflaschen an einem kühlen Ort fast zwei Jahre aufbewahren, ohne dass es ranzig wird. Selbst in den warmen Mittelmeerländern wird Olivenöl am wenigsten von allen Ölen ranzig.

Eine der häufigst gestellten Fragen zu Olivenöl ist: Kann man Olivenöl zum Braten benutzen? Die Antwort: Ja, Olivenöl bleibt auch bei hohen Temperaturen wie beim Braten stabil. Es fängt nicht an zu rauchen oder braun zu werden wie die mehrfach ungesättigten Fette, die Sie übrigens niemals zum Braten verwenden sollten. Olivenöl ist daher am besten zum Braten geeignet.

Einfach ungesättigte Fette oxidieren in den Blutbahnen weniger als mehrfach ungesättigte Fette.

Die Stabilität des Olivenöls liegt an seinen einfach ungesättigten Fetten.

Einfach ungesättigte Fette oxidieren nicht so schnell durch Licht und Wärme wie die mehrfach ungesättigten Pflanzenöle, zum Beispiel das in deutschen Küchen häufig benutzte Sonnenblumenöl. Mehrfach ungesättigte Fette werden oft schon nach wenigen Wochen Lagerung oder sofort beim Erhitzen ranzig.

Das langsame Oxidieren der einfach ungesättigten Fette ist nicht nur wichtig in der Bratpfanne, sondern vor allem in Ihren Blutbahnen.

Nur oxidierte Fette heften sich an die Innenwände der Arterien und verstopfen sie. Da im Körper durch den Stoffwechsel ständig Freie Radikale entstehen, werden vor allem die instabilen mehrfach ungesättigten Fette schnell oxidiert.

Die einfach ungesättigten Fette des Olivenöls sind dagegen viel weniger anfällig für diese Oxidation.

So kommen die Fette an Ihre Arterien

Die Blutfette werden im Körper durch 240 000 km kleinste und große Blutbahnen zu den Zellen transportiert. Dazu sind Fett-Transportschiffe nötig wie zum Beispiel das LDL. Ein LDL enthält fast 3800 kleine Fettsäuren. Während des Transports werden diese Fette sehr leicht durch Freie Radikale oxidiert. Zum Schutz dagegen hat LDL viel Vitamin E an Bord.Vor allem um die ungesättigte Fettfracht vor Oxidation zu schützen, denn Vitamin E fängt Freie Radikale ab. Je mehr Vitamin E an Bord ist, desto besser sind die Fette geschützt.[9]

Wenn Teile der LDL-Fettfracht oxidieren (ranzig werden), eilen so genannte Fresszellen herbei, um die ranzigen Fettpartikel zu beseitigen, damit diese nicht an den Arterienwänden andocken. So wäre es optimal. Oft kommen aber die Fresszellen bei hohen Blutfetten und niedrigem Vitamin E im Blut gar nicht nach, diese Fettpartikel von den Arterien wegzufressen. Viel schlimmer noch: Wenn Fresszellen nun in sich zu viel Fett enthalten, dann lagern sie sich selbst zusätzlich an der Arterienwand ab. Die Folge: Erste Fettstreifen bilden sich an den jungfräulichen Lebensadern. In der Illustration Seite 47 können Sie dies deutlich sehen. An diesen Ablagerungen bleiben, vereinfacht gesagt, schließlich auch immer mehr andere Stoffe kleben. So kommt es zur Arterienverkalkung, die nach und nach Ihr jugendliches Transportsystem verstopft und vorschnell altern lässt.

Nur oxidierte Fette heften sich an die Arterienwände. Vitamin E schützt die LDL-Fetttransporter in der Blutbahn vor dem Oxidieren.

Einfach ungesättigte Fette sind günstiger für die Blutbahnen

Sie können selbst bestimmen, wie sich die Ladung der 3800 kleinen Fettsäuren auf den Blutfett-Transport-

Mit ein Grund für die wenigen Herzinfarkte im Mittelmeerraum:
Die einfach ungesättigten Fette des Olivenöls stabilisieren die Blutfettpartikel gegen Oxidation.

schiffen zusammensetzt. Je nachdem, welches Fett Sie zu sich nehmen, sieht die Ladung ganz anders aus. Anfällig für Oxidation sind vor allem die mehrfach ungesättigten Fette wie zum Beispiel Sonnenblumenöl, Maiskeimöl, Distelöl. Je ungesättigter ein Fett ist, desto leichter wird es ranzig. Viel weniger anfällig für die Oxidation sind die einfach ungesättigten Fette wie Oliven-, Raps- oder Avocadoöl. Je mehr einfach ungesättigte Fette Sie essen, desto sicherer können die LDL-Schiffe ihre Ladung ohne Oxidation durch Ihre Blutbahnen transportieren.[10] [11] [12] [13] Die Eigenschaft des Olivenöls, stabil zu bleiben, ist wohl einer der Hauptgründe für die geringe Häufigkeit von Herz-Kreislauf-Erkrankungen im Mittelmeerraum.

gut zu wissen

So schützen Vitamin E und ein Ölwechsel vor Arterienverkalkung

Bestimmen Sie, wie anfällig die Ladung auf Ihren Fetttransportschiffen in der Blutbahn ist

Mehrfach ungesättigte Fette sind gesund, weil sie das Blut fließfähig und weniger klebrig machen. Nur, diese Fette oxidieren besonders leicht. Oxidierte ungesättigte Fette sind aber ungünstig für die Arterien. Mit zusätzlichem Vitamin E verhindern Sie diese Oxidation am besten. Täglich 100 bis 400 Milligramm Vitamin E senken tödliche Herzinfarkte um zirka 35 %.[14] [15] [16] [17]

Einfach ungesättigte Fette wie Olivenöl machen das Blut ebenfalls fließfähig und weniger klebrig.Zusätzlich werden diese Fette nicht so leicht oxidiert wie die mehrfach ungesättigten Fette. In den Mittelmeerländern sind diese stabilen Fette beteiligt an der niedrigen Herzinfarkthäufigkeit.

Gesättigte Fette kleben auch ohne zu oxidieren leicht an den Arterien fest, machen die Blutplättchen klebrig und weniger fließfähig.
Die mediterrane Ernährung enthält wenig gesättigte Fette. Für Ihre Gesundheit genau das Richtige.

So entsteht die Arterienverkalkung

1. Fettablagerung durch gesättigte Fette und oxidierte Fette. Der Beginn der Arterienverkalkung.
2. Fettpartikel (LDL) mit reichlich Vitamin E ist gegen Oxidation geschützt.
3. Fettpartikel (LDL) mit zu wenig Vitamin E wird oxidiert und ranzig.
4. Fresszellen beseitigen oxidiertes Fett.
5. Fresszellen werden zu fettgefüllten Schaumzellen und lagern sich an die Gefäßwände an.

Querschnitt durch eine Arterie (schematisch).

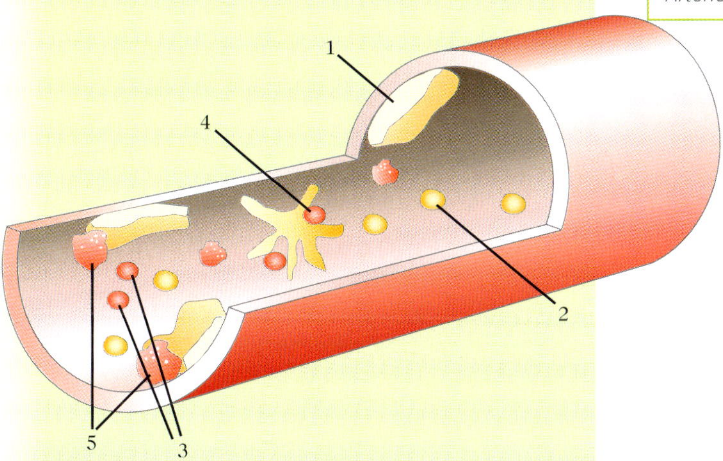

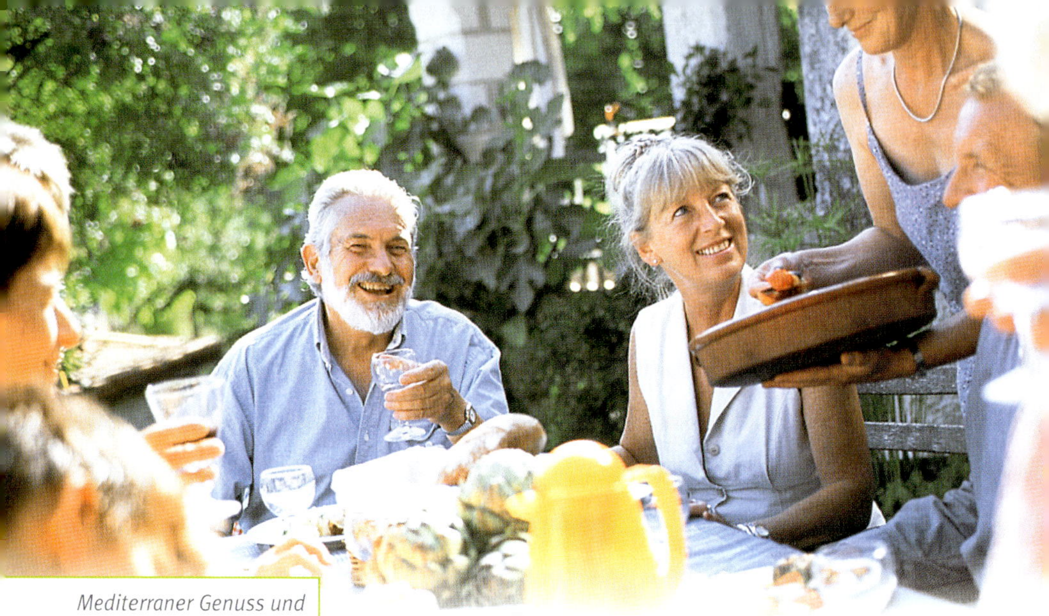

Mediterraner Genuss und Lebensfreude. Ganz sicher kein Verzicht. Nur die intelligentere Fettwahl.

Hohe Blutfette – zwei Drittel der Deutschen betroffen

Einfach ungesättigtes Fett senkt Cholesterin

Zwei Drittel der Deutschen haben erhöhte Cholesterin-Blutfett-Werte. Im Mittelmeerraum findet man weniger Menschen mit erhöhten Blutfetten, da weniger gesättigte tierische Fette und mehr Olivenöl gegessen werden. Die beste und sinnvollste Methode, Cholesterin zu senken, ist, die Ernährung auf eine schmackhafte mediterrane Ernährung umzustellen. Das bedeutet weniger gesättigte Fette wie Sahne, Creme Fraiche, Schmand, Butter, fette Wurst, Schweinefleisch und mehr ungesättigte Fette mit Oliven, Nüssen, mehr Gemüse und Hülsenfrüchte, mehr Geflügel und viel Fisch. Mit einer mediterranen Ernährung können Sie die Blutfette, vor allem das schlechte Cholesterin, das so genannte LDL, meist schon um 20 % senken. Langfristig kann Ihnen ein solcher Ölwechsel fünf bis neun Jahre mehr Lebenszeit einbringen. Es lohnt sich daher zu verstehen, wie Fette in Ihrem Körper transportiert werden und was LDL, HDL, Gesamtcholesterin eigentlich aussagen, wenn Sie diese Werte beim Arzt messen lassen.

Senken Sie das schlechte LDL-Cholesterin um bis 20 % mit mediterraner Ernährung.

LDL-Cholesterinschiffe und Andockstellen

LDL-Fettschiffe verfrachten verschiedene Fette von der Leber durch die Blutbahn zu den Zielzellen, die diese Fette zur Energieproduktion, als Baustoffe für Zellhüllen und für verschiedene Botenstoffe brauchen. Jedes LDL hat bis zu 3800 kleine Fettsäuren, davon allein 1300 ungesättigte Fette an Bord. LDL trägt also sowohl Cholesterin als auch andere Fette. Trotz dieser unterschiedlichen Fracht werden Sie vereinfacht nur LDL-Cholesterin genannt. Stellen Sie sich LDLs einfach als voll geladene Fettschiffe vor. Diese LDL-Fett- oder Cholesterinschiffe docken an den Hafenanlagen der Zellen – den Rezeptoren – an.

LDL transportiert Fett zu den Zellen. Sind die Zellen gesättigt, staut sich LDL in der Blutbahn und kann sich festsetzen.

Wenn die Zielzellen kein Fett mehr brauchen, dann fahren sie die Hafenschotten hoch und lassen nichts mehr rein. Das überflüssige LDL in der Blutbahn staut sich und kann nun nicht mehr abgeladen werden. Während dieser Warteschleife wird es jetzt leicht an die Arterienwände angelagert, vor allem dann, wenn es oxidiert wird. So kommt es zur vorschnellen Alterung Ihrer Blutbahnen. Man nennt LDL deswegen auch das schlechte Cholesterin.

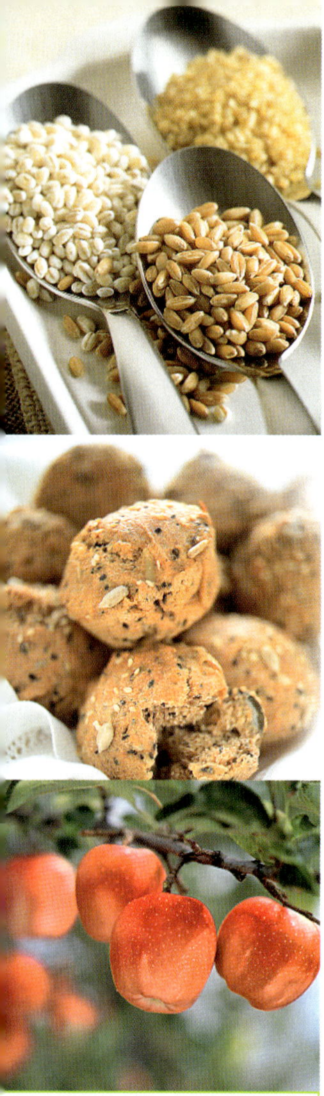

HDL-Cholesterin-Staubsauger sammeln überflüssiges Cholesterin auf. Lösliche Ballaststoffe aus Vollkornprodukten und Obst transportieren es dann aus dem Körper. So einfach kann Cholesterin gesenkt werden.

HDL – nützlicher Cholesterinstaubsauger

HDL dagegen sammelt überflüssiges Cholesterin wie ein Schwamm oder Staubsauger von den Zellen auf. Die HDL-Fettstaubsauger reißen LDL sogar wieder von den Arterienwänden ab, wenn dies noch möglich ist, und bringen es zur Ausscheidung in den Darm. Wenn Sie genügend lösliche Ballaststoffe essen, wird es im Darm mitgenommen und ausgeschieden. Lösliche Ballastoffe sind in Äpfeln, in Vollkornprodukten und vor allem Haferflocken enthalten. Ohne diese Ballaststoffe verpufft diese Staubsaugerwirkung, das Cholesterin wird wieder absorbiert und der Kreislauf beginnt von neuem. Sie sollten also viele lösliche Ballaststoffe essen, damit das Cholesterin auch wirklich auf den Müll, d. h. in die Kloschüssel kommt. Um zehn Prozent können Sie allein mit löslichen Ballaststoffen Ihr schlechtes Cholesterin senken. Wichtig: Je mehr der HDL-Cholesterinstaubsauger Sie haben, umso besser wird das Cholesterin zur Ausscheidung verfrachtet.

Hohes Gesamtcholesterin – alle Dockanlagen voll

Das schlechte LDL-Cholesterin und das gute HDL-Cholesterin machen hauptsächlich das Gesamtcholesterin aus. Ab 200 mg/dl Gesamtcholesterin im Blut sind alle Hafenanlagen der Zellen voll besetzt. Die Anlieferung durch LDL-Fettschiffe und Abholung durch HDL-Müllabfuhr besetzen jetzt alle Docks.[25] Ab 200 mg/dl müssen die überflüssigen vollen LDL-Fettschiffe erst einmal in der Blutbahn zirkulieren. Dort kann die empfindliche Ladung ungesättigter Fette aber oxidiert werden. Ihre Gesamtcholesterinblutwerte sollten deswegen noch unter der Hafendockanlagenausnutzung von 200 mg/dl liegen!!

LDL und HDL – das Verhältnis ist entscheidend

Vielleicht noch wichtiger als das Gesamtcholesterin ist das Verhältnis von LDL-Fetttransportern in Richtung Zellen zu HDL-Müllabfuhr, die das Cholesterin in Richtung Ausscheidung fahren. Sie sollten nicht mehr als viermal so viele LDLs wie HDLs haben, denn dann kommen die HDL-Cholesterinstaubsauger nicht mehr nach mit dem Aufsammeln von abgesetzten Fetten an den Arterienwänden.

Selbst wenn Sie ein niedriges Gesamtcholesterin haben, erhöht ein niedriges HDL immer das Risiko für Herz-Kreislauf-Erkrankungen. Und das lässt sich vermeiden – mit den richtigen Fetten.

Gesättigte Fette vermindern die LDL-Andockstellen

Die Cholesterinandockstellen können auch besetzt sein durch gesättigte tierische Fette. Diese vermindern nämlich die Aktivität in den Häfen und dadurch kommt es auch zu einem LDL-Fettschiff-Rückstau in der Blutbahn. Das ist der wichtigste Mechanismus, warum gesättigte, meist tierische Fette die Blutfettwerte steigern.

Weniger gesättigte Fette und mehr ungesättigte Fette machen die Hafenanlagen der Zellen wieder frei. Sie können Ihr schlechtes LDL mit einer Fettumstellung auf ungesättigte Fette bis zu 30 % senken.

tipp

Weniger gesättigtes Fett macht die Cholesterinhäfen frei

Sie wollen Cholesterin senken? Vergessen Sie Cholesterintabellen von Lebensmitteln!
Vermindern Sie statt dessen den Cholesterin-Rückstau, den die gesättigten Fette verursachen. Sie besetzen die Cholesterinandockstellen an den Zellen. Sobald die Cholesterinhäfen wieder frei sind, kann wieder mit voller Kraft die Fracht der LDL-Fettschiffe weggepackt werden.
Die gesättigten Fette sind der Hauptgrund für hohe LDL-Werte im Blut, und nicht etwa das Cholesterin aus der Nahrung, wie es gebetsmühlenhaft in der Werbung behauptet wird.

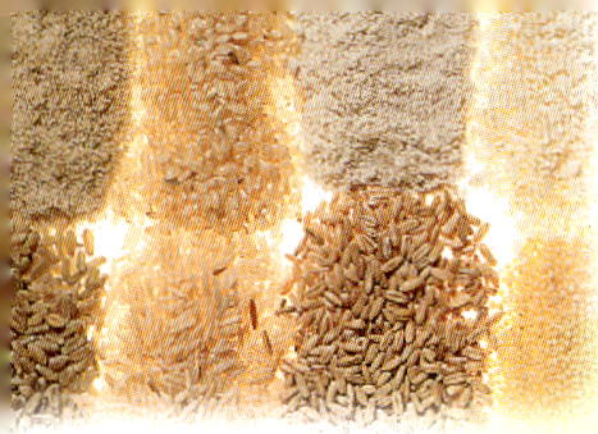

Vollkornprodukte und Ballaststoffe vermindern Herzinfarkte und Schlaganfälle
Vollkorn funktioniert. Werden viele Ballaststoffe und Pflanzenstoffe aus Getreideprodukten gegessen gibt es seltener Herzinfarkte und Schlaganfälle. Durch die Ballaststoffe kommt Energie langsamer aus dem Darm in die Blutbahn und Blutfette werden leicht gesenkt. Pflanzenstoffe und Vitamine in vollwertigen Lebensmitteln entfalten zusätzlich schützende Wirkung. Diese fünf Studien beweisen es.

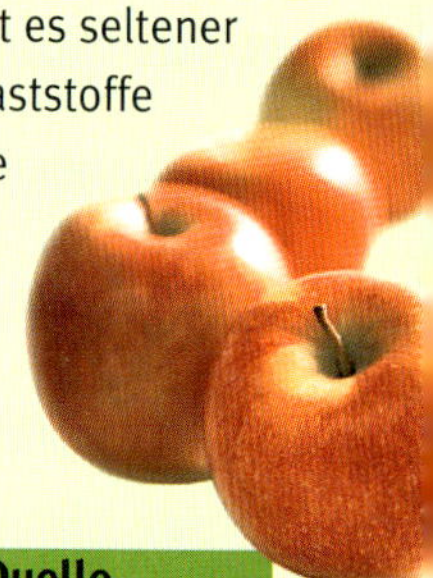

Teilnehmer	Beobachtungszeit	**WENIGER HERZINFARKTE** durch Vollkornprodukte und Ballaststoffe	Quelle
21 930 Männer	6 Jahre	↓ 31% **weniger tödliche Herzinfarkte** bei rauchenden Männern, die die meisten Ballaststoffe aus Getreideprodukten gegessen haben.	American Journal Clinical Nutrition 1998 [20]
43 700 Männer	6 Jahre	↓ 30% **niedrigeres Risiko für Herzinfarkte** für Männer, die die meisten Ballaststoffe aus Getreide, Obst und Gemüse gegessen haben.	JAMA 1996 [21]
34 492 Frauen	9 Jahre	↓ 30% **weniger Herzkrankeiten** bei Frauen, die die meisten Vollkorngetreideprodukte gegessen hatten.	Circulation 1996 [22]
68 782 Frauen	10 Jahre	↓ 37% **weniger Herzkrankheiten** bei Frauen mit dem höchsten Verzehr von Ballaststoffen aus Getreideprodukten.	JAMA 1999 [23]
75 521 Frauen	12 Jahre	↓ 31% **weniger Schlaganfälle** bei Frauen, die am meisten Vollkornprodukte essen.	JAMA 2000 [24]

gut zu wissen

Haferflocken und lösliche Ballaststoffe senken Cholesterin

Haferflocken enthalten lösliche Ballaststoffe, die Cholesterin um 10 % senken können. 12 Studien belegen diese cholesterinsenkende Wirkung von Haferflocken.[18] Normalerweise dürfen für bestimmte Lebensmittel in den USA keine »gesundheitlichen« Behauptungen in der Werbung aufgestellt werden. Aber für Haferflocken dürfen die Hersteller sogar das Logo »Empfohlen durch die American Heart Association« auf die Packungen aufdrucken.

Alle Vollkornprodukte, Äpfel, Obst und Gemüse haben lösliche Ballaststoffe. Über 67 Studien mit Ballaststoffen zeigen, dass LDL und Gesamtcholesterin durch die löslichen Ballaststoffe stark sinken![19]

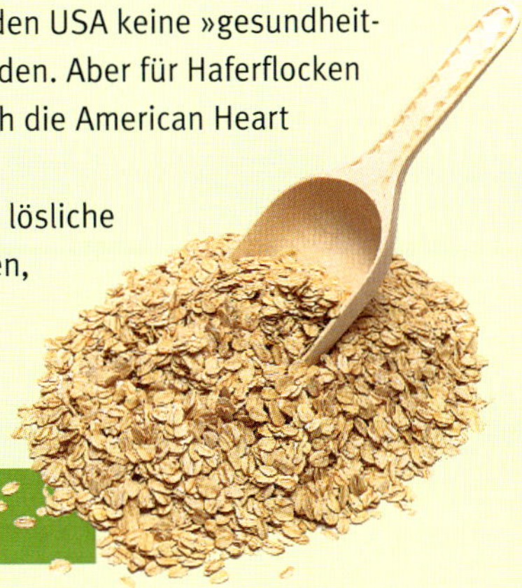

Vollkornprodukte haben viel mehr Ballaststoffe als Auszugsmehle

Anteil an Ballaststoffen pro 100g

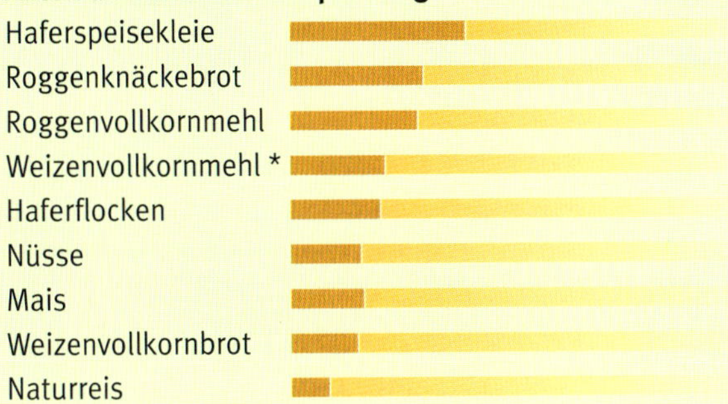

*im Vergleich Weizenmehl Typ 405 3g

Nicht-Vollkornprodukte und Auszugsmehle haben kaum Ballaststoffe

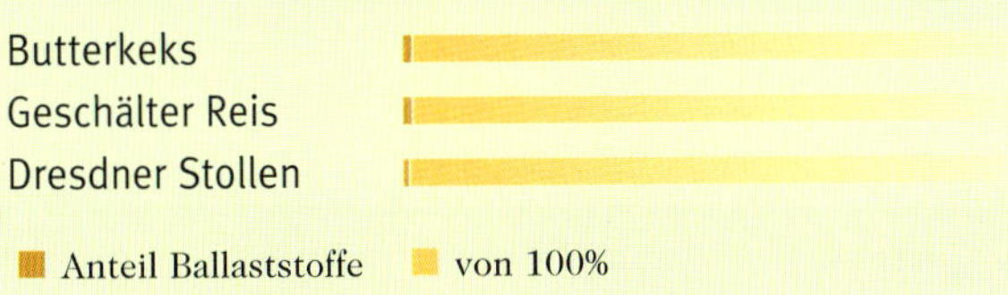

Cholesterinarme Lebensmittel – vergessen Sie Tabellen

Das ist wahrscheinlich neu für Sie: Mit cholesterinarmen Lebensmitteln können Sie nur ganz geringfügig das Blutcholesterin senken. Das zeigen viele Studien. Vergessen Sie den Cholesteringehalt von Lebensmitteln. Quälen Sie sich nicht mit unnützen Tabellen, die die Bücherregale der Buchhandlungen zieren. Cholesterintabellen sind wirklich unnütz!! Am meisten vermindern Sie das Cholesterin, indem Sie die Aktivität der Cholesterinhäfen durch weniger gesättigte Fette vermindern und ballaststoffreich essen.

Entwarnung für Eier: Vergessen Sie Cholesterintabellen. Cholesterinhaltige Eier erhöhen nicht das Risiko für Herz-Kreislauf-Erkrankungen. Vermindern Sie lieber die gesättigten Fette.

Essen Sie ruhig Ihr cholesterinhaltiges Frühstücksei

Eier schneiden in den unsinnigen Cholesterintabellen immer schlecht ab. Aber Eier enthalten wichtige Vitamine und hochwertiges Eiweiß. Hier die Wahr-

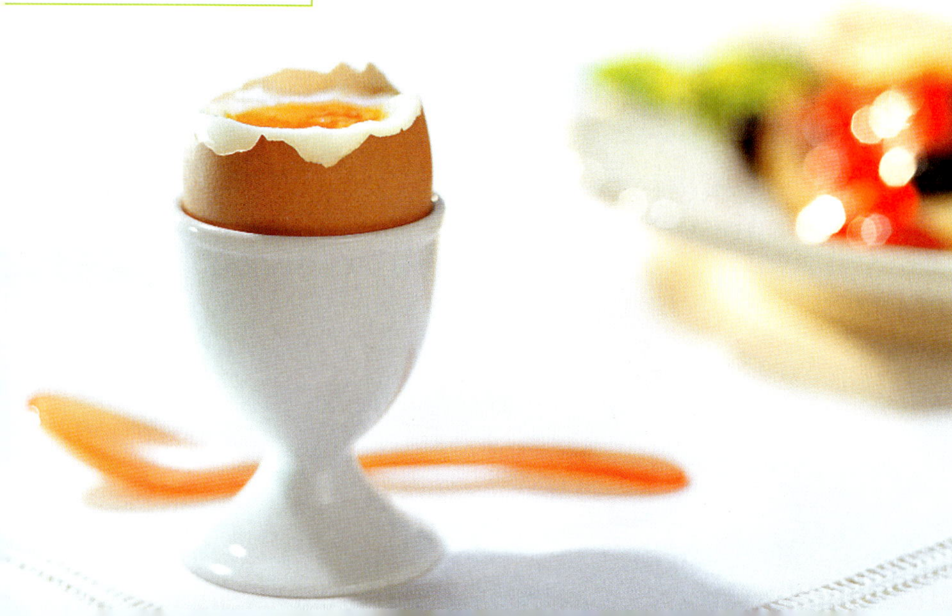

heit über Eier: In zwei großen Langzeitstudien der Harvard Universität mit 37 851 Männern und 80 000 Frauen haben Eier nicht das Risiko für Herz-Kreislauf-Erkrankungen erhöht.[26] Es war vollkommen egal, ob die Teilnehmer ein Ei pro Woche oder ein Ei pro Tag gegessen haben. Verzichten Sie lieber auf den gesättigten Fettschmodder wie fetten Speck oder auf die Butter.

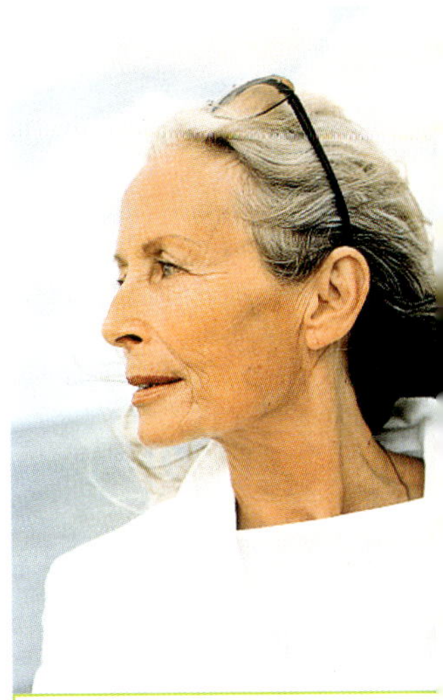

Anti-Aging für die Blutbahnen. Leben Sie um Jahre länger.

Anti-Aging für die Blutbahnen

»Blutfette senken – wie langweilig«, denken Sie jetzt. »Am besten lese ich mal gleich im nächsten Kapitel weiter …« Nun, vielleicht könnten wir Sie mit der Aussicht auf fünf bis neun Jahre längerem, aktivem Leben motivieren? Dann bleiben Sie am Ball!

Ohne Zahlen würde dieses Buch nur halb so viel Spaß machen. Vielleicht bringen wir Sie noch auf den Geschmack. Zuerst sollten Sie feststellen, wie viel unter dem Strich bei einer Fettumstellung auf mediterrane Kost für Sie herausspringt. Dann können Sie träumen, was Sie mit den gewonnenen Lebensjahren alles machen … Reisen, mit 70 noch nach Mallorca umsiedeln, sportlich aktiv sein, mit den Enkeln toben und Ihren Alltag spielend bewältigen. Wir sehen keinen Grund, warum Sie mit gesunden Blutbahnen im Alter von 70 oder 80 Jahren weniger aktiv sein sollten als in der Jugend! Sie müssen nur früh genug anfangen. Die richtigen Fette sind ein zentraler Schlüssel zum Anti-Aging Ihres lebenswichtigen Transportsystems.

Leben Sie fünf bis neun Jahre länger

Bisher gab es keine Zahlen, wie sich niedrige Blutfette über 30 bis 40 Jahre auf Ihre Blutgefäße auswirken.

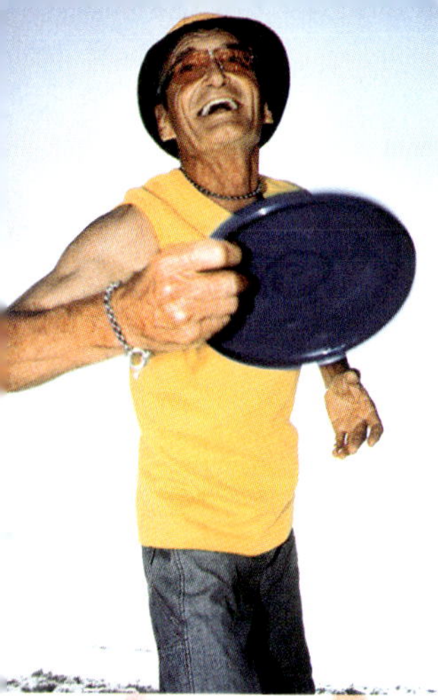

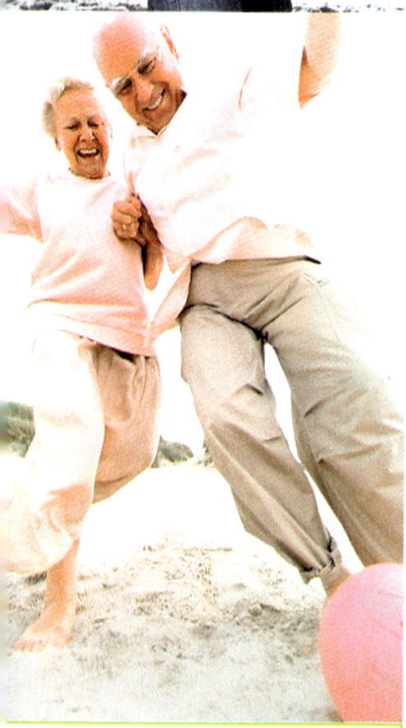

Länger leben ist kein Traum mit einem fitten Herz.

Sie aber brauchen Planungszahlen für eine verlängerte Lebenszeit. Es soll sich lohnen: Wie viel mehr an Lebenszeit ist drin, wenn Sie von Anfang an Ihre Lebensadern fit halten? Diese Zahlen wurden jetzt vorgelegt:

Insgesamt 80 000 Männer aus drei verschiedenen Studien wurden bis zu 34 Jahre lang beobachtet![27] Das Ergebnis: Wenn die Blutcholesterinwerte unter 200 mg/dl liegen, können Männer bis zu 8,9 Jahre länger leben. Sie erinnern sich: 200 Milligramm sind die kritische Schwelle, bei der die Hafenanlagen der Zellen besetzt sind.

Zwei Drittel der Deutschen haben zu hohes Gesamtcholesterin

Schlagen Sie Ihrer Rentenkasse ein Schnippchen. Erhöhen Sie die Chance auf fünf Jahre Extrarente. Erinnern Sie sich: Zwei Drittel der Deutschen haben ein Gesamtcholesterin von über 220 Milligramm/dl und acht Millionen von über 300 Milligramm/dl. Der Traum der Menschen ist, länger zu leben. Dazu nun noch ein paar erfrischende Zahlen zu Anti-Aging und längerem Leben. In fünf weiteren Studien mit 366 599 Teilnehmern zeigen Beobachtungszeiträume von über dreißig Jahren Ähnliches. Bei Blutcholesterinwerten von unter 200 mg/dl und zusätzlich niedrigem Blutdruck können Männer sogar bis 9,5 Jahre und Frauen bis 5,8 Jahre länger leben.[28] Nun, das würde die Berechnungen der Rentenversicherung sicher sprengen. Am besten, Sie geben dieses Wissen nur Ihren besten Freunden weiter, sonst gehen die Beiträge wieder hoch.

Bei diesen zusätzlichen Jahren geht es nicht um Zeit, die Sie im Rollstuhl sitzend oder gefesselt an die

Bettpfanne länger leben. Mit einem gesunden Herz und freien Blutbahnen werden Sie diese Zeit aktiv und leistungsfähig, das heißt, mit besserer Lebensqualität erleben. Ein hübscher Gewinn – nur durch eine veränderte Fettzufuhr. Übrigens: Die Ursache der schädlichen hohen Blutwerte liegt bei 80 % an der Ernährung mit falschen Fetten.

Mit einer mediterranen Ernährung können diese Blutfette natürlich gesenkt werden. Das Senken der Blutfette lohnt sich.

Niedrige Blutfette lohnen sich! Männer mit einem Blutcholesteringehalt unter 200 mg/dl lebten 9,5 Jahre länger (Studie mit 366 599 Teilnehmern).

Pflanzenöle zur Cholesterinsenkung

Relativ wenig bringt es, beim Auto den Ölwechsel nach 200 000 km vorzunehmen, wenn schon alles durch unlösliche Ablagerungen zugesetzt ist. Der Körper reagiert ähnlich. Die langfristige Pflege der Blutbahnen durch einen Ölwechsel zahlt sich am meisten aus. Sie können Cholesterin mit weniger Fett in der Nahrung, aber auch mit Ersatz durch ungesättigtes Fett senken:

- Sie essen insgesamt extrem wenig Fett.

Leider senken Sie damit aber nicht nur das schlechte LDL, sondern auch das gute HDL, das überflüssiges Cholesterin von den Arterien entfernt und abtransportiert.

- Sie essen mehr ungesättigte pflanzliche Fette und weniger gesättigte tierische Fette.

Ungesättigte Pflanzenfette senken das schlechte LDL und lassen das gute Müllabfuhr-HDL unangetastet. Sowohl mehrfach ungesättigte Fette aus Pflanzenölen als auch das einfach ungesättigte Fett aus Olivenöl funktionieren genauso gut. Heute zieht man Olivenöl den anderen Fetten vor, weil es stabiler ist und weniger oxidiert.

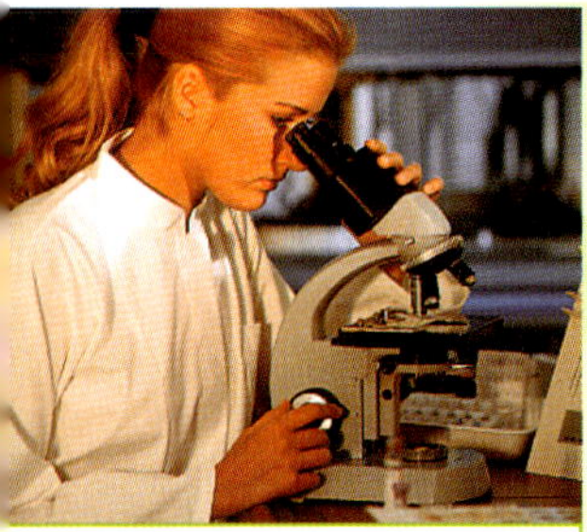

Schon ein Tropfen Blut genügt heute für eine schnelle Blutfettuntersuchung.

Berechnen Sie Ihr Herzinfarktrisiko

Im Internet können Sie ganz einfach Ihr Risiko berechnen, ob Sie in den nächsten zehn Jahren einen Herzinfarkt bekommen. Sie brauchen dazu nur die Blutfettwerte, Alter und einige andere Fragen zu beantworten. Ihre Daten werden dann mit den Teilnehmern der großen Procam Studie verglichen. www.chd-taskforce.de

DAS SAGEN IHRE BLUTFETTE AUS

Ihre Werte
Gesamtcholesterin

- günstig bis zu 200 mg/dl
- grenzwertig von 201–240 mg/dl
- zu hoch über 240 mg/dl

Wie hoch ist Ihr Risiko?
Acht Millionen Deutsche haben ein Gesamtcholesterin von über 300 mg/dl. Bei Gesamtcholesterinwerten von 240 mg/dl haben Sie ein dreimal so hohes Sterberisiko für eine Herzkrankheit wie unter 200 mg/dl. Über einen Zeitraum von 35 Jahren wirkt sich das in einer verlängerten Lebenszeit von 8,9 Jahren bei Männern aus.[29] Bei Werten über 350 mg/dl verachtfacht sich das Risiko für tödliche Herzinfarkte.
Tipp für Geizige: Die Einzahlungen in die Rentenversicherung kommen bei hohen Blutfetten wahrscheinlich anderen zugute.

Ihre Werte
Schlechtes LDL (Fettschiffe in Richtung Zellen)

Jeder zweite Deutsche hat zu hohes LDL über 160 mg/dl.

- ideal unter 100 mg/dl
- günstig bis 130 mg/dl
- grenzwertig 130–160 mg/dl
- schlecht über 160 mg/dl
- Wenn Sie Risikofaktoren wie Herz-Kreislauf-Erkrankungen, Rauchen, hohen Blutdruck, Diabetes, Übergewicht oder eine familiäre Vorgeschichte für Herz-Kreislauf-Erkrankungen haben, sollte das LDL gesenkt werden.

info gesundheit

Bei einem Risikofaktor sollten Sie LDL unter 160 mg/dl bringen. Bei mehreren Risikofaktoren sollte LDL unter 130 mg/dl liegen, bei Herz- und Diabetespatienten sogar unter 100 mg/dl.

Gutes HDL [30] (Cholesterinstaubsauger in Richtung Darm)

Schützend hohes HDL hat größte Bedeutung bei den Blutfetten für die Vermeidung von Herz-Kreislauf-Erkrankungen. Niedrige Werte unter 35 mg/dl verdoppeln das Risiko für Herzkrankheiten.[31]

- schützend 60 mg/dl
- grenzwertig 40–60 mg/dl
- schlecht unter 40 mg/dl

Verhältnis schlechtes LDL zu gutem HDL

Das Verhältnis sollte nicht über vier liegen. Das heißt viermal so viel LDL wie HDL ist noch akzeptabel. Sonst kommen die Cholesterinstaubsauger nicht nach mit der Arbeit.

- gut: LDL geteilt durch HDL unter 4
- schlecht: LDL geteilt durch HDL größer als 4

Verhältnis Gesamtcholesterin zu HDL

Oft finden Sie auf dem Laborausdruck auch das Verhältnis Gesamtcholesterin zu HDL

- unter 3,5 ideal
- 4 normal
- über 5 schlecht

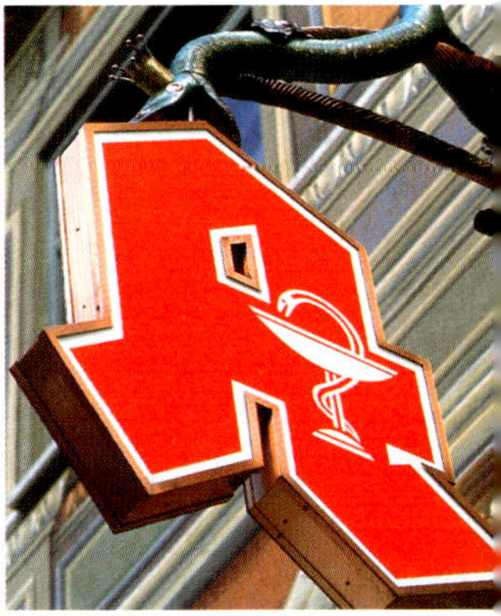

tipp

Herzinfarkt? Nein, danke! Blutfette testen in fünf Minuten in der Apotheke

Wie hoch sind Ihre Blutfette? Welches Risiko für einen Herzinfarkt haben Sie?

2000 Apotheken in Deutschland messen in fünf Minuten Ihre Blutfette und erstellen ein Risikoprofil, das Rauchen, Bluthochdruck oder Übergewicht berücksichtigt. Nur ein Tropfen Blut genügt für die neuen Analysemethoden! Also keine Angst vor Blutabnahme und kein lästiges Warten beim Arzt!!

Ideal als Test – parallel zum Buch.

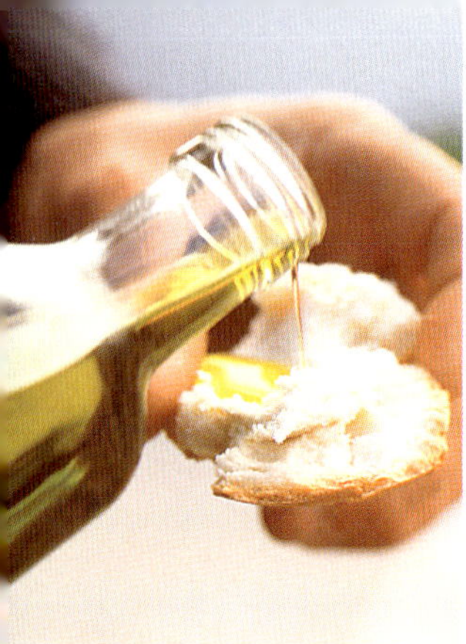

Neu: Mit mehr Fett Herzinfarkte senken? Olivenöl macht's möglich. Lesen Sie die Tabelle auf Seite 61.

So senkt Olivenöl das schlechte LDL

Bis in die 90er Jahre galt es als ausgemachte Sache, dass nur die mehrfach ungesättigten Pflanzenöle das schlechte LDL senken können und gesund sind. Das passte auch der Öl- und Margarineindustrie gut ins Konzept. Die Werbetrommel wurde kräftig für die mehrfach ungesättigten Pflanzenöle wie Sonnenblumenöl gerührt. Seit zirka zehn Jahren erst weiß man, dass auch einfach ungesättigte Fette aus Oliven- oder Rapsöl das LDL-Cholesterin genauso gut senken. Dies zeigt eine Zusammenfassung aus fünfzehn wissenschaftlichen Studien von 1995.[32]

Auch die bedeutendste Institution in Sachen Herzgesundheit – die American Heart Association – bestätigte dies 1999 noch einmal ausdrücklich.[33]

tipp

So senken Sie Cholesterin

	Schlechtes LDL	**Gutes HDL**
Extrem wenig Fett essen.	☺ ↓	☹ ↓
Weniger gesättigtes Fett und mehr mehrfach ungesättigte Omega-6-Pflanzenöle.	☺ ↓	☺ ←→
Weniger gesättigtes Fett und mehr einfach ungesättigte Fette.	☺ ↓	☺ ←→

Das Paradox: mehr Fett, weniger Herzinfarkte

Was passiert Ihrer Meinung nach, wenn Sie oder andere Menschen 5 % der Kohlenhydrate wie Reis, Nudeln oder Kartoffeln durch ungesättigtes Fett ersetzen? Gehen wir eine Wette ein: Bekommen diese Menschen mehr Herzinfarkte? Beeinflusst durch die Antifettwerbung, werden die meisten »ja« sagen.

Die neuesten Zahlen sprechen aber dagegen: Die berühmte Harvard-Studie mit 84 000 Krankenschwestern, die seit 14 Jahren beobachtet werden, zeigt: Wenn 5 % Kohlenhydrate durch einfach ungesättigtes Fett ersetzt werden, dann sinkt die Herzinfarkthäufigkeit tatsächlich um 20 %.

Erstaunt? Mehr Fett, weniger Herzinfarkt. Das passt nicht ins Bild der Low-Fat-Hysterie. Aber das Ergebnis bestätigt nur, was seit der Antike im Mittelmeerraum bekannt ist: Die fettreiche mediterrane Kost mit Olivenöl ist gesund für das Herz. Die mediterrane Botschaft lautet also: Nicht *die Fettmenge* ist entscheidend, sondern *welches Fett* Sie essen.

gut zu wissen

Teilnehmer	Beobachtungszeit	EINFACH UNGESÄTTIGTE FETTE aus Olivenöl sind gut fürs Herz	Quelle
12 000 Männer	25 Jahre	Nur ein Fünftel der Herzinfarkte gibt es in den Mittelmeerländern, wo viel Olivenöl, im Vergleich zu Nordeuropa, gegessen wird. In sieben Ländern wurde in der Studie der Fettkonsum und die Sterblichkeit an Herz-Kreislauf-Erkrankungen beobachtet.	Cirulation 1970[34]
84 082 Frauen	14 Jahre	↓ 20% sinkt das Risiko für einen Herzinfarkt bei den Frauen, wenn 5 % Kohlenhydrate gegen ungesättigte Fette ausgetauscht werden. Auch im Mittelmeerraum wird viel ungesättigtes Fett bei einer niedrigen Herzinfarkthäufigkeit gegessen.	New England Journal of Medicine 1997[35]
14 Studien Gesamtanalyse		↓ 20% kann Olivenöl das LDL-Cholesterin senken. Eine Analyse von 14 Studien für die American Heart Association zeigte, dass einfach ungesättigte Öle wie Olivenöl das schlechte Cholesterin (LDL) genauso gut senken wie die mehrfach ungesättigten Pflanzenöle.	Artherio-sclerosis 1995[36]

tipp

Einfach ungesättigte Fette können gut für Sie sein

Früher wurde Diabetikern empfohlen, jedes Fett in der Ernährung zu vermindern. Das ist heute veraltet. Diabetiker müssen den Blutzuckerspiegel immer genau kontrollieren.

Neu! – einfach ungesättigte Fette schützen vor Diabetes

In den Illustrierten können Sie es immer wieder lesen: »Essen Sie weniger Fett und mehr Kohlenhydrate.« Und obwohl weniger Fett gegessen wird, werden die Menschen immer dicker. Vor allem erkranken immer mehr an Diabetes. Wie kommt das? Wie können Sie Ihr Diabetesrisiko senken? Unsere Antwort: Essen Sie mehr einfach ungesättigtes Fett, zum Beispiel Nüsse, und sparen Sie nicht am Olivenöl. Das erstaunt Sie sicher.

Was hat Fett mit der Zuckerkrankheit zu tun? Der Zusammenhang ist einfach: Das einfach ungesättigte Fett, wie es in der mediterranen Ernährung verwendet wird, hebt den Blutzuckerspiegel nicht an wie schnelle Kohlenhydrate. Schnelle Kohlenhydrate sind Weißbrot, polierter Reis oder die in der Werbung ständig hoch gepriesenen Low-Fat-Snacks für zwischendurch. Sie kommen viel zu schnell als Energie in die

Sparen Sie nicht am Olivenöl. Sie bleiben länger satt und der Insulinspiegel bleibt niedrig.

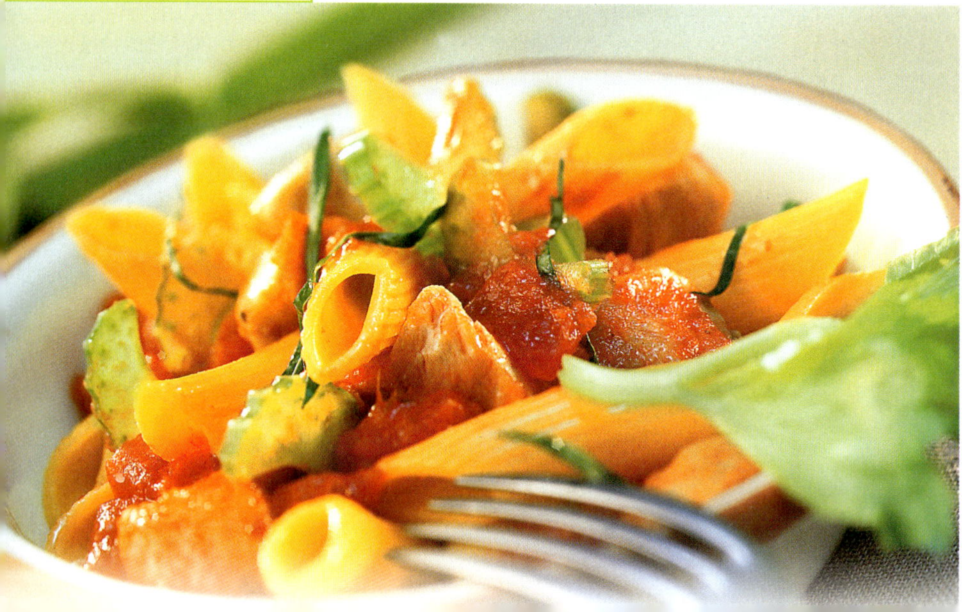

Blutbahn und werden von dort mit Hilfe des Insulins in die Zellen weggepackt oder als Fett zur Zwischenlagerung in die Hüftpolster gesteckt. So werden die Fettpolster schnell aufgefüllt und Sie immer dicker. Ist die Energie erst einmal weggepackt, haben Sie bald wieder Hunger und essen weitere Kalorien, vielleicht noch einen Low-Fat-Snack hinterher. Und der Kreislauf beginnt von vorn, allerdings: Solange Insulin in der Blutbahn ist, kommt kein Gramm Fett aus den Fettzellen heraus. Sich so zu ernähren, ist wie eine Einbahnstraße in Richtung Fettzellen.

Neu! – mit Fett weniger Hunger und stabiler Blutzuckerspiegel

Wer dagegen mehr einfach ungesättigtes Fett isst, bleibt länger satt, weil die Energie langsamer in die Blutbahn kommt. Fett erhöht natürlich auch nicht den Blutzuckerspiegel wie Kohlenhydrate. Die Bauchspeicheldrüse muss so nicht ständig Blutzucker mit Hilfe des Insulins wegpacken. So schonen einfach ungesättigte Fette den empfindlichen insulinproduzierenden Teil der kleinen Bauchspeicheldrüse und senken Ihr Risiko für Diabetes.

Wie wirkt sich das nun konkret auf Ihr Diabetesrisiko aus? Die Harvard-Studie mit 84 000 Krankenschwestern beantwortet diese Frage. Wer den Illustrierten folgt und 5 % mehr Kohlenhydrate isst und dafür die einfach ungesättigten Fette vermindert, hat ein 56 % höheres Risiko für Diabetes.[37]

Das ist ganz neu! Mit der etwas fettreicheren mediterranen Ernährung senken Sie Ihr Risiko für Diabetes. Essen Sie also ruhig mehr Nüsse, die viele einfach ungesättigte Fette enthalten, als Snack zwischendurch. Und sparen Sie nicht am Olivenöl!

tipp

Je mehr Kohlenhydrate Sie essen, desto leichter kann Ihr Blutzuckerspiegel außer Kontrolle geraten. Einfach gesättigtes Fett verändert den Blutzuckerspiegel kaum. Daher wird heute Diabetikern, die kein Gewicht verlieren müssen, meist vorgeschlagen, Kohlenhydrate durch einfach gesättigte Fette auszutauschen, um den Blutzucker konstanter zu halten. Einfach gesättigte Fette erhöhen auch nicht die Blutfette oder die Gefahr von Herz-Kreislauf-Erkrankungen, auf die Diabetiker achten müssen. Praktisch umgesetzt bedeutet das: mehr Oliven, Olivenöl und Nüsse. Sie machen satt und beeinflussen den Blutzuckerspiegel nicht. Sie senken sogar die Häufigkeit von Herz-Kreislauf-Erkrankungen.

special:

Buttergeschmack ohne Reue

RAPSÖL MIT BUTTERAROMA – DIE ALTERNATIVE ZU OLIVENÖL

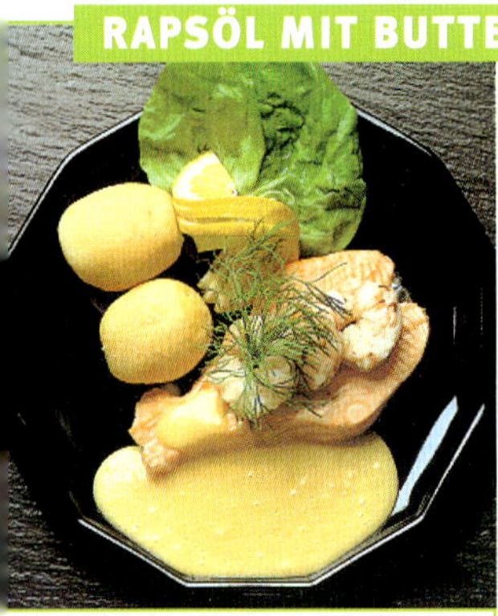

Gesunde Sauce béarnaise!! Albaöl mit Butteraroma hat viele einfach ungesättigte Fette und zusätzlich 10 % der lebenswichtigen Omega-3-Fette.

Sie möchten auf den Geschmack von Butter nicht verzichten und trotzdem die gesunden einfach ungesättigten Fette haben? Dann nehmen Sie schwedisches Albaöl. Dieses Rapsöl mit Butteraroma hat kein Cholesterin oder größeren Anteil gesättigter Fette wie Butter. Albaöl hat 61 % einfach ungesättigte Fette und 10 % Omega-3-Fette.
Das schwedische Albaöl gibt es nicht im Supermarkt – es wurde ursprünglich speziell für Kliniken und die Gastronomie entwickelt. Aber Sie können es seit neuestem direkt bestellen (siehe Seite 274).
Der Vorteil gegenüber Butter ist, dass Albaöl ein Jahr haltbar ist. Am besten im Kühlschrank. So haben Sie keine Butterreste mehr, von der Sie dann die Hälfte ranzig wegschmeißen. Das spart Geld.

Gesundes Rapsöl mit Butteraroma

... für Saucen in der Spargelzeit oder zu Fisch. Für Sauce béarnaise und Sauce hollandaise ist Albaöl ideal. Kochen Sie wie gewohnt, aber verwenden Sie Albaöl anstatt Butter. Albaöl erhitzen und zugeben. Sie ersparen sich zeitraubendes Schmelzen. Es besteht kein Risiko, dass Ihre Sauce gerinnt! Die Sauce lässt sich auch problemlos wieder aufwärmen. Dosierung: 60 ml Albaöl pro Eigelb.

... für gedünstetes Gemüse statt ausgelassener Butter. Albaöl vor dem Servieren hauchdünn auf das Gemüse geben. Buttergeschmack ohne Reue.

... bei Pasta-Gerichten. Ein wenig Albaöl über die abgetropften Nudeln und diese schmecken wie in Butter geschwenkt! Da Albaöl reines Öl ist, im Gegensatz zu Butter, die 18 Prozent Wasser enthält, bleibt das Rapsöl auch besser an den Nudeln haften als Butter.

... für Mayonnaisen. Wir sind zwar keine Mayonnaise-Fans, denn mit Jogurtsoßen verringern Sie den Fettverbrauch insgesamt. Wenn Sie aber unbedingt Mayonnaise wollen, dann ersetzen Sie die Hälfte des Speiseöls durch Albaöl. Damit enthält es hauptsächlich einfach ungesättigte Fette und verringert den ungünstig hohen Anteil an Omega-6-Fetten aus Pflanzenölen.

... für Hefeteig. Verwenden Sie Albaöl anstatt Butter oder Margarine. Der Teig wird geschmeidiger und lässt sich leichter verarbeiten. Das Öl ist durch die einfach ungesättigten Fette sehr hitzestabil. Bepinseln Sie auch das Blech damit. Etwas mehr Hefe brauchen Sie, wenn Sie Butter durch Öl ersetzen.

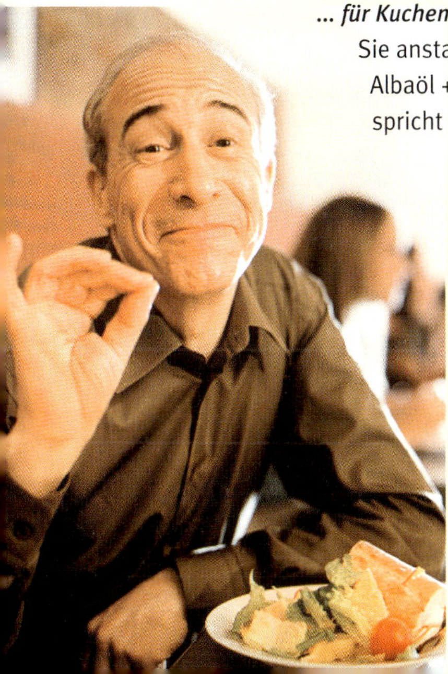

... für Kuchen und Gebäck. Verwenden Sie anstatt 250 g Butter 200 ml Albaöl + 50 ml Wasser. Das entspricht dem Fett und Wasseranteil von Butter. Der Teig lässt sich viel einfacher verarbeiten als mit Butter. Erhöhen Sie die Menge an Backpulver geringfügig.

Pluspunkte der Mittelmeerküche

Sie fragen sich sicher schon, warum es so wichtig ist, ob man einfach ungesättigtes Olivenöl oder mehrfach ungesättigtes Sonnenblumenöl nimmt? Heute werden zu viele der mehrfach ungesättigten Omega-6-Pflanzenöle und zu viel Margarine verzehrt. Diese Pflanzenöle sind in allen möglichen alltäglichen Produkten wie Backwaren und Fertiggerichten als gehärtete Fette enthalten. Mehrfach ungesättigte Fette senken zwar das schlechte LDL-Cholesterin, aber sie erhöhen die Instabilität der LDLs. Denn je mehr der mehrfach ungesättigten Omega-6-Fette sie als Fracht auf den LDL-Fettschiffen haben, desto leichter oxidieren diese und werden ranzig. Und nur die ranzigen Fette kleben an den Arterien fest. Das einfach ungesättigte Fett ist dagegen viel stabiler gegen Oxidation.

Hier noch einmal die vier Pluspunkte einer mediterranen Ernährung:

- Weniger gesättigte tierische Fette vermindern den Rückstau der LDL-Fettschiffe. LDL wird so schneller in die Zellen gepackt und ist damit raus aus der Blutbahn.

Fit mit Fett. Mediterrane Ernährung ist herzgesund und schmeckt.

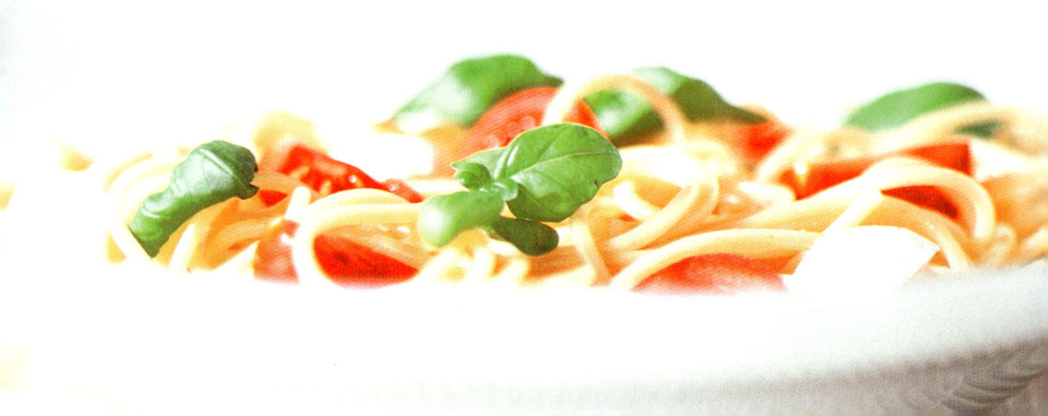

info gesundheit

So gesund ist einfach ungesättigtes Fett

- Es oxidiert weniger schnell in der Blutbahn als mehrfach ungesättigte Fette. Positiv für die Arterien, denn nur oxidierte ungesättigte Fette setzen sich an den Arterien fest.
- Es macht die Blutplättchen nicht klebrig wie gesättigte Fette.
- Hoher Verzehr senkt die Häufigkeit von Herz-Kreislauf-Erkrankungen

Guter Einfluss von einfach ungesättigten Fetten auf die Blutfette

- Senkt das ungünstige LDL. Verbessert so das Verhältnis LDL zu HDL!!!
- HDL bleibt gleich oder kann leicht ansteigen.
- Kann erhöhte Triglyzeride geringfügig senken.

weitere Infos: http://www.europa.eu.int/comm/agriculture/prom/olive/medinfo/de/factsheets/index.htm

Olivenöl macht die Blutfette stabil.

- Mehr einfach ungesättigte Fette aus Olivenöl senken die Anzahl der LDL-Fettschiffe.
- Die einfach ungesättigten Fette stabilisieren die Fracht der restlichen LDL-Fettschiffe, damit diese nicht so leicht oxidieren.
- Die vielen Pflanzenstoffe und Vitamin E aus Olivenöl, Nüssen und der gemüsereichen Mittelmeerkost liefern Vitamin E und Pflanzenstoffe, um die LDL-Fettfracht zusätzlich vor Oxidation stabil zu halten.
- Einfach ungesättigte Fette senken nebenbei auch noch das Diabetesrisiko.

Lebensfreude, guter Geschmack und gleichzeitig Herzgesundheit erreichen Sie am einfachsten mit der mediterranen Ernährung.

special:

Den Süden aufs Brot!

DIE BESTEN BROTAUFLAGEN MIT EINFACH UNGESÄTTIGTEN FETTEN

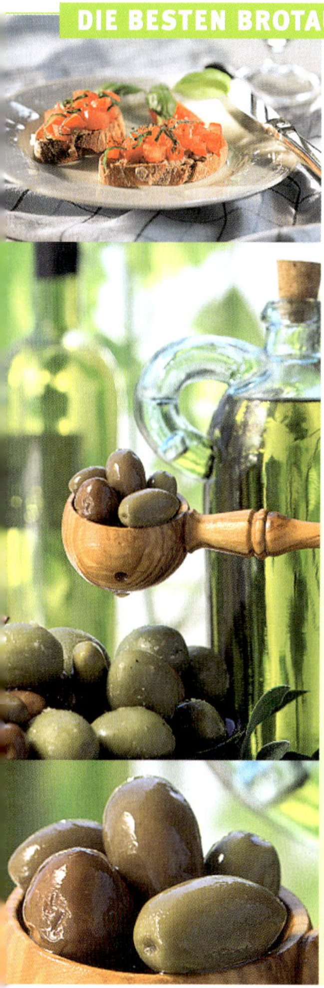

Sie haben den Wurstalltag mit seiner Mischung aus Nitritpöckelsalz, Farbstoffen, gesättigten Fetten, undefinierbaren Schlachtabfallstücken und BSE satt. Dann steigen Sie auf mediterrane schmackhafte Brotauflagen um: Oliven, Tomaten, Avocados, Kräuter und Nüsse sind die Grundlagen. Wenn Sie einmal auf den Geschmack gekommen sind, werden Sie den faden Wurst- und Käseaufschnitt bald langweilig finden.

Bruschetta-Tomaten-Olivenbrot

Kennen Sie vom Italiener. Kleine Stücke Brot werden getoastet oder in Olivenöl mit Knoblauch gebraten. Dann werden kleingehackte Tomaten, Oliven und Basilikumblätter darauf gelegt.

Eingelegte Oliven jeder Variante

Die ganzen Oliven sind unter Garantie nicht industriell verarbeitet, also »nativ extra«. Knoblauch-Oliven, Chili-Oliven, Basilikum-Oliven, Kräuter der Provence-Oliven, mit Mandeln oder Paprika gefüllte Oliven. Holen Sie nur die frisch eingelegten Oliven beim Italiener, Türken oder Griechen »um die Ecke«. Auch große und gut sortierte Supermärkte und Wochenmärkte bieten Sie frisch aus großen Holzbottichen an. Sie schmecken ganz anders und viel besser als die sauren, in Essig eingelegten Oliven aus dem Glas, die Sie vielleicht aus Ihrer Kindheit kennen und derentwegen Sie das Gesicht verzogen haben, weil sie nur nach Essig und Säure schmecken.

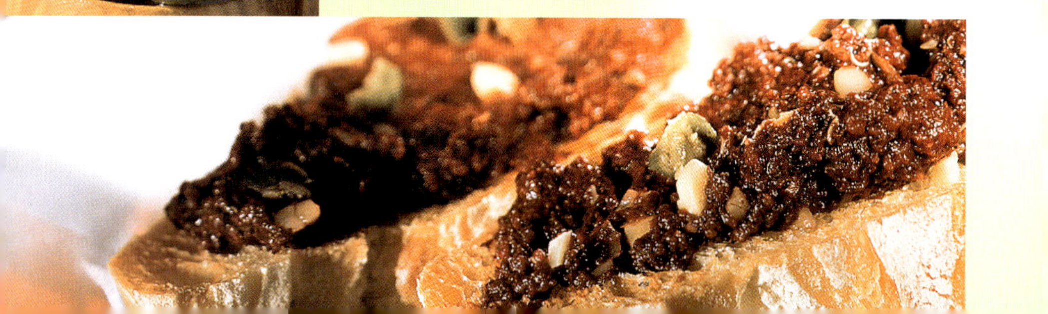

Olivenpaste

Sie haben es gern fett, damit Sie länger satt sind. Nur zu. Wer eher auf Pasten oder Streichfähigem auf Brot steht, kann Olivenpasten kaufen oder sie einfach in 30 Sekunden selber machen. Einfach kurz den Handmixer in ein halbes Pfund entkernte Oliven reinhalten, schon haben Sie eine leckere Olivenpaste jeder Geschmacksrichtung. Sehr gut schmeckt diese Olivenpaste auch, wenn man getrocknete Tomaten, Zwiebelstücke oder Peperoni mitpüriert.
Wenn Sie der Paste eine festere Konsistenz geben oder höhere Streichfähigkeit wollen, können Sie etwas Olivenmargarine (siehe Seite 114) darunter mischen.

Avocados

Avocados sind sehr fetthaltig. In Avocados sind aber, ähnlich wie in Oliven, zu 70 % die einfach ungesättigten gesunden Fette enthalten. Reife Avocados sind so streichfähig, dass sie sich auf Brot streichen lassen. Etwas Zitronensaft oder Chilisoße darauf, und Sie haben einen schmackhaften, gesunden Brotaufstrich.

Nussbrotaufstriche

Nüsse enthalten wie Oliven hauptsächlich einfach ungesättigte Fette. Nüsse sind solch konzentrierte Nährstoffpakete, dass wir ihnen ein eigenes kleines Kapitel gewidmet haben. Sie können im Reformhaus fertige Mandel- oder Haselnusspasten kaufen und diese nach Belieben süß mit Honig oder scharf mit Gewürzen und Chili kombinieren. Mandeln und Haselnüsse enthalten 70 bis 80 % einfach ungesättigte Fette.

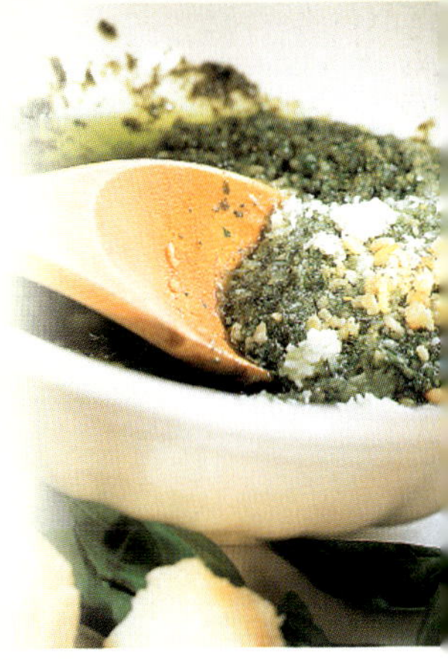

Pestobrotaufstriche

Nehmen Sie Walnüsse, etwas Olivenöl, Zitronensaft, Knoblauch und Basilikum und pürieren Sie die Zutaten zu einem Pestobrotaufstrich. Walnüsse sind preiswerter als Pistazien und enthalten zusätzlich das wichtige Omega-3-Fett.

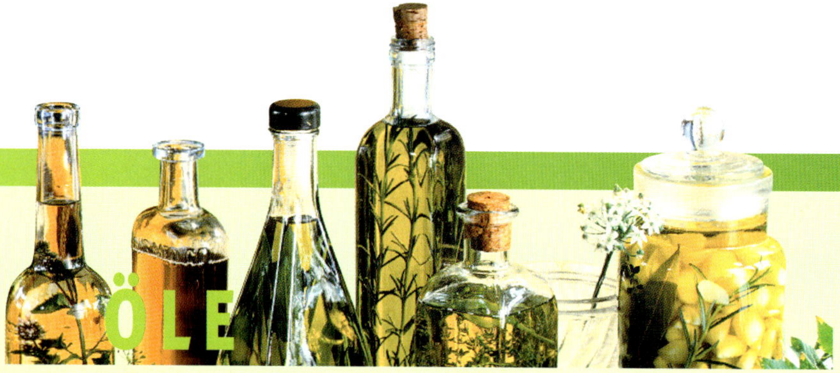

ÖLE

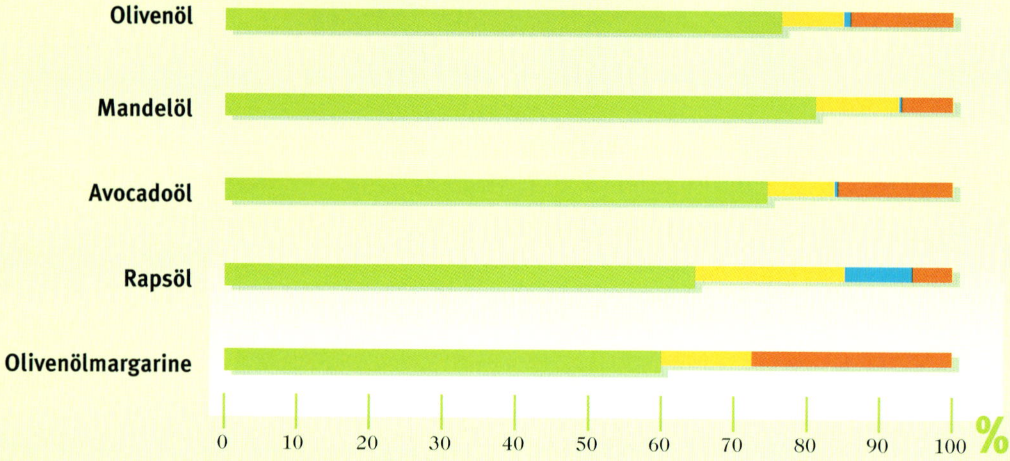
Olivenöl
Mandelöl
Avocadoöl
Rapsöl
Olivenölmargarine
0
10
20
30
40
50
60
70
80
90
100
%

NÜSSE

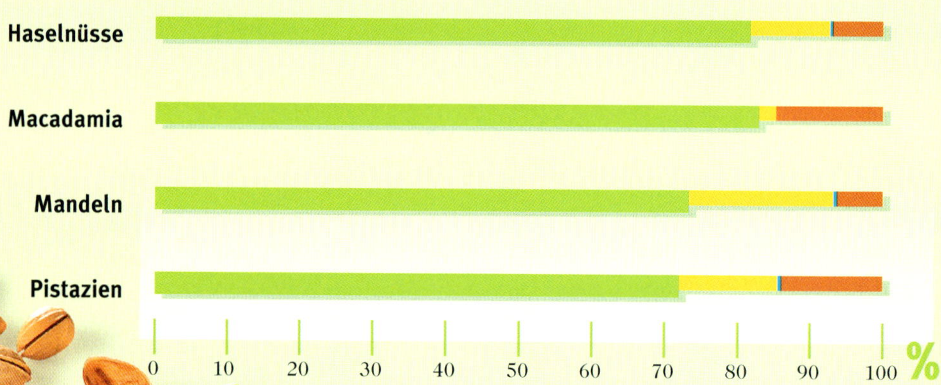
Haselnüsse
Macadamia
Mandeln
Pistazien
0
10
20
30
40
50
60
70
80
90
100
%

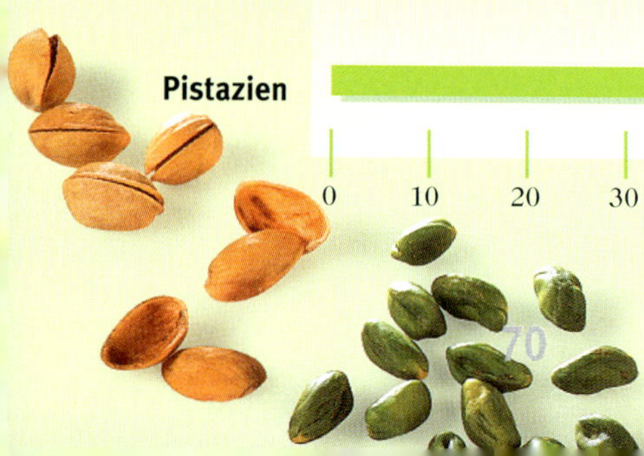

EINFACH UNGESÄTTIGTE FETTE IN LEBENSMITTELN

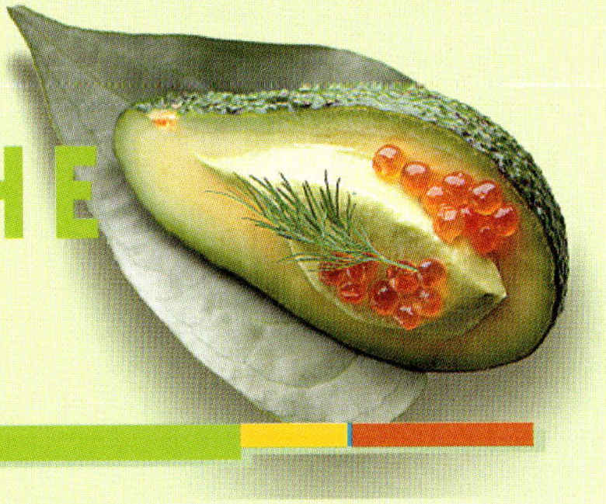

FETTREICHE FRÜCHTE

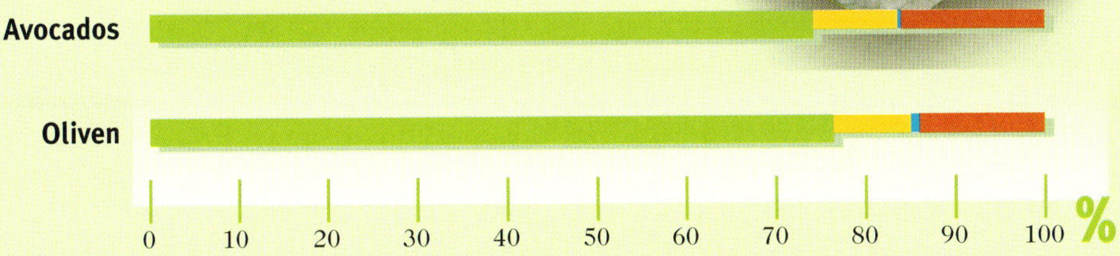

Die Fettzusammensetzung zwischen Öl, Nüssen und Olivenmargarine unterscheidet sich. Die natürlichen Öle und Nüsse haben immer das beste und damit gesündeste Fettmuster. In Olivenölmargarine werden dagegen gesättigte Fette zur Festigung der Margarine gebraucht. Der Anteil an gesättigten Fetten ist daher doppelt so hoch wie in naturbelassenem Olivenöl und drei mal so hoch wie in Nüssen.

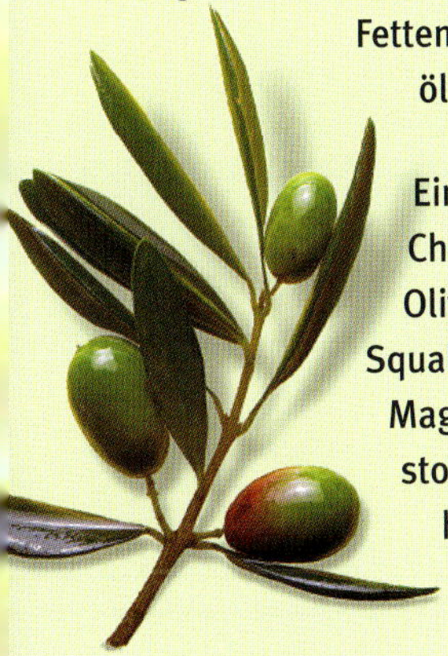

Einfach ungesättigte Fette senken Ihr schlechtes LDL-Cholesterin und oxidieren weniger in den Blutbahnen. Oliven enthalten zusätzlich 50 schützende Pflanzenstoffe wie Squalene, die herzschützend wirken. Nüsse enthalten Magnesium, Selen und andere noch unerforschte Pflanzenstoffe, die das Risiko von Herz-Kreislauf-Erkrankungen fast halbieren. Greifen Sie ruhig zu bei Nüssen und fetthaltigen Früchten. Mediterrane Ernährung macht Spaß.

- einfach ungesättigte Fette
- mehrfach ungesättigte Omega-6-Fette
- mehrfach ungesättigte Omega-3-Fette
- gesättigte Fette

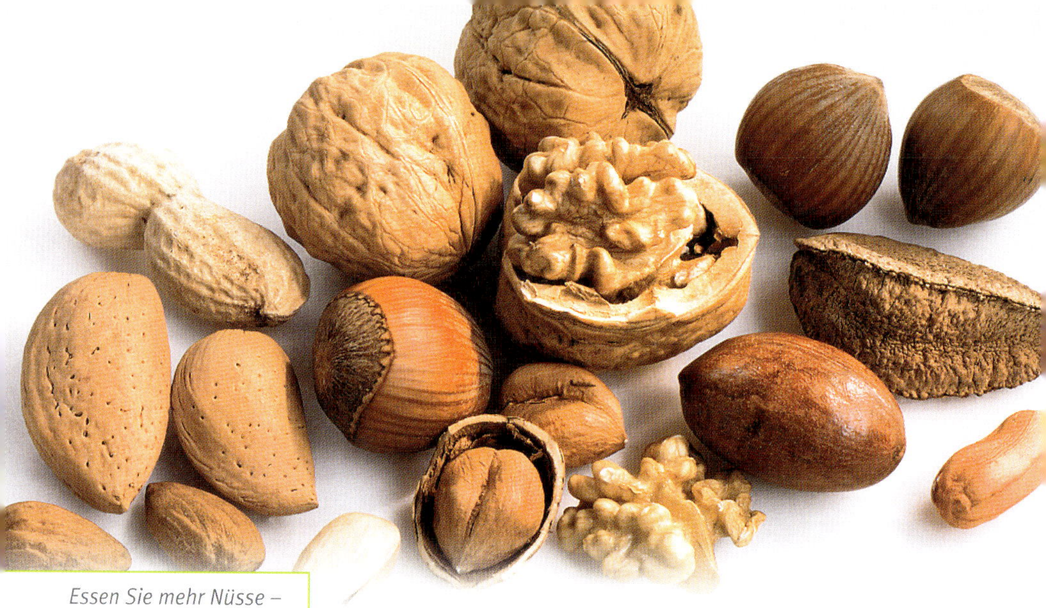

Essen Sie mehr Nüsse – profitieren Sie von den Kraftwerken der Natur.

Nüsse – konzentrierte Nährstoffpakete

Nüsse sind Opfer der Niedrigfetthysterie

Nüsse sind dicht bepackt mit dem Besten, was die Natur zu bieten hat: Vitamine, Mineralien, Spurenelemente, Eiweiß und essenzielle Fette. Kein anderes Nahrungsmittel hat diese wichtigsten Stoffe, auf denen menschliches Leben und Wachstum beruhen, so hochkonzentriert und vollständig auf kleinstem Raum zusammengepackt. Diese Hochkonzentration ist kein Wunder, denn aus einer kleinen Nuss soll schließlich ein ganzer Baum wachsen.

Wegen ihres hohen Nährwertgehaltes wurden Nüsse über Jahrtausende hindurch geschätzt, und sie waren ein wichtiges Lebensmittel in allen Kulturen.

Im alten China gehörten Nüsse wegen ihres Nährwertes zu den fünf heiligen Nahrungsmitteln, in Indien werden Sie noch heute täglich in Gemüse und Curry eingesetzt, in vielen Ländern wird Nussmilch als Drink serviert. Auch im Mittelmeerraum werden viele Nüsse gegessen. Sie entsprechen ganz ideal der gesunden mediterranen Ernährung. Sie enthalten, wie Oliven, hauptsächlich einfach ungesättigte Fette und viele Pflanzenstoffe, die die Fette vor Oxidation schützen.

Heute, wo magersüchtige Leitbilder unsere Medien bestimmen, ist es, als würden nur Ökofreaks und Müslifanatiker Nüsse schätzen. Das komplexe Nussnährstoffpaket ist der Niedrigfetthysterie zum Opfer gefallen, die alles Fett aus der Ernährung verbannt. Die meisten Verbraucher glauben: Je weniger Fett, desto gesünder ist die Ernährung. Kein Fett = gesund. Das ist Unsinn. Die ungesättigten Fette sind gesund, vor allem, wenn sie in naturbelassenen und pflanzenstoffbepackten Lebensmitteln vorkommen. Statt dessen werden hoch verarbeitete Industrie-Lebensmittel verzehrt, denen die vielen hundert natürlichen Stoffe entzogen sind. Aus schlechtem Gewissen werden dann einige Vitamine und Mineralien reingemengt, damit man es auf die Packung drucken kann. Unsinnige Low-Fat-Produkte, vollgepackt mit Zucker, oder Milchschnitten werden Kindern in die Schule für die Pausen mitgegeben. Nutzen Sie lieber Nüsse, das klassische Gehirnfutter, oder auch »Studentenfutter« als Snack für zwischendurch.

Neu: Das über Jahrtausende genutzte Nuss-Nährstoff-Paket ist heutzutage wieder »in«. Es wird immer mehr in wissenschaftlichen Studien untersucht, weil sich herausstellt, wie sehr es hochpotent alles vereint, was wir für Gesundheit, Fitness und Leistungsfähigkeit brauchen.

Ge-Nussmilch – Powersnack für zwischendurch. Garantiert natürlich.

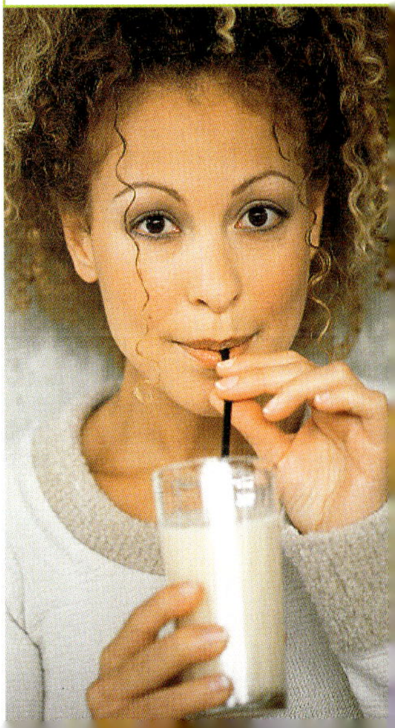

Nüsse ohne Lobby

tipp

Nüsse sind gute Vitamin-E-Lieferanten. Ausnahme: Wenn Sie viele Walnüsse essen, sollten Sie zusätzlich Vitamin E einnehmen. Walnüsse haben einen höheren Anteil an mehrfach ungesättigten Fetten als andere Nüsse. Zusätzliches Vitamin E hält diese Fette in Ihren Blutbahnen stabil.[43]

Jahr für Jahr, Tag für Tag bekommt man die Ohren vollgestopft mit Empfehlungen und gesundheitsorientierter Werbung. Nie weiß man, was man davon halten soll. Handelt es sich um Produktmarketing oder beruht es auf Fakten? Für Nüsse oder andere unverarbeitete Lebensmittel wird kaum oder gar nicht geworben. Können Sie sich an die letzte Nusswerbung oder Haferflockenwerbung erinnern? Die Gewinnspanne für diese Produkte ist einfach nicht groß genug, und Patente auf pure Natur gibt es auch nicht. Diese nichtpatentierbaren natürlichen Nusswirkstoffpakete aber zeigen in den Studien ganz unerwartet vielfältige, positive Wirkungen, von denen die Forschung der Pharmaindustrie nur träumen kann.

Nüsse – keine Dickmacher

Nüsse machen nicht dick. Im Gegenteil. Nüsse sättigen längere Zeit durch hohen Eiweißgehalt und einfach gesättigtes Fett. Dadurch bleiben Hungerattacken aus. Das Eiweiß in den Nüssen sendet ein Sättigungssignal aus dem Darm an das Gehirn. Das ungesättigte Fett wird durch die Ballaststoffe in den Nüssen nur langsam in den Körper aufgenommen und sorgt so für eine konstante Energiebereitstellung. Nüsse gehören deswegen zu den besten Gehirnfuttern. Erst nach Stunden kommt Ihnen wieder ein Gedanke an Essen.

Anders bei den beliebten Pausensnacks, den Riegeln mit viel Zucker. Die Blutbahnen werden schnell mit Glukose überschwemmt und Insulin schafft rasch den Zucker weg. Das Ergebnis: Der Blutzuckerspiegel sinkt und verlangt Nachschub. Die nächste Heißhungerattacke kommt garantiert, der nächste süße Riegel auch – ein Teufelskreis!

Soweit die Theorie. Aber nimmt man durch Nüsse wirklich nicht zu? Wir wollten es genau wissen und wurden pfündig: Eine große Studie an 34 000 Kaliforniern zeigt, dass Menschen, die öfter Nüsse essen, im Durchschnitt weniger Gewicht hatten als die, die selten Nüsse essen.[38] Das liegt wohl am Sättigungseffekt.

Energie für Nerven und graue Zellen

Nüsse wurden über lange Zeit als Futter für das Gehirn gepriesen, da sie alles enthalten, was für die geistige Leistungsfähigkeit notwendig ist. Die Walnuss sieht nicht nur aus wie ein Gehirn, sondern sie enthält auch die Omega-3-Fettsäuren, die für die Funktion des Gehirns und der Nervenzellen so wichtig sind. Das Gehirn besteht nämlich zu 60 % aus Fett. Und gut ein Drittel dieses Fettes besteht aus Omega-3-Fett. Das ist in Walnüssen besonders viel enthalten. Es sind vor allem diese Omega-3-Fette, die für die extrem schnelle Leitfähigkeit im Gehirn zuständig sind. Mehr dazu ab Seite 154.

Nüsse senken Cholesterin und Herz-Kreislauf-Erkrankungen

Nüsse und Cholesterin

Enthalten Nüsse Cholesterin? Diese Frage wird immer wieder gestellt.

Nüsse, Pflanzenöle, Oliven, Avocados und andere pflanzliche Lebensmittel enthalten nie Cholesterin. Nur tierische Lebensmittel enthalten Cholesterin.

Es ist daher auch blanker Unsinn, dass auf Inhaltsangaben von Pflanzenölen steht, dass sie »kein Cholesterin« enthalten. Der Verbraucher nimmt dann im

tipp

Walnüsse haben allen anderen Nüssen eines voraus: Sie enthalten die gesunden Omega-3-Fette, die sonst nur sehr schwer zu finden sind. Das macht Walnüsse so herzgesund. (siehe auch Seite 77f.)
Hanfsamen sind kleine Nüsse, sie enthalten besonders viele Omega-3-Fette.
Gerösteten Hanfsamen gibt es salzig und scharf zum Knabbern oder geschält fürs Müsli, den Jogurt oder auf Salat. (Produkte siehe Seite 274).

Irrglauben an, die Lebensmittelindustrie habe das Cholesterin herausgefiltert und daher sei dieses Öl besonders gut. Haben Sie schon einmal auf einem Apfel gelesen: »Dieser Apfel enthält kein Schweinefleisch?« Man könnte auf die Idee gebracht werden, dass andere Äpfel eventuell Schweinefleisch enthielten. Also: Cholesterin ist nie in pflanzlichen Lebensmitteln enthalten. Im Gegenteil: Nüsse können das schlechte Cholesterin um 10 bis 15 Prozent senken.[39 40 41 42] Das liegt an den ungesättigten Fetten und anderen verschiedenen Pflanzenstoffen, wie den Phytosterinen, die in ihnen vorkommen.

Nüsse können schlechtes LDL-Cholesterin senken.

Nüsse enthalten die besten ungesättigten Fette

Vor allem einfach ungesättigte Fette sind in Nüssen enthalten. Außerdem sind Vitamin E und Pflanzenstoffe vorhanden, um die ungesättigten Fette vor Oxidation zu schützen. In Nussölen gehen während der Raffinierung der Öle die meisten dieser wichtigen Pflanzenstoffe, Vitamine und Spurenelemente verloren.

Nüsse – viele einfach ungesättigte Fette

Nüsse haben eine ideale Fettzusammensetzung. Mit hauptsächlich einfach ungesättigten Fetten und wenig gesättigten Fetten. Nüsse entsprechen dem gesunden Fettmuster der mediterranen Ernährung.

Nüsse – unnachahmlicher Nährstoffcocktail, der das Risiko für Herzinfarkte halbiert.

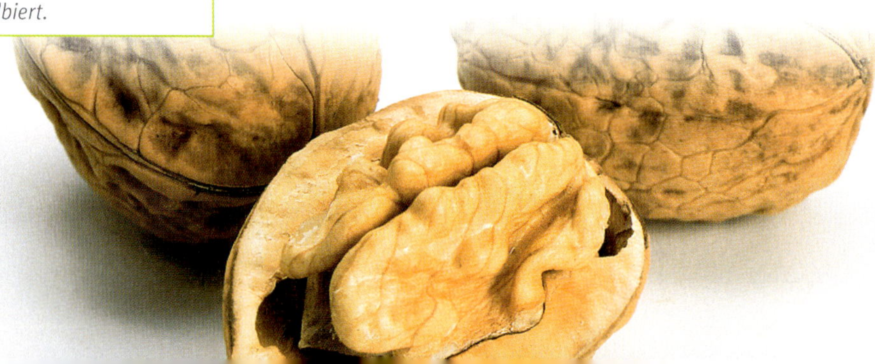

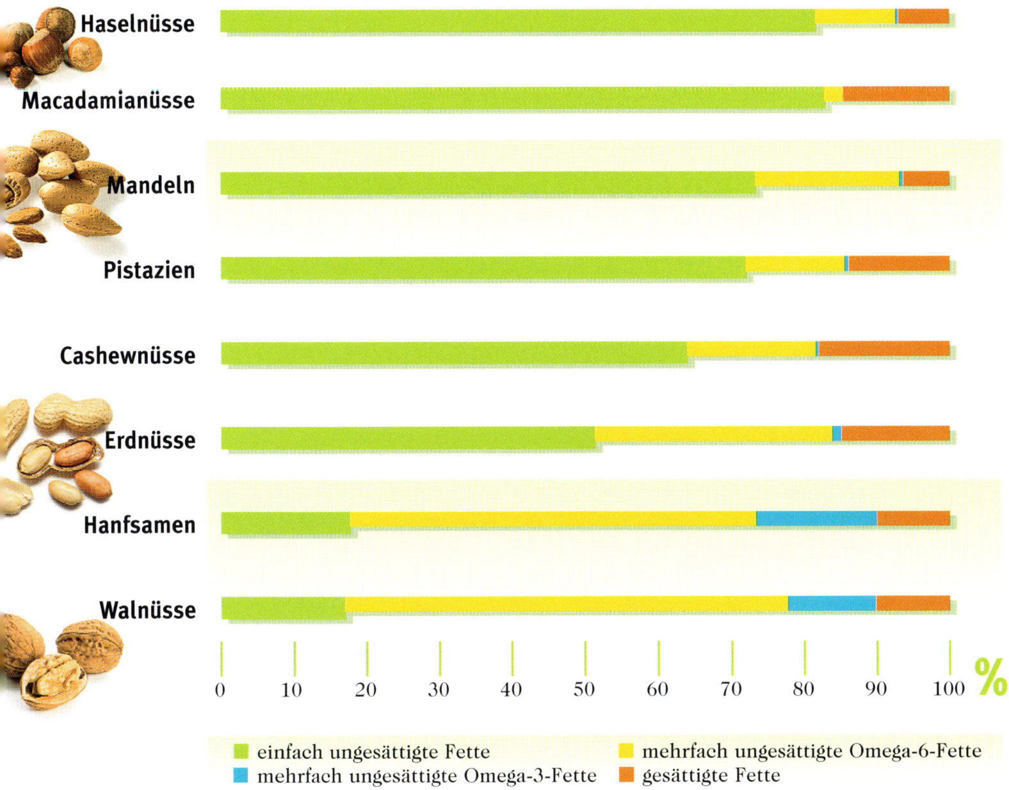

Nüsse senken Herz-Kreislauf-Erkrankungen um 40 bis 60 %

Nüsse sind wie ein exakt zusammengestellter Cocktail aus Hunderten von Wirkstoffen. Viele davon sind noch unerforscht. Andere, wie die Phytosterine, Phenole, Vitamin E, Selen, Zink, Kupfer, Folsäure, die B-Vitamine, das Eiweiß Arginin und die einfach und mehrfach ungesättigten Fette, haben alle in vielen Studien ihre besondere Wirkung gegen Herz-Kreislauf-Erkrankungen gezeigt. Diese Stoffe wirken auf verschiedene Weise mit an der Pflege Ihrer Blutgefä-

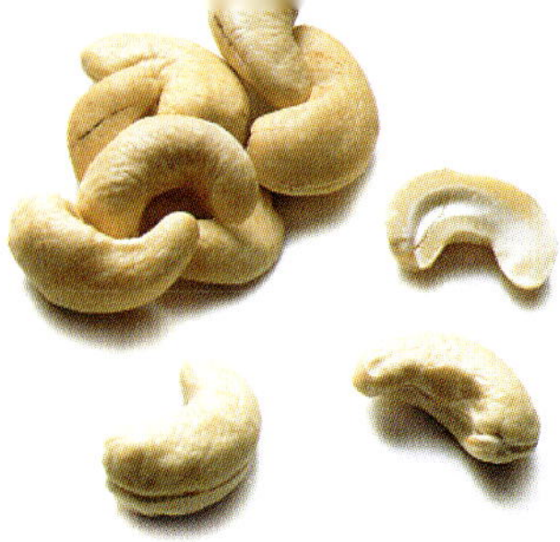

ße, an der Senkung des schlechten Cholesterins, an der Fließfähigkeit des Blutes und als Oxidationsschutz für die Blutfette. In Nüssen sind alle diese Stoffe als unnachahmliches Wirkstoffpaket zusammengepackt. Es erstaunt daher auch nicht, dass Nüsse die Häufigkeit von Herzinfarkten um 40 bis 60 % senken können. In der Tabelle sehen Sie drei dieser Studien mit insgesamt über 155 000 Studienteilnehmern. Das Industriedesign von heute kreiert so genanntes Functional Food. LC-1 Jogurt mit den gesunden Bakterien für den Darm ist ein solches Functional Food. Kein Functional Food aber übertrifft die Wirkung, die Nüsse auf die Herzgesundheit haben.

Nüsse – potentes Naturstoffpacket gegen Herzinfarkte.

gut zu wissen

So verringern Nüsse Herzinfarkte

Studien-Telegramm	Beobachtungszeitraum	Risikosenkung bei täglichem Verzehr	Publikation
86 000 Frauen	14 Jahre	↓ 41% weniger tödliche Herzinfarkte	Britisch Medical Journal 1998[44]
31 208 Männer und Frauen	6 Jahre	↓ 52% weniger tödliche Herzkrankheiten	Arch Internal Medicine 1992[45]
35 000 Frauen	8 Jahre	↓ 67% weniger Risiko für tödliche Herzinfarkte	New England Journal of Medizin 1993[46]

Nüsse senken Herzinfarkte – so funktionieren Studien

Aber woher weiss man eigentlich, dass es gerade die Nüsse sind, die in den Studien die Anzahl der Herzinfarkte verringert haben? Wieso Nüsse und nicht etwa die Einschränkung des Rauchens, der Mehrverzehr von Obst und Gemüse, die Gene oder, oder, oder...? Sie haben mitgedacht!! Diese Frage beantworten wir gern:

Man kann nur über sehr lange Zeiträume und bei sehr großen Teilnehmergruppen nachweisen, wie sich was langfristig auf die Gesundheit auswirkt. Dabei müssen alle Lebens- und Essgewohnheiten der Teilnehmer mit ausgewertet werden. Wenn man dann isoliert bei allen Nussessern sieht, dass es weniger Herzinfarkte gibt, ganz egal ob sie viel rauchen oder wenig, ob sie viel Gemüse essen oder nicht, viel fettes Fleisch essen oder nicht, Alkohol trinken oder nicht, dicker oder dünner sind, höheren Blutdruck haben oder nicht, eine Familiengeschichte für Herzinfarkte haben oder nicht – dann weiß man: Es hat an den Nüssen gelegen. Denn nur der Nussverzehr tritt in allen analysierten Untergruppen immer und immer wieder als DIE Besonderheit für eine niedrige Herzinfarkthäufigkeit auf.

Tausende Teilnehmer, lange Zeiträume und exakte Befragung – so kann man zeigen, welche Lebensmittel besonders die Gesundheit schützen.

Insgesamt wurden bei den untersuchten 88 000 Krankenschwestern mehrmals Essenfragebögen mit 116 Fragen erhoben, um daraus die Nussesser auszusortieren. Über 55 verschiedene Lebens- und Essgewohnheiten, Alter und Erkrankungen wurden dann bei den Nussessern berücksichtigt und mit der Herzinfarkthäufigkeit verglichen.

Das Interessante ist, dass zwei weitere große Studien zu ähnlichen Ergebnissen kommen. Das ungewöhnliche chemische Wirkstoffpaket der Nüsse macht es möglich. Mehr Wirkung und Genuss kann man kaum auf so engem Raum zusammenbringen und wir können nur wärmstens empfehlen: Nutzen und genießen Sie dieses Gesundheitswunder der Natur. Es kostet weniger als Pillen aus der Apotheke.

tipp

So kaufen und lagern Sie Nüsse

Verdorbene Nüsse sind bitter

Nüsse sollten nie bitter schmecken, denn dann sind die Fette ranzig geworden. Frische Walnüsse haben zum Beispiel eher einen süßen Nachgeschmack und sind hell und gleichmäßig gefärbt. Bittere, nachgedunkelte Walnüsse haben meist zu lange im Supermarkt gelegen. Die ranzigen Fette sind ungesund.

Immer im Kühlschrank aufbewahren

Nüsse gehören nicht in den Küchenschrank! Vor allem nicht, wenn schon die Schale entfernt ist. Lagern Sie Nüsse immer in einem verschlossenen Behälter im Kühlschrank, da sonst die mehrfach ungesättigten Fette durch Licht und Wärme schneller oxidieren. Besonders Walnüsse gehören in den Kühlschrank.

Nüsse – jeden Tag

Nüsse sollte man eigentlich jeden Tag essen. Viele Menschen haben heute vergessen, wie vielfältig sich Nüsse, angefangen beim Frühstück bis zum Abendessen, auch in scharfen Gerichten, einsetzen lassen.

Die einfachste Art, Nüsse zu essen, ist natürlich, Walnüsse oder Nussmischungen als Snack mit in die Schule oder zur Arbeit mitzunehmen. In den mediterranen Ländern ist es üblich, Pistazien und andere Nüsse zum Aperitiv oder auch sonst ganz selbstverständlich auf den Tisch zu stellen. Im Müsli, in Obstsalaten oder auf Salaten anstelle von Croutons können ebenfalls Nüsse verwendet werden.

Nüsse lassen sich aber noch viel breiter einsetzen: Als Nuss-Pesto auf Pasta, geröstet auf Suppen, als aromatische Beigabe zu Gemüsen oder bei vielen Fleischgerichten in der Soße.

Die Inder setzen Nüsse in vielen ihrer Currygerichte ein. Im Ofen – 25 bis 30 Minuten geröstet – geben sie eine unverwechselbare, aromatische Note beispielsweise auf scharfen Gerichten. Ihrer Phantasie sind keine Grenzen gesetzt.

Mit Erdnusspasten können leckere Soßen für Geflügelgerichte gekocht werden. Besonders die thailändische und die indonesische Küche verwenden Nusssoßen wie Saté in unzähligen Varianten. Diese Erdnusssoßen führen inzwischen auch größere Supermärkte, weil die schnelle asiatische Küche mittlerweile

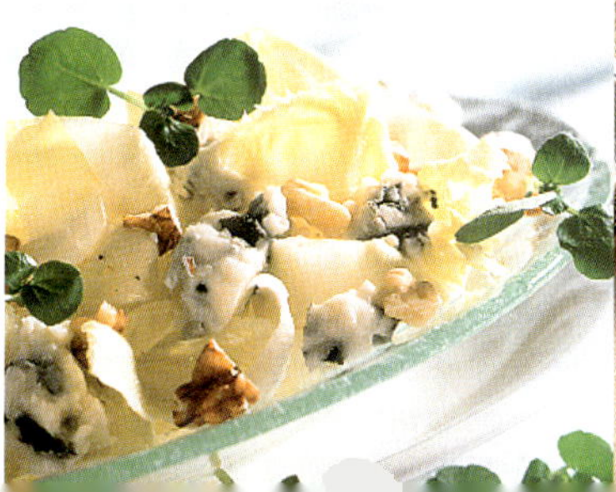

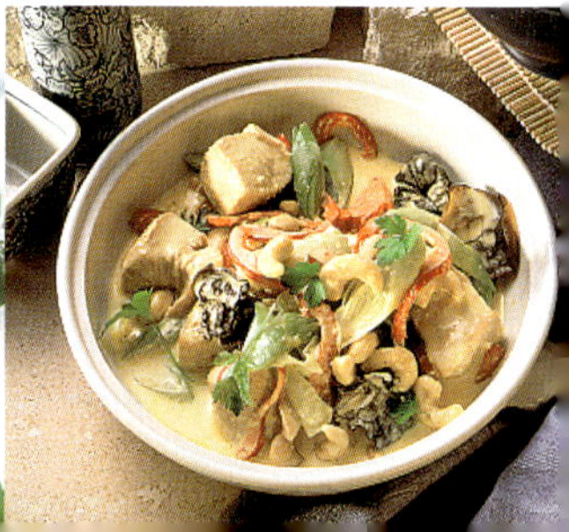

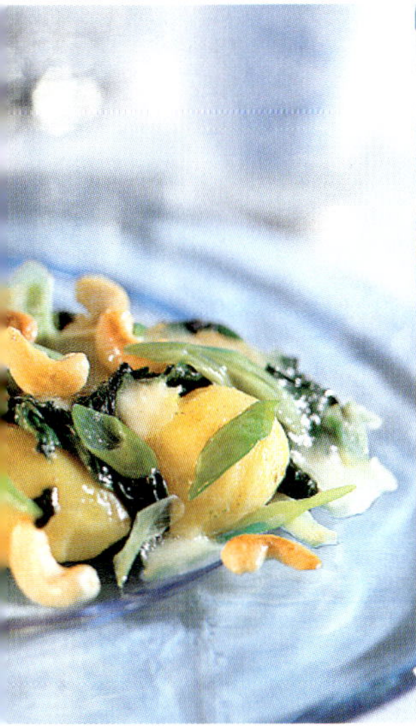
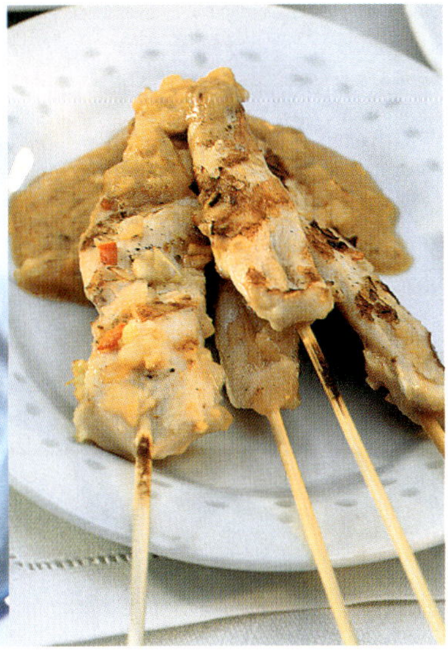

viele Fans auch in Deutschland gefunden hat. Zu der Nusspaste müssen Sie nur noch etwas Milch und Curry zugeben. Sahne ist durch den Fettgehalt der Nüsse nicht mehr nötig. Gemahlene Nüsse können auch genutzt werden, um Soßen anzudicken oder eine besondere Geschmacksnote zu geben.

In vielen südlichen Ländern trinkt man Nussmilch. Diese wird nicht etwa mit Milch gemacht, sondern abgezogene Mandeln oder Walnüsse werden mit Wasser und Honig mit dem Pürierstab zu einem nussigen Drink püriert und kalt serviert. In Spanien kann man diese »Horchata« fertig kaufen oder in Bars bestellen. Sie wird täglich frisch hergestellt.

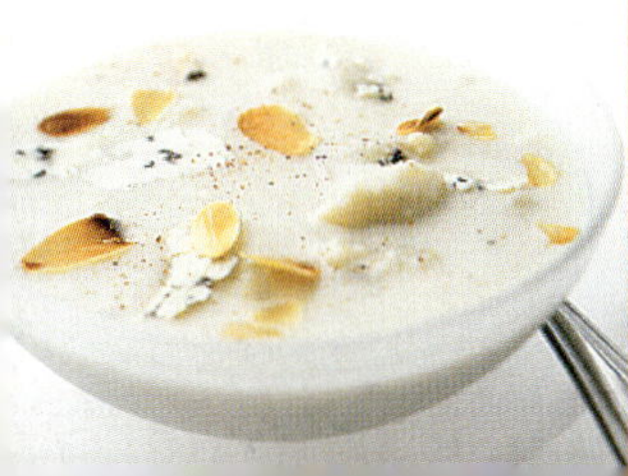
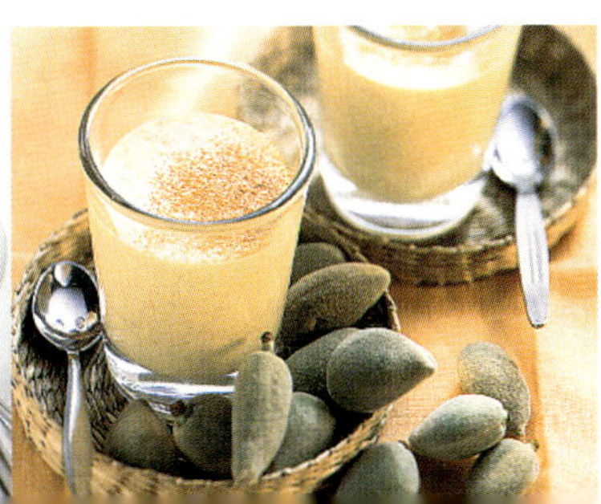

Haltbarkeitsdatum

In stark frequentierten Geschäften mit kleiner Produktauswahl wie bei Aldi werden Nüsse schnell umgesetzt und dümpeln nicht ewig im Regal herum.
Das Haltbarkeitsdatum sollte ungefähr noch 12 Monate gültig sein. Dann kaufen Sie keine Nüsse aus der vorletzten Saison.

Mahlen Sie Nüsse selbst

In der Kaffeemühle sind Nüsse schnell gemahlen. Gemahlene Nüsse sollten sofort verwendet werden und nicht zwischen den Backzutaten im Küchenschrank lagern. Die Kontaktfläche für Sauerstoff ist – im Vergleich zur ganzen Nuss – bei gemahlenen Nüssen ein Vielfaches. Dadurch werden die Fette viel schneller ranzig. Legen Sie gemahlene Nüsse immer in den Kühlschrank!!

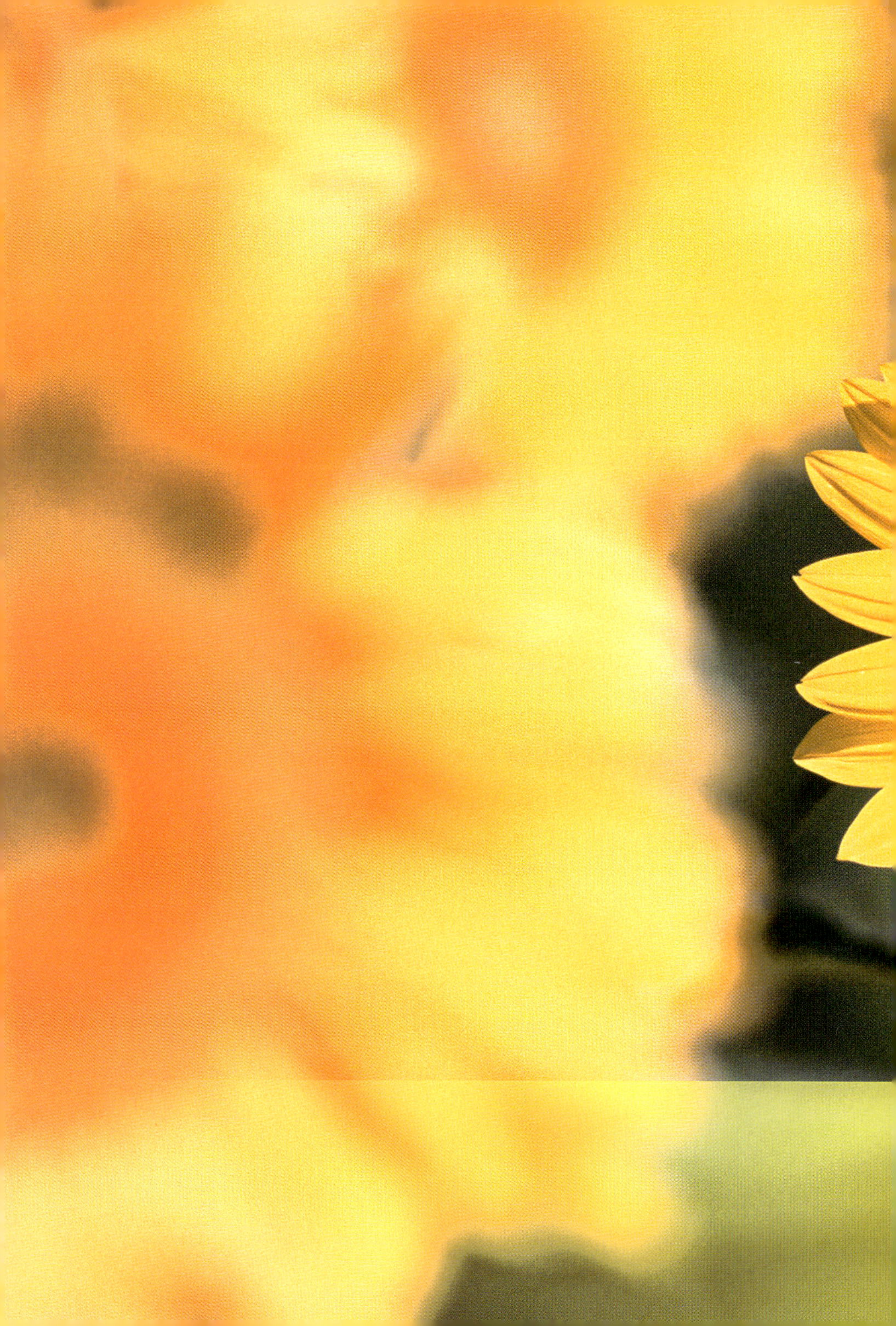

omega-6-fette

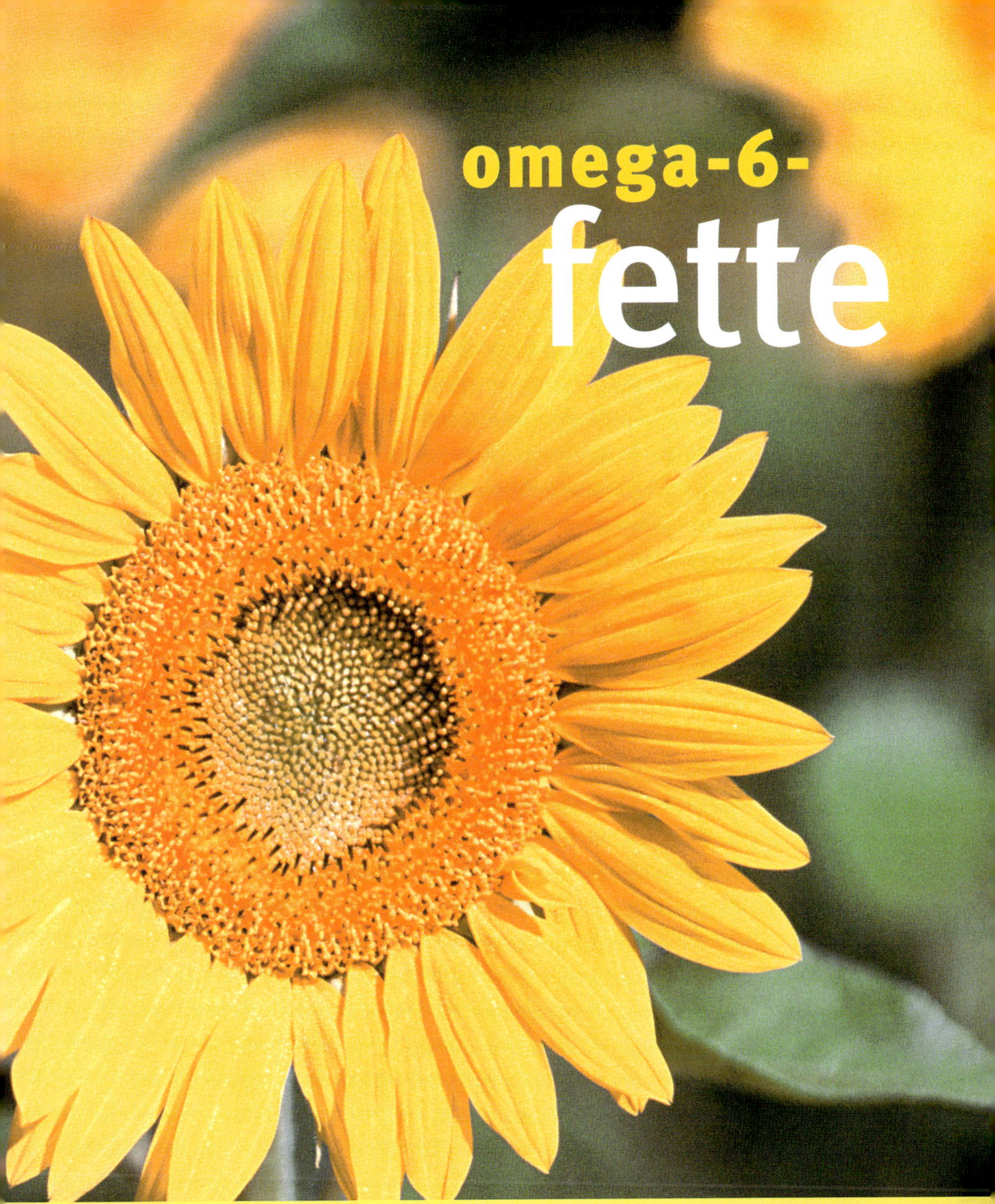

Enorme Mengen Omega-6-Öle, -Margarine und -pflanzenfetthaltige Produkte überschwemmen unsere Zellen. Wie gesund sind Pflanzenöle und Margarine wirklich? Warum senken Pflanzenöle kaum Herz-Kreislauf-Erkrankungen und fördern chronische Erkrankungen? Warum behindern Omega-6-Fette die Produktion wichtiger Gewebehormone? Wie funktionieren Gewebehormone und wie machen diese Sie wieder fit? Welche Öle sollten Sie vom Speiseplan streichen?

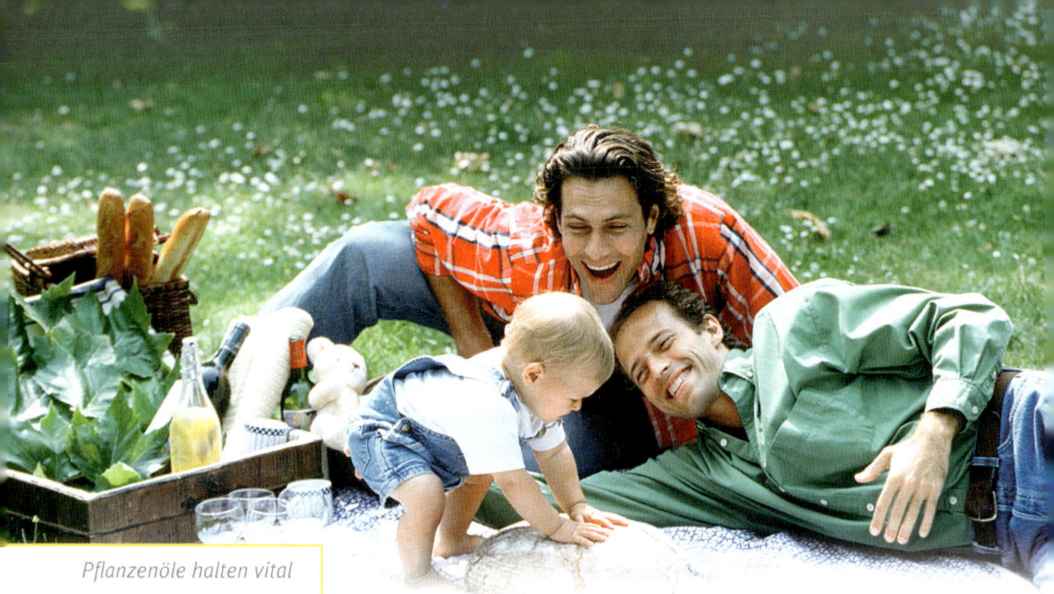

Pflanzenöle halten vital und gesund ist die einfache Botschaft dieses Bildes.
Realität: Wir bekommen zu viel Omega-6-Fette.

Linolsäurereiche Pflanzenöle – zu viel des Guten

Werbefilm ab: Lebensfrohe und aktive Menschen bei einem Picknick in der Natur oder in einer sonnendurchfluteten Küche. Goldenes Pflanzenöl, in einer Gegenlichtaufnahme, wird auf knackige Salate gegeben. Pflanzenöl und Gesundheit/Lebensfreude – das ist die vereinfachte Botschaft dieser glücklichen Werbemenschen. Pflanzenölkäufern wird so suggeriert: Pflanzenöl = kein Cholesterin = gut für die Blutfette = gut für die Gesundheit. Die mehrfach ungesättigten Fette aus Pflanzenölen sind tatsächlich lebensnotwendig für den Menschen, da nur Pflanzen diese herstellen können. So werden die mehrfach ungesättigten Fette aus Pflanzenölen seit 30 Jahren von der Industrie als Inbegriff des Gesunden angepriesen. Aber gesund ist Pflanzenöl nur in der Werbung.

Erst seit kurzem weiß man, dass zu viel dieser Omega-6-Fette aus Pflanzenölen negative Folgen auf unsere Gesundheit haben können. Heutzutage werden viel zu viel Omega-6-Fette gegessen. Wir treten an, Ihr Bild von bestimmten »gesunden Pflanzenölen« mit den neuesten Erkenntnissen etwas zu ramponieren!! Besser gesagt: auf den neuesten Stand zu bringen!

Zu viele Pflanzenöle – negativer Einfluss auf die Gewebehormone

Bestimmte Pflanzenöle (siehe Tabelle Seite 88/89) bestehen hauptsächlich aus Omega-6-Fett. Dieses wird auch als Linolsäure auf der Ölflasche ausgewiesen. Wir essen heute zu viel linolsäurereiche Pflanzenöle und Margarine und zu wenig Omega-3-Fette. Es werden 20-mal mehr Omega-6-Fette gegessen als Omega-3-Fette. Also ein Verhältnis von 20:1. Ideal wäre ein Verhältnis von 4:1 oder sogar 1:1, wie es in der Evolution vorgesehen ist. Viele wilde Pflanzen enthalten Omega-6-Fett zu Omega-3-Fett in einem Verhältnis 1:1. In Sonnenblumen-, Maiskeim- oder Distelöl ist Linolsäure so konzentriert, dass sogar ein Verhältnis von 120:1 entsteht. Auf diese Weise wird der Körper überschwemmt mit nur einem bestimmten Fett. Na und? Halt etwas mehr Fett! Was ist denn da der Unterschied?... Aber Moment mal: Aus Omega-6- und Omega-3-Fetten werden lebensnotwendige Gewebehormone produziert.

Beeinflussen Sie Ihre Hormone

Sie können die unterschiedlichen Gewebehormone unmittelbar mit den Fetten, die Sie essen, beeinflussen und wieder in Balance bringen, wie die Evolution es in unserem Stoffwechsel vorgesehen hat. Von Ihrer

tipp

Machen Sie Ihre Gewebehormone fit

Sie brauchen eine Balance der Omega-6- und Omega-3-Fette, sonst kommen Ihre Gewebehormone durcheinander.
Zu viele Omega-6-Fette aus Pflanzenölen oder Margarinen blockieren die Produktion von wichtigen Gewebehormonen aus den Omega-3-Fetten.
Schon bei einem Verhältnis von 10:1 werden nur noch 50 % der Gewebehormone aus Omega-3-Fetten produziert.[47] Bei einem Verhältnis von 20:1 sind Ihre Gewebehormone komplett aus der Balance.
Essen Sie weniger Omega-6-haltige Öle. Das ist schon die halbe Miete.

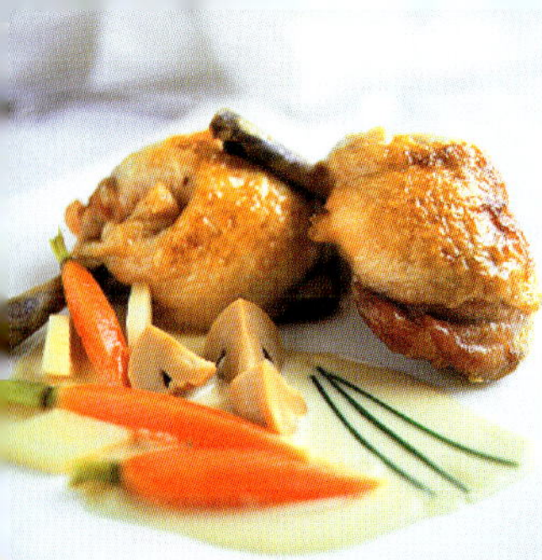

Mit Omega-6-Fetten vollgesogenes Frittiertes. Schlecht für die Balance der Gewebehormone.

Fettzufuhr und den daraus hergestellten Hormonen hängt es ab, ob Sie länger gesund bleiben oder ob Sie besonders anfällig für bestimmte Erkrankungen werden. Die Gewebehormone beeinflussen viele chronische Krankheiten:

- Autoimmunerkrankungen wie Rheuma, Arthritis, Lupus, Crohn-Erkrankung, Schuppenflechte, Allergien, Asthma;
- bestimmte Formen der Depressionen und Nervenerkrankungen, wie die Abnahme der geistigen Leistungsfähigkeit im Alter und Alzheimer-Krankheit;
- Herz-Kreislauf-Erkrankungen mit hohem Blutdruck, Herzinfarkt, klebenden Blutplättchen und Entzündungen an den Arterien;
- Osteoporose – die Brüchigkeit der Knochen.

Entzündliche Gewebehormone aus Omega-6-Fetten – Sind diese mitbeteiligt an chronischen Krankheiten?

Wenn Sie lange geistig und körperlich fit bleiben wollen, besteht die beste Anti-Aging-Nahrung darin, Omega-6-Fette zu vermindern und die Gewebehormonproduktion – die so genannten guten Eicos – mit Omega-3-Fetten zu fördern.

Eicosanoide – die richtige Fettbalance ist wichtig

Auch die offizielle Gralshüterin der deutschen Ernährung – die Deutsche Gesellschaft für Ernährung (DGE) – empfiehlt daher seit neuestem, den Verbrauch an Omega-6-Fett zu reduzieren (Öl, Margarine). Sie bekommen trotzdem immer noch mehr als genug dieses essenziellen Fettes. Oft lässt es sich gar nicht vermeiden, wenn Sie z. B. als Arbeitnehmer außer Haus essen. In Backwaren, die mit Margarine hergestellt werden, in Frittiertem aus Pflanzenölen, in Fertigkost, Mayonnaisen, in den Salatölen der Restaurants, in Pflanzenbratfetten – überall ist Omega-6-Fett enthalten. Das reicht als Omega-6-Fett-Quelle vollkommen aus. Daher sollten Sie bedenkenlos bestimmte Pflanzenöle komplett aus Ihrer Küche zu Hause verbannen. Das hört die Lebensmittel-Öl-Industrie natürlich nicht gern. Aber glückliche Menschen in Werbebotschaften sind eben nicht immer viel wert. Unser Tipp: Auf das Verhältnis von Omega-6- zu Omega-3-Fetten kommt es an, damit die Gewebehormonproduktion funktioniert. Streichen Sie die linolsäurereichen Omega-6-Öle und Margarinen von Ihrem Einkaufszettel. Damit kommen Sie wahrscheinlich schon auf ein Verhältnis von 10:1. Wenn Sie zusätzlich Omega-3-haltige Öle wie Leinöl, Rapsöl oder Walnussöl verwenden, können Sie das Verhältnis auch auf das optimale Verhältnis von 4:1 bringen.

Omega-6-Fettschwemme für die Zellen fast unvermeidlich.

Ein paar Sonnenblumenkerne sind gesund. Unser Stoffwechsel ist aber nicht auf die literweise Zufuhr von Omega-6-Fetten aus Tonnen von gepressten Kernen eingestellt.

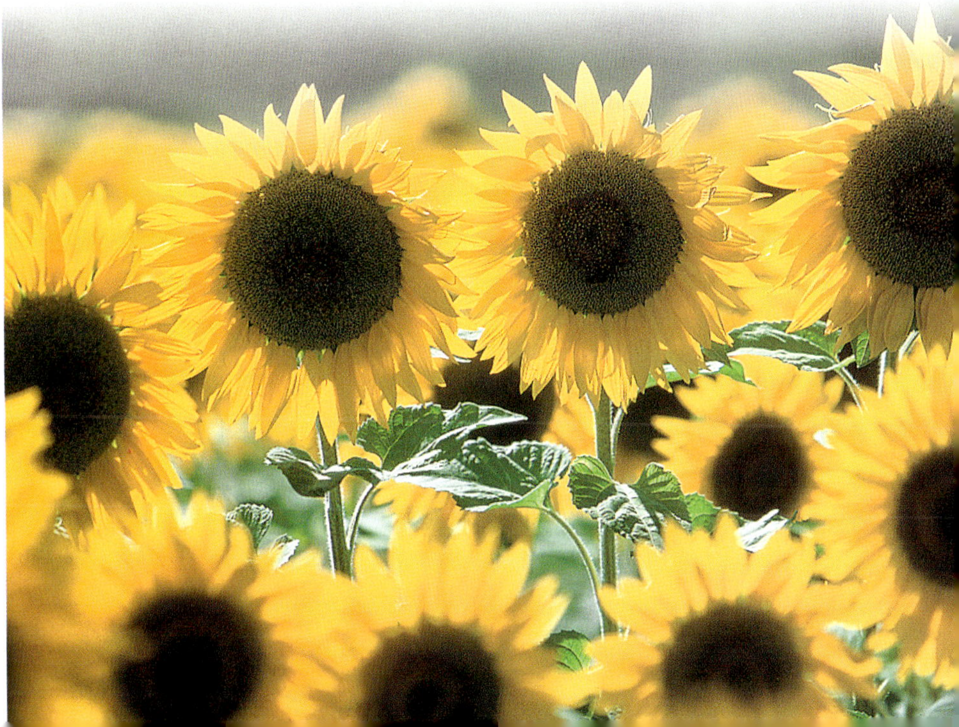

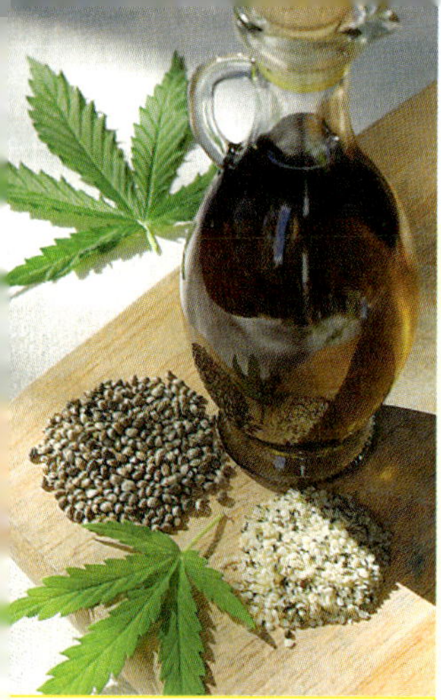

Das nussige Hanföl hat mit 3:1 ein ideales Verhältnis Omega-6- zu Omega-3-Fetten (Bestelladresse siehe Seite 274).

DIE RICHTIGE BALANCE DER FETTE

Weniger Omega-6-Fett aus Öl und Margarine ist gut für Sie

Streichen Sie linolsäurereiche Öle und Margarine vom Speiseplan. Nehmen Sie stabiles Olivenöl zum Braten und zusätzlich für Salate etwas Omega-3-haltiges Leinöl (als Beimischung), Rapsöl, Hanf- oder Walnussöl. Sojaöl ist mit einem Verhältnis von 7:1 akzeptabel, aber nicht ideal. Durch zu viel Omega-6-Öle wird die Gewebehormonproduktion aus Omega-3-Fetten blockiert. Auf das Verhältnis Omega-6- zu Omega-3-Fetten kommt es an.

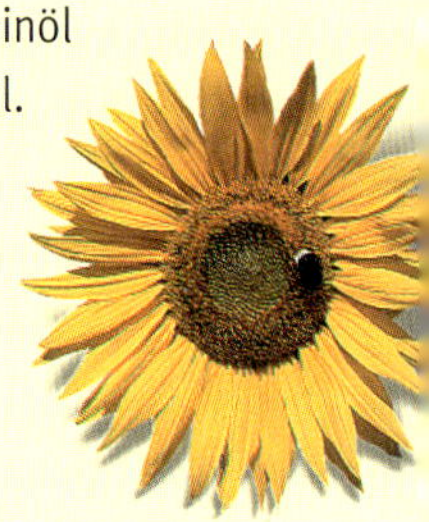

Vermindern Sie diese Omega-6- oder linolsäurehaltige Öle.

Verhältnis Omega-6-Fette : Omega-3-Fette schlecht

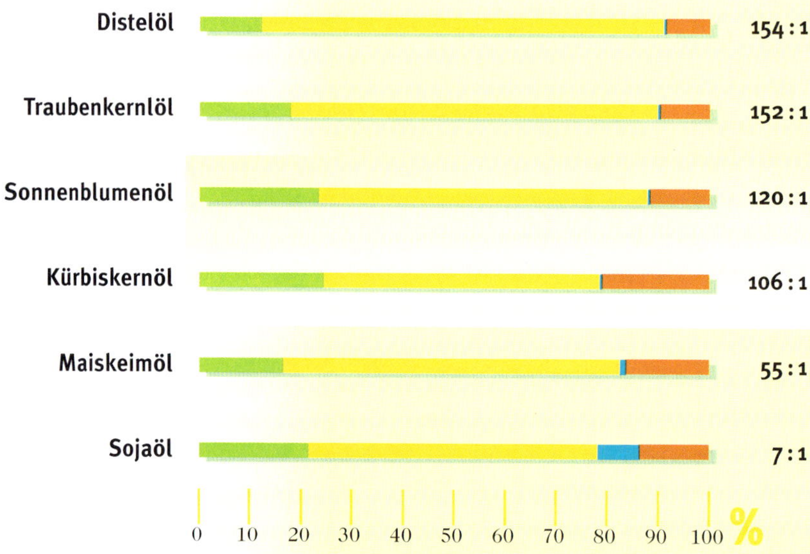

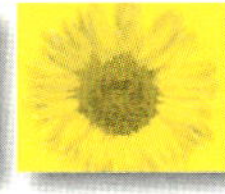

gut zu wissen

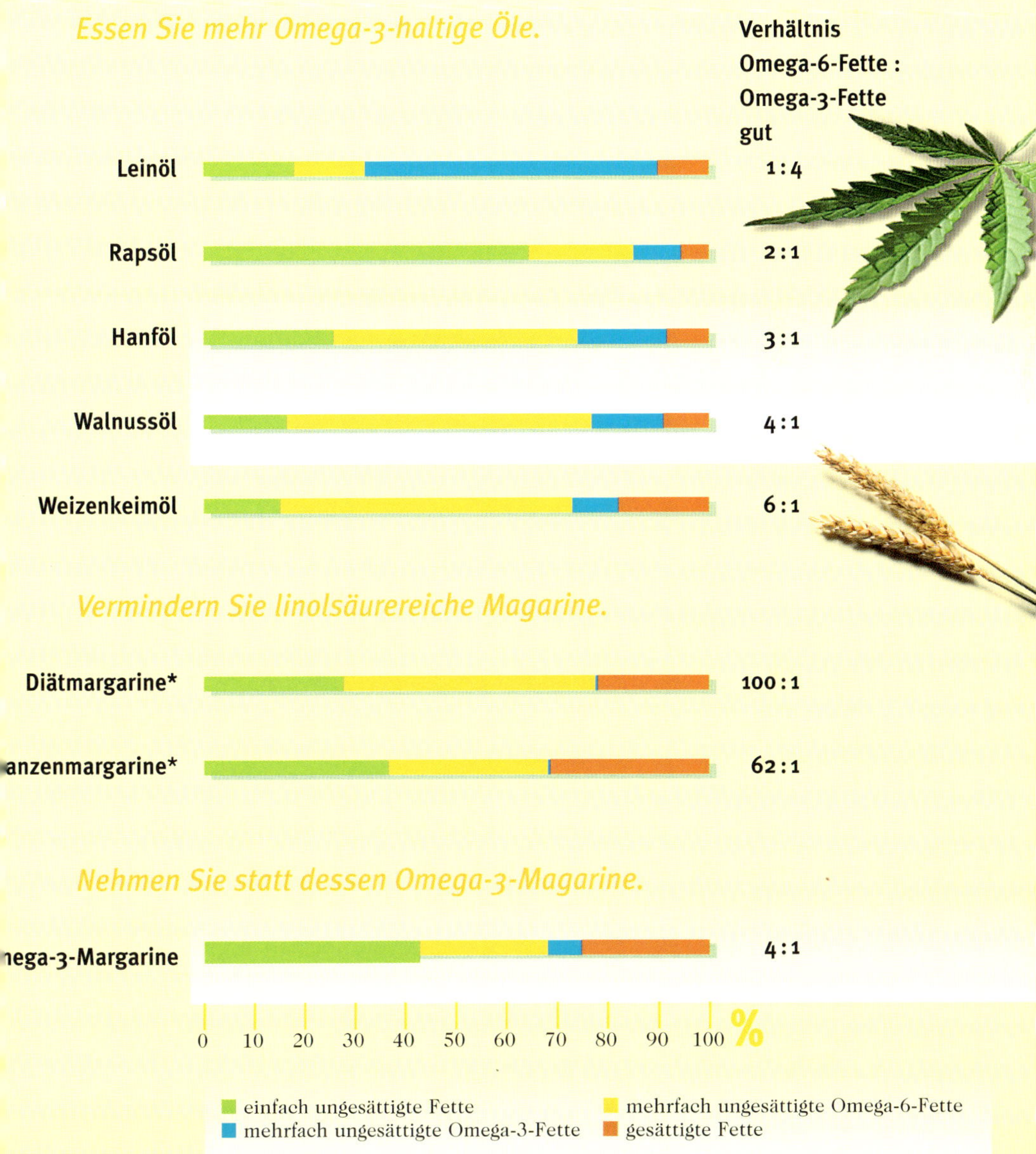

Eicosanoide – die Botenstoffe der Zellen

Gewebehormone sind die flinken Boten zwischen den Zellen. Sie regeln Blutdruck, Blutgerinnung, Immunsystem, Entzündungsreaktionen.

Erst 1982 wurde der Nobelpreis für die Erforschung der wichtigen Gewebehormone (der so genannten Eicosanoide) vergeben. Obwohl diese Gewebehormone nach ihrer Produktion im Körper nur wenige Minuten lang aktiv sind, wäre unser Leben ohne sie gar nicht möglich. Sie geben Informationen und Befehle zwischen den Zellen weiter. Zum Beispiel fordern die Gewebehormone Entzündungsbotenstoffe an, machen das Blut dünn- oder dickflüssiger und aktivieren das Immunsystem. Weil die Eicos im Körper nur wenige Minuten lang aktiv sind, war es schwierig, sie zu erforschen. Man kann Sie beim Arzt auch nicht messen lassen.

Viele Menschen haben noch nie etwas von diesen Eicos und Ihren Aktivitäten gehört.

Der einzige Weg, die ausgewogene Produktion aller Gewebehormone zu sichern, ist der über eine optimale Ernährung.

Die richtige Zufuhr an essenziellen Fetten stellt diese Baustoffe zur Verfügung. Auf dieser Grundlage hat die Evolution das Steuersystem der Gewebehormone in Millionen von Jahren entwickelt.

Gegensätzliche Gewebehormone aus Fetten

Gewebehormone aus Omega-6- und Omega-3-Fetten haben oft gegensätzliche Funktion.

Die Gewebehormone agieren im Körper sehr schnell, um das Immunsystem jeweils an- oder abzuschalten, Blut gerinnen zu lassen oder zu verflüssigen, und vieles mehr. Je nach notwendiger Aktivität werden Omega-6-Fette oder Omega-3-Fette als Baustoffe freigesetzt, um die jeweils geforderte, gegensätzliche Aktivität auszuführen. Damit dies reibungslos funktioniert, müssen im Verhältnis ungefähr so viele Omega-6- wie Omega-

3-Fette vorhanden sein. Wenn 20-mal so viele Omega-6-Fette im Körper vorhanden sind, dann wird ein bestimmter Typ von Eicos zu viel produziert. Über Jahre können dadurch chronische Krankheiten entstehen. Einige Beispiele:

Chronische Krankheiten durch Gewebehormone aus Omega-6-Fetten.

- Sie haben sich verletzt und bluten. Die Wunde muss geschlossen werden. Die Gewebehormone 2 aus Omega-6-Fetten werden produziert und sorgen dafür, dass das Blut gerinnt und die Wunde sich verschließt. Die Blutungszeit ist kurz. Haben Sie ständig zu viele Gewebehormone 2, sind Ihre Blutplättchen zu klebrig und nicht genügend fließfähig. Es kommt langfristig zu Herz-Kreislauf-Erkrankungen.
- Die Gewebehormone 2 aus Omega-6-Fetten steigern den Blutdruck. Das kann gut sein in bestimmten Situationen, zum Beispiel unter Stress. Aber als Dauerzustand ist es ungesund, wenn zu wenig Eicos 3 aus Omega-3-Fetten da sind, die die Blutgefäße wieder weit stellen.
- Die Eicos 2 aus Omega-6-Fetten fördern Entzündungen und locken Immunzellen zum Angriff, wenn es nötig ist. Das kann in bestimmten Fällen wichtig sein, zum Beispiel bei einem Infekt. Aber bei andauernden Entzündungserscheinungen und daueraktiviertem Immunsystem kommt es zu Autoimmunerkrankungen und Allergien, wobei sich Ihr Abwehrsystem gegen die eigenen Körperzellen wendet. Dieses Zuviel fördert Krankheiten wie Rheuma, Arthritis, Asthma, Schuppenflechte und Lupus. Die Eicos 3 aus Omega-3-Fetten hingegen fahren das Immunsystem wieder herunter. Deswegen werden Omega-3-Fette auch so erfolgreich bei diesen Autoimmunerkrankungen therapeutisch eingesetzt.

Die Grafik der folgenden Seite zeigt noch einmal die unterschiedlichen Wirkungen der Gewebehormone aus Omega-6- und Omega-3-Fetten.

Tauschen Sie Omega-6-haltige pflanzliche Salatöle gegen Olivenöl aus.

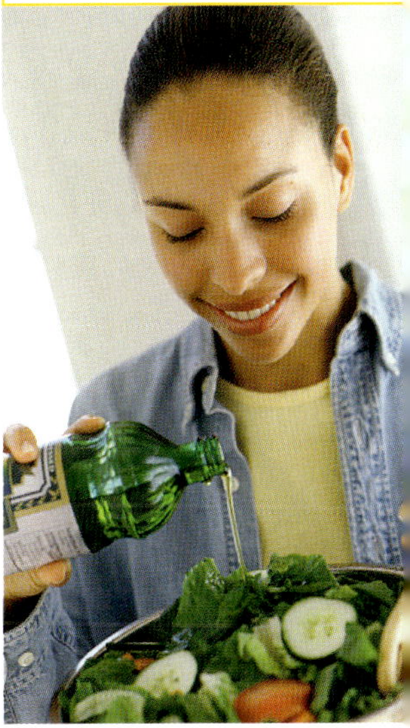

gut zu wissen

So werden aus den Fetten Gewebehormone

Aus den kurzen essenziellen pflanzlichen Fetten werden im Körper die längeren Fettmoleküle AA (aus Omega-6-Fett) und EPA (aus Omega-3-Fett) hergestellt. Diese sind die direkten Fettbausteine für die Gewebehormone.

Aus der Ernährung kommt zusätzlich direkter Fettbaustoff, nämlich AA-Fett aus Fleisch und EPA-Fett aus Fisch. Aus AA und EPA werden die unterschiedlichen Gewebehormone/Eicosanoide hergestellt, die gegensätzliche Wirkung haben. Zu viel Omega-6-Fette aus Pflanzenölen und Fleisch können die Umwandlung von Omega-3-Fetten in Gewebehormone blockieren. Bei einem Verhältnis Omega-6-zu Omega-3-Fetten von 10:1 fallen die Eicos aus den Omega-3-Fetten schon um 50 % ab. Chronische Erkrankungen sind die Folge.

ESSENZIELLE FETTE

Omega-6-Fette

↓

Linolsäure

Maiskeim-, Distel-, Sonnenblumenöl, Margarine, Frittieröle

↓

AA

Fleisch, Eier, Käse; Schweineschmalz Schweineleber, Leberwurst

↓

Eicosanoide 2 und 4

- Verengen Blutgefäß
- Erhöhen Blutdruck
- Verdicken Blut
- Fördern Entzündungen

Aktivieren Botenstoffe und Zellen des Immunsystems

Omega-3 Fette

↓

Alpha-Linolensäure

Lein-, Walnuss-, Rapsöl, grünes Blattgemüse

↓

EPA

Kaltwasserfisch, Algen

↓

Eicosanoide 3 und 5

- Erweitern Blutgefäße
- Senken Blutdruck
- Verdünnen Blut
- Hemmen Entzündungen

Kann chronisch aktiviertes Immunsystem herunterfahren

Anmerkung: Grafik stark vereinfacht[48]

Fette und Eicos – das Stoffwechselprogramm der Evolution

Sie haben es in der Hand: Zu viele Omega-6-Fette bringen das Botenstoffsystem außer Rand und Band. Wenn heute 20-mal so viele Omega-6-Fette wie Omega-3-Fette gegessen werden, können Sie nicht erwarten, dass Ihre Gewebehormone ordentlich funktionieren. Die essenziellen Fette sind also mehr als Kalorien. Sie beeinflussen Ihre Gesundheit auf einer ganz anderen Ebene. Die Evolution hat die Botenstoffe des Stoffwechsels und die Fette als Baustoffe über Millionen von Jahren ausgetüftelt. In der Evolution lag das Verhältnis nicht bei 20:1, sondern bei 4:1 oder sogar 1:1. Sie können dieses uralte Stoffwechselprogramm nicht austricksen. Der Körper ist nicht auf die Flut von Omega-6-Fetten eingestellt.

Die direkten Vorläufer für die Gewebehormone sind AA und EPA. Diese beiden Fette sind in Fleisch (AA) und hoch konzentriert in Fisch (EPA) enthalten. Fisch ist deswegen besonders gesund. Die Japaner haben die niedrigste Herzinfarkthäufigkeit und die längste Lebenserwartung in der Welt. Außerdem haben sie weniger Autoimmunerkrankungen und Arthritis. Bei Fischern sind Autoimmunerkrankungen vollkommen unbekannt.

tipp

Essen Sie mehr Omega-3-haltige Öle und schmeißen Sie die Omega-6-Fette als Öle im Haushalt vom Ernährungsplan. Tauschen Sie öfter mal eine AA-haltige Fleischmahlzeit gegen Fisch mit seinen vielen Omega-3-Fetten aus.

Machen Sie Ihre Gewebehormone fit. Tauschen Sie Fleisch und Wurst öfters gegen Fisch aus.

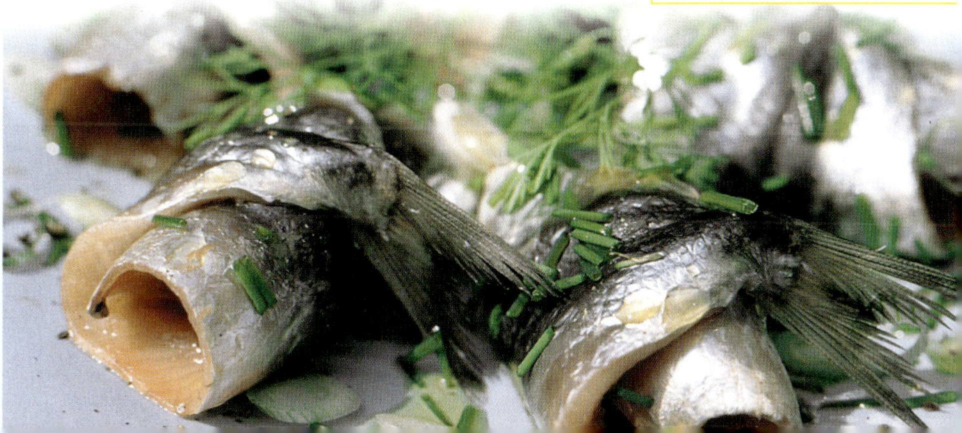

Omega-6-Pflanzenöle senken nicht das Risiko für Herzinfarkte

Pflanzenöle gesund wie in der Werbung? Das israelische Paradox: Israelis verwenden weltweit das meiste Pflanzenöl, haben aber die höchste Herzinfarktrate des Mittelmeerraums. In Kreta dagegen gibt es kaum Herzinfarkte.

Mit Pflanzenölen kann man Blutfette senken. Die Industrie hat dies lange Zeit als Werbeargument für die gesundheitsfördernde Wirkung von Pflanzenölen benutzt. Mit sinkenden Blutfetten müsste theoretisch auch die Herzinfarkthäufigkeit zurückgehen. Theoretisch: Es liegen nämlich meist nur hochgerechnete, keine reale Zahlen vor. Das ist wie bei Wahlen: Prognosen taugen wenig.

Trotz des ständig steigenden Pflanzenölverzehrs ist die Herzinfarkthäufigkeit nicht abgefallen. Dies liegt nach heutigem Wissensstand an zwei ungünstigen Wirkungen von Omega-6-Fetten:

- Sie wirken ungünstig auf die Gewebehormone.
- Sie sind in der Blutbahn nicht stabil gegen Oxidation wie zum Beispiel die einfach ungesättigten Fette aus Olivenöl. Nur die ranzigen (oxidierten) Fettpartikel (LDL) lagern sich an die Arterienwände an und verstopfen sie nach und nach. Je mehr Omega-6-Öle Sie essen, desto leichter werden Ihre LDL-Fetttrans-

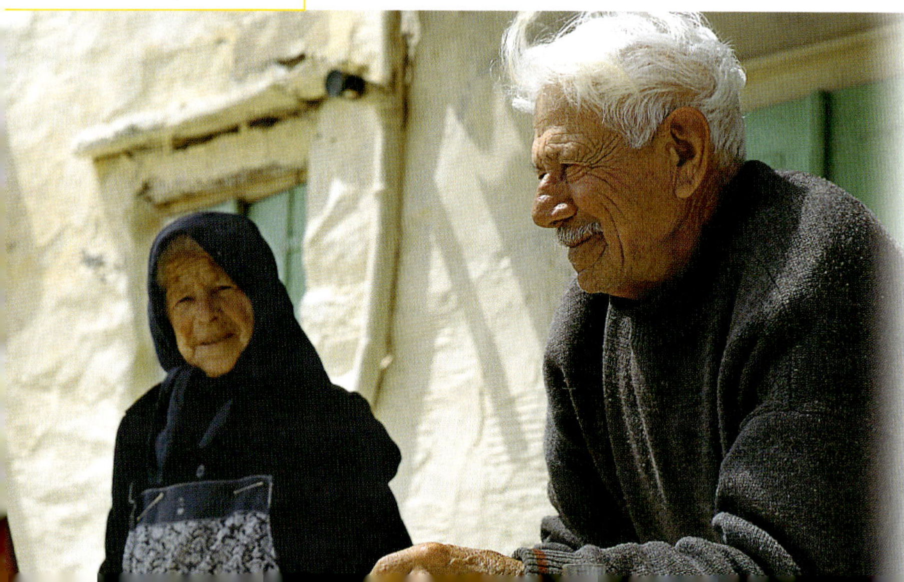

portschiffe in der Blutbahn ranzig.[49 50] Je mehr Olivenöl sie essen, desto stabiler sind die Fettpartikel in der Blutbahn.[51 52 53 54 55]

Israel ist ein Paradebeispiel dafür, dass Omega-6-Öle nicht funktionieren. Israel hat den höchsten Pro-Kopf-Verbrauch an Omega-6-haltigem Pflanzenöl: acht Prozent mehr als in den USA und 12 Prozent mehr als in Nordeuropa. Israel hat aber nicht nur eine hohe Herzinfarkthäufigkeit, sondern es ist auch das einzige Mittelmeerland mit einer hohen Zahl an Herzinfarkten.[56] Im 300 km entfernten Kreta, wo viele Omega-3-Fette und Olivenöl gegessen werden, gibt es dagegen nur ein Fünftel der Herzinfarkte wie in Israel. Bei den alten Kretern, die sich traditionell ernähren, gibt es sogar nur ein Zwanzigstel der Herzinfarkte.

- Omega-3-Fette sorgen für eine gute Balance der Gewebehormone.
- Olivenöl sorgt dafür, dass Blutfette stabil sind.

Die mediterrane Ernährung ist die gesündeste.

Die DGE empfiehlt – praktisch umgesetzt – weniger Margarine und Pflanzenöle. Die positive Wirkung von Pflanzenölen konnte bisher nicht eindeutig nachgewiesen werden.

Pflanzenölwerbung

Die Werbung für Pflanzenöle und Margarine sendet Botschaften mit sehr zweifelhaftem Nutzen für den Verbraucher. Die Deutsche Gesellschaft für Ernährung (DGE) stellte im Jahr 2000 daher noch einmal deutlich klar, dass die positive Wirkung auf Herz-Kreislauf-Erkrankungen durch mehr linolsäurehaltiges Pflanzenöl und Margarine (Omega-6-Fette) »bisher nicht eindeutig nachgewiesen werden konnte«.[57] Gleichzeitig empfiehlt sie seit neuestem Omega-6-Fett zu Omega-3-Fett in einem Verhältnis von 5:1 zu essen.

Dieser unscheinbare, kurze Satz dieser wichtigen deutschen Institution bedeutet in der Praxis, dass der Verbrauch an Pflanzenölen und Margarine vermindert werden soll.

info
gesundheit

Ungesättigte Omega-6-Fette (Linolsäure)

- Linolsäure ist ein essenzielles Fett und lebensnotwendig für alle Zellen.
- Linolsäure ist Baustoff für die lebenswichtigen Gewebehormone.

Minuspunkte von zu viel Linolsäure

- Beeinflusst die Gewebehormone negativ
- Verhindert, dass Omega-3-Fette genutzt werden können
- Macht die Blutfette anfällig für Oxidation
- Wirkt entzündungsfördernd

Einfluss von Linolsäure auf die Blutfette

- 👍 Senkt das ungünstige LDL
- 👎 Kann in größeren Mengen auch das gute HDL ungünstig senken

Pflanzliches Fett in vielen Produkten überflutet unsere Zellen. Ein halber Teelöffel Omega-6-Fett pro Tag würde unseren Bedarf schon decken.

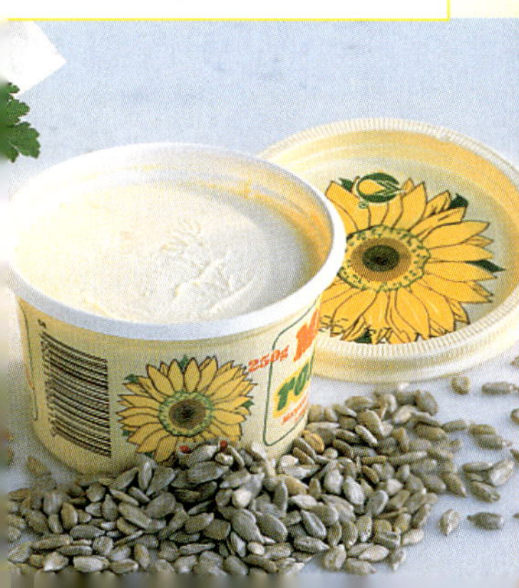

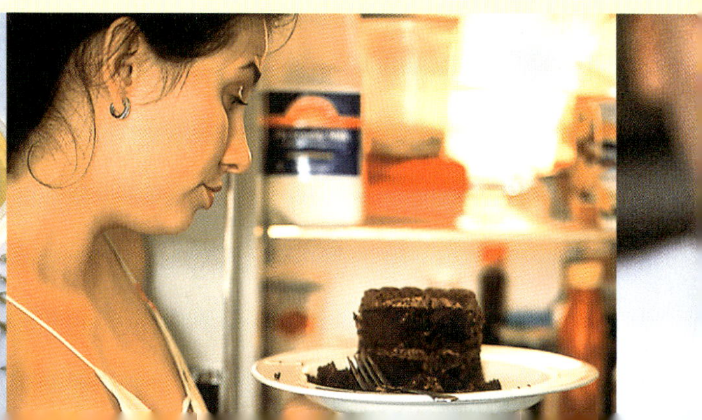

gesundheits-check

Bekommen Sie zu viel Linolsäure?

- ☐ Verwenden Sie linolsäurehaltige Pflanzenöle wie Sonnenblumenöl, Maiskeimöl, Traubenkernöl, Distelöl, Pflanzenöl (ohne nähere Inhaltsbezeichnung)?
- ☐ Essen Sie Pflanzenölmargarine?
- ☐ Essen Sie viele Fertiggerichte mit pflanzlichen Fetten?
- ☐ Essen Sie viele Backwaren mit Pflanzenölen?
- ☐ Essen Sie viel Frittiertes?
- ☐ Sind Sie Vegetarier und essen sehr viel Getreideprodukte?
- ☐ Haben Sie eine Autoimmunerkrankung wie Polyarthritis, Rheuma, Schuppenflechte, Lupus, Crohn-Erkrankung, bei der Sie weniger Omega-6-Fette verzehren sollten?

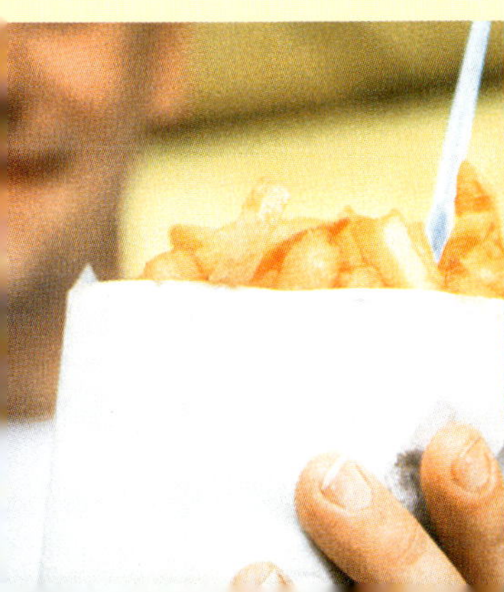
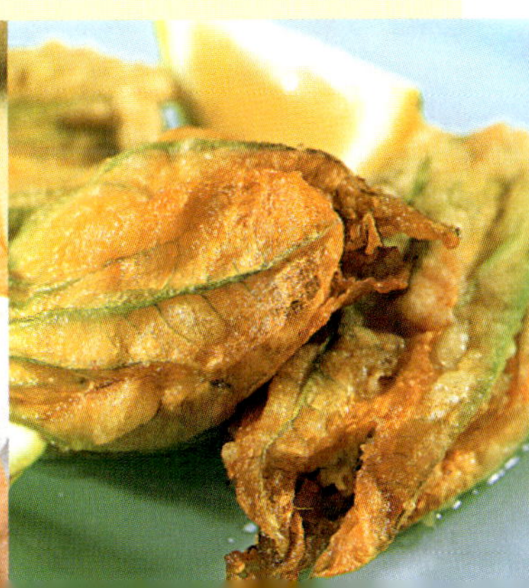
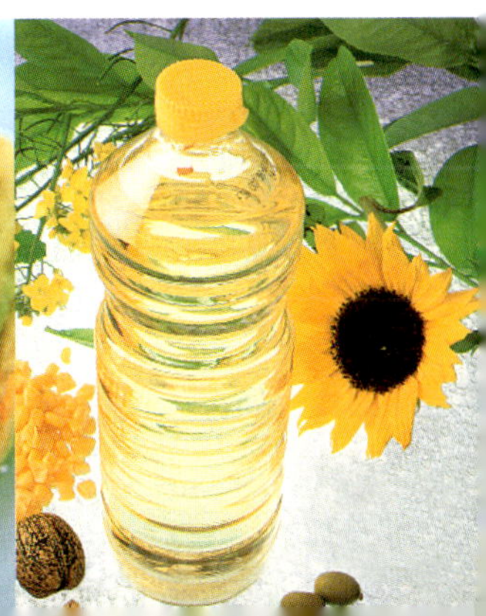

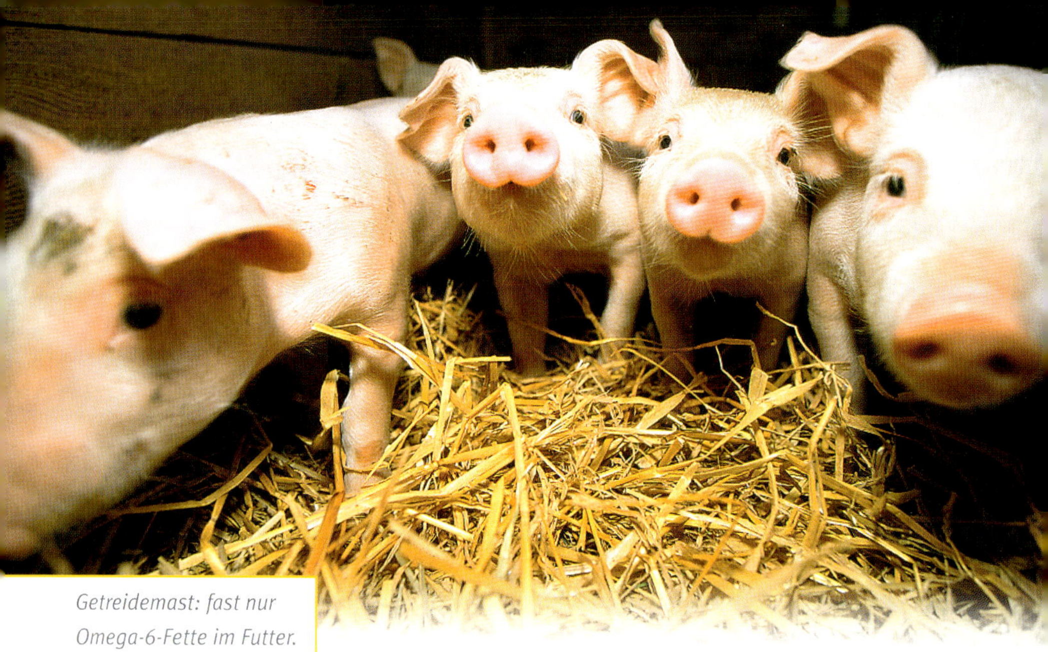

Getreidemast: fast nur Omega-6-Fette im Futter. Fleisch enthält deswegen viel Omega-6-AA-Fett, den Baustein für entzündliche Gewebehormone.

AA (Arachidonsäure) – die Fleischconnection

Liz Taylor, einst als die schönste Frau des Jahrhunderts bezeichnet, sieht noch immer durch viele Gesichtsliftings jünger aus, als sie ist. Aber nur, bis die Kamera versehentlich auf Ihre Hände schwenkt. Verdickte und steife Fingergelenke verraten, dass sie, wie viele ältere Menschen, Polyarthritis, eine Form von Rheuma, hat. Mit Alter verbindet man häufig diese verdickten, kleinen, »verknöcherten« Knochengelenke.

Menschen mit Rheuma haben aber nicht nur steife, dicke Gelenke, sondern Sie haben vor allem Schmerzen in den entzündeten Gelenken. Das eigene Immunsystem verursacht diese Entzündungen. Es greift die eigenen Gelenke an. Man nennt Rheuma deswegen auch eine Autoimmunerkrankung.

Die Ernährung scheint auch hierfür die beste Versicherung zu sein, um gesund zu bleiben. Bei den

Eskimos, die viel Fisch und wenig Fleisch essen, ist Rheuma unbekannt. Auch andere Autoimmunerkrankungen wie Schuppenflechte und Asthma kommen kaum vor. Die Sushi essenden Japaner leiden auch deutlich seltener unter diesen Autoimmunerkrankungen. Kann weniger Fleisch und öfter Fisch denn die Lösung sein? Was ist in diesen Lebensmitteln enthalten, das den großen Unterschied macht? Die Antwort liegt mit an den unterschiedlichen Fetten und den Gewebehormonen, die aus diesen Fettbausteinen gebildet werden.

Tauschen Sie öfter Fleisch gegen Fisch

In Fleisch ist viel AA-Fett, ein Omega-6-Fett, enthalten. AA ist der direkte Fettbaustein für die »ungünstigen« entzündungsfördernden Gewebehormone. Bei fast allen Autoimmunerkrankungen sind diese »ungünstigen« Gewebehormone erhöht. In Fisch sind dagegen Omega-3-Fette enthalten, aus denen die »günstigeren« Gewebehormone produziert werden.

Viele dieser Autoimmunerkrankungen könnten vermieden werden, wenn genügend Gewebehormone aus Omega-3-Fetten vorhanden wären. Der traditionelle Fischtag ist also sehr gesund. Aber: Bedingt durch die Ernährung mit viel Omega-6-Fetten – oft über Jahrzehnte – überwiegen die entzündungsfördernden Gewebehormone. Sie ebnen so den Weg für chronische Erkrankungen. Das war in der Evolution nicht vorgesehen. Die Evolution hat unsere Gewebehormone auf einer sehr ausbalancierten Fettzufuhr entwickelt.

Fischesser kennen kaum Autoimmunerkrankungen. Das liegt an der gesunden Balance der Gewebehormone.

Und das ist auch neu: Nicht nur bei Autoimmunerkrankungen, sondern auch bei der Arteriosklerose, den Verdickungen an den Arterienwänden, spielen Gewebeentzündungen eine bedeutende Rolle.

Vier Millionen Deutsche haben Rheuma (Polyarthritis)

Fleisch und Pflanzenöle sind Gift für Rheumapatienten.

Über vier Millionen Menschen in Deutschland sind von Rheuma betroffen. Die häufigste Form ist die Polyarthritis mit den typischen chronischen Gelenkentzündungen. Starke Schmerzen, geschwollene Gelenke, Gliedersteifheit und Probleme, schwere Gegenstände zu greifen und zu heben, sind die Folge dieser Entzündungen.

Schon vor 2500 Jahren vermutete Hippokrates, dass es einen Zusammenhang zwischen Rheuma und der Ernährung gebe. Dies wurde noch bis vor kurzem angezweifelt, obwohl Menschen mit Arthritis immer wieder berichten, dass Sie nach Verzehr von Fleisch und bestimmten Nahrungsmitteln häufig stärkere Entzündungen und Schmerzen haben. Dagegen werden Medikamente eingesetzt, die die Entzündungsbotenstoffe hemmen.

Heute wissen wir: Das im Fleisch enthaltene AA-Fett ist der direkte Baustoff für entzündungsfördernde Botenstoffe. Aber auch Linolsäure aus Pflanzen-

Zu viel Fleisch! Entzündliche Gewebehormone aus AA-Fleischfett fördern Rheuma, Herz-Kreislauf-Erkrankungen und die Degeneration von Gehirnzellen.

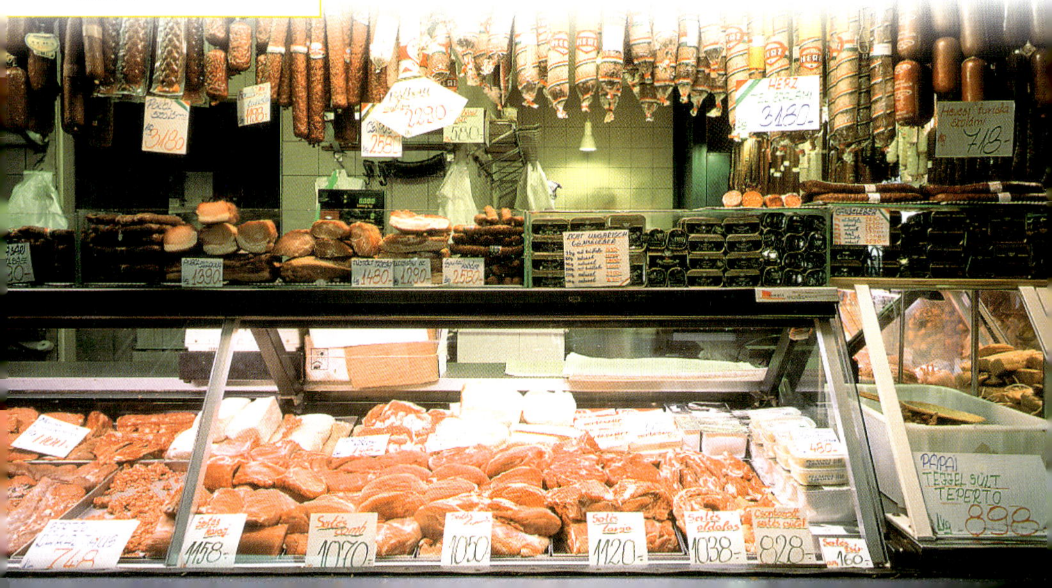

ölen wird zu AA-Fett umgewandelt und trägt damit entscheidend zur Produktion von entzündungsfördernden Gewebehormonen bei.[58] Besonders Sonnenblumenöl, Maiskeimöl, Distelöl sind linolsäurereich. Vermeiden Sie bei Rheuma und Autoimmunerkrankungen deswegen Fleisch, Wurst, Innereien und die linolsäurehaltigen Pflanzenöle. So vermindern Sie die für Sie ungünstigen Gewebehormone. Übrigens: Je weniger Linolsäure aus Pflanzenölen Sie essen, desto besser werden die Omega-3-Fette genutzt.[59]

Fischöl – blockieren Sie die Produktion schlechter Eicos

Noch effektiver kann man die Gewebehormone aus dem Fettbaustoff AA vermindern, indem man sehr viel Fisch, Fischölkapseln und Leinöl isst.[60] [61] Vor allem Fischölkapseln mit konzentriertem Omega-3-Fett EPA – dem direkten Baustoff für die entzündungshemmenden Gewebehormone – schränken die Produktion der entzündungsfördernden Gewebehormone aus Omega-6-Fetten ein. Der Omega-3-Baustoff EPA wetteifert nämlich um dieselben Produktionsstätten im Körper für die Gewebehormone.

Menschen mit Rheuma haben es also schon längst geahnt und auch schmerzhaft zu spüren bekommen, dass ihnen bestimmte Lebensmittel nicht gut tun. Tatsächlich können bis zu 90 % der entzündungsfördernden Gewebehormone so vermindert werden.[62] Weniger Omega-6-Fett aus Fleisch und Pflanzenölen und dafür mehr Omega-3-Fett aus Fisch, Fischölkapseln und Leinöl ist eine Doppelstrategie, die funktioniert. Sie können die Einnahme von entzündungs- und schmerzhemmenden Medikamenten dann meist schon nach drei bis vier Monaten verringern.

tipp

Verdrängungswettbewerb: Essen Sie mehr Omega-3-Fette aus Fisch und Leinöl. Desto weniger wird AA-Fett zum Bau von schlechten Gewebehormonen genutzt. Beim therapeutischen Einsatz von Fischöl bei Rheuma gibt man 2 bis 3 Gramm täglich.

Die Zellen – das Fettrohstofflager für die Gewebehormone

Warum ist die entzündungshemmende Wirkung nicht sofort zu spüren wie bei Medikamenten? Die Omega-3-Fette müssen erst einmal die Zellen in Ihrem Körper umbauen. Es dauert einige Zeit, bis sich die Omega-3-Fette aus der Ernährung in Ihren Zellhüllen (Zellmembranen) angesammelt und andere Fette verdrängt haben. Die Zellhüllen sind das Rohstofflager für die Gewebehormonproduktion. Erst wenn die Vorräte in diesem Rohstofflager über einige Monate mit Omega-3-Fetten aufgestockt worden sind, können Sie also eine Veränderung der Gewebehormone erwarten.

Elf Studien belegen weniger Arthritisschmerzen

Speichern Sie Omega-3-Rohstoffe für gute Gewebehormone in Ihren Zellhüllen. Fisch ist der beste Lieferant.

Noch vor wenigen Jahren bezweifelten Ärzte, dass man irgendetwas bei Polyarthritis durch veränderte Ernährung erreichen könnte. In elf Studien hat man

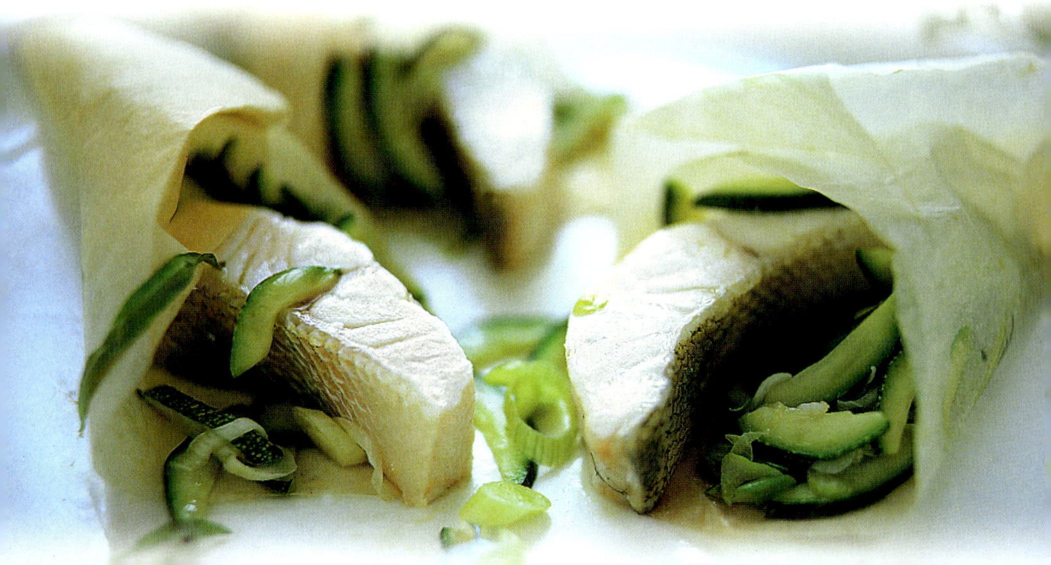

aber inzwischen nachgewiesen, dass Fischölkapseln gegenüber anderen Ölen die Schmerzhäufigkeit vermindern.[63,64,65] Die Teilnehmer bekamen jeweils für drei bis sechs Monate Fischölkapseln oder Olivenölkapseln, ohne dass diese oder der Arzt wussten, was darin enthalten war. Man wollte ausschalten, dass sich Patienten eine Verbesserung einbildeten. Olivenöl be-

gut zu wissen

Meiden Sie AA-haltige Lebensmittel

Wenn Sie eine schwere Herz-Kreislauf-Erkrankung (Gewebeentzündung an den Arterien) oder eine Autoimmunerkrankung wie Rheuma, Arthritis, Lupus, Schuppenflechte haben, dann sollten Sie Omega-6-Fette aus Pflanzenölen und AA-reiches Fleisch verringern. Essen Sie mehr Omega-3-Fette aus Fisch und Leinöl. So können Sie die entzündungsfördernden Gewebehormone vermindern, die bei allen diesen Erkrankungen beteiligt sind.

Hitliste der AA-haltigsten Lebensmittel pro 100 g

Schweineschmalz	1700 mg
Schweineleber	878 mg
Innereien	450 – 800 mg
Eigelb	375 mg
Leberwurst	250 mg
Schweinespeck	250 mg
Schweinefleisch	120 mg
Rindfleisch	70 mg
Kalbfleisch	65 mg
Camembert	30 mg

Magermilchprodukte haben weniger AA

Vollmilch	4 mg
Magermilch	2 mg
Vollfettquark 20 %	5 mg
Magerquark	0 mg

Sie mögen keinen Fisch? Versuchen Sie Fischölkapseln.

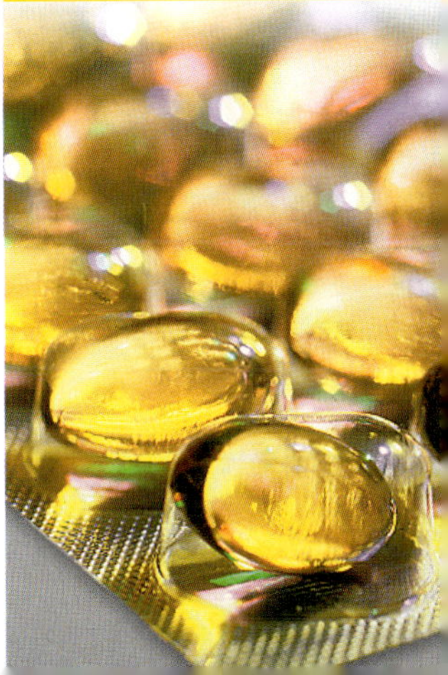

Mit Fischölkapseln decken Sie Ihren Bedarf an Omega-3-Fetten.

einflusst die Gewebehormone nicht, verhält sich also neutral. Dementsprechend trat bei diesen Patienten auch keine Besserung ein. Bei Patienten mit Fischölkapseln dagegen sah man weniger Morgensteifheit, bessere Griffstärke, weniger geschwollene Gelenke, weniger Schmerzen.Die Medikamente konnten häufig nach drei Monaten vermindert werden.

Mit den richtigen Fetten werden also die Gewebehormone beeinflusst.

gesundheits-check

Bekommen Sie zu viel AA?

- [ ] Essen Sie viele tierische Lebensmittel?
- [ ] Essen Sie häufig Innereien, Wurst und rotes Fleisch?
- [ ] Essen Sie fette Milchprodukte?
- [ ] Essen Sie linolsäurehaltige Pflanzenöle und Margarine, die in AA umgewandelt werden?

Menschen die weniger AA bekommen sollten

- [ ] Haben Sie eine Herz-Kreislauf-Erkrankung?
- [ ] Haben Sie hohe Blutfette?
- [ ] Haben Sie eine Autoimmunerkrankung wie Polyarthritis, Rheuma, Schuppenflechte, Lupus, Crohn-Erkrankung, Asthma?

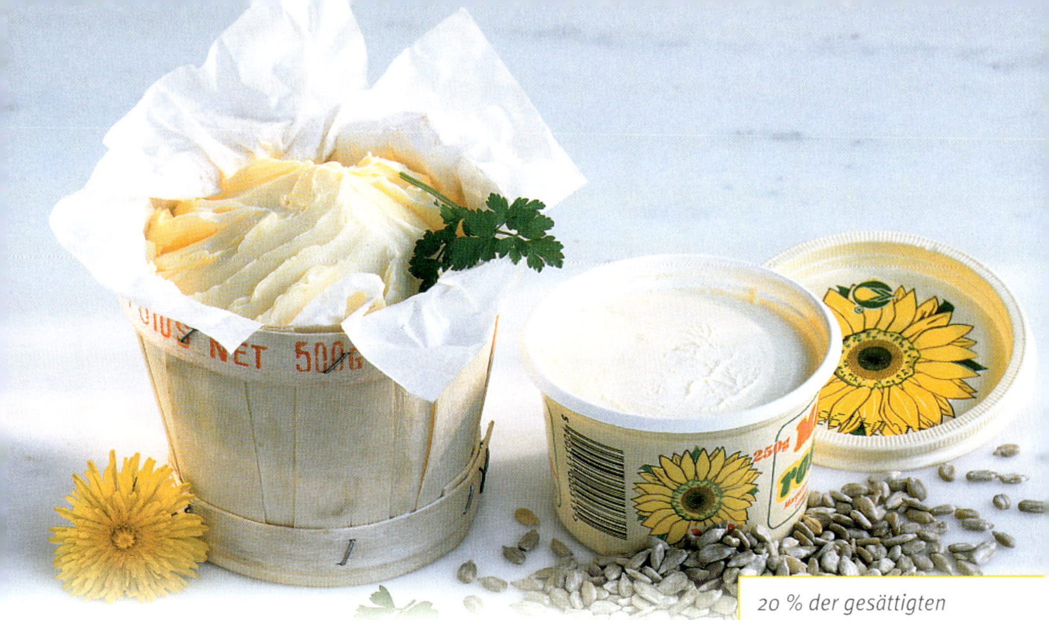

20 % der gesättigten Fette, die Deutsche konsumieren, kommen aus Butter. Sonnenblumenmargarine ist besser, aber nicht optimal. In diesem Kapitel erfahren Sie, welche Margarine gesund ist und welche Sie vermeiden sollten.

Margarine oder Butter?– mehr Werbung als Wirkung

Margarine früher – *schlecht schmeckendes Streichfett.*

Wer kennt nicht von früher das ranzig schmeckende Fettgemisch: Margarine. Aber auch heute essen viele Verbraucher Margarine, so dass wir diesem besonderen Fettgemisch ein eigenes Kapitel gewidmet haben.

Die 60er und 70er Jahre des vergangenen Jahrhunderts waren die Hoch-Zeit der Margarine. Als ranzig schmeckendes Streichfett wurde es in den 20er Jahren von der Industrie für Soldaten erfunden, weil es, im Gegensatz zu Butter, fast unbegrenzt ohne Kühlung an der Kriegsfront haltbar war. Ranziger Geschmack entsteht durch die Härtung von mehrfach ungesättigten Ölen, bei dem das Öl für mehrere Stunden auf über 220 Grad erhitzt wird. Im Anschluss an diesen Prozess lässt sich der oxidierte, ranzige Fettge-

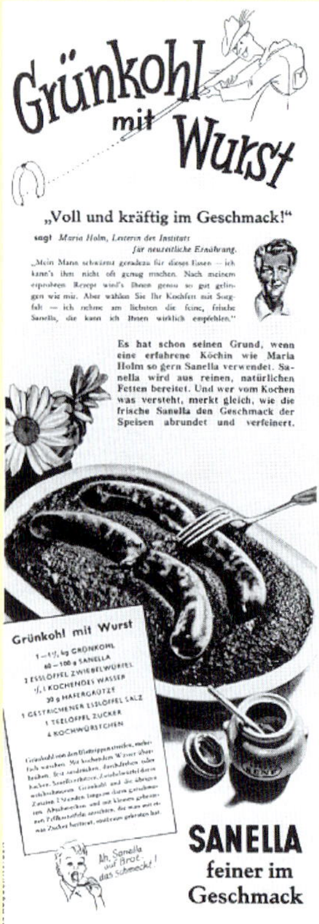

Gehärtete Margarine der 60er Jahre hatte viele Transfette. Schon minimale Mengen erhöhten das Risiko für Herz-Kreislauf-Erkrankungen um 50 %. Solche transfetthaltigen Pflanzenfette sind in vielen Produkten auch heute noch enthalten.

schmack nicht mehr ganz entfernen. Die übrig bleibende physikalisch und chemisch veränderte Ölpampe ist ein streichfähiges, lange haltbares Fett mit dem Charme von ranzigem Sonnenblumen- oder Sojaöl.

Da Margarine sich mit dieser Geschmacksnote ohne einen weiteren Nutzen für den Verbraucher kaum verkaufen ließ, wurde in den 50er Jahren Pflanzenmargarine von der Lebensmittelindustrie mit Hilfe der Cholesterinhysterie und enormen Werbeaufwendungen populär gemacht. So hielt sie Einzug in jeden Haushalt.

Margarine früher – *voller schädlicher Transfette.* Ab den 60er Jahren bekam fast jedes zweite Kind die ranzig schmeckende Ölpampe von fürsorglichen Müttern auf die Schulbrote geschmiert. Auch zum Braten wurde Margarine benutzt, was zusätzlich die noch übrigen mehrfach ungesättigten Fette oxidieren ließ. Tatsächlich enthielt die damals gehärtete Margarine 30 bis 40 % gesundheitsschädliche Transfette. Diese Transfette sind sogar schädlicher als die gesättigten Fette der Butter, die Margarine ersetzen sollte. Der Körper hat für die chemisch veränderten Transfette kaum Verwendung. Sie erhöhen das Risiko für Diabetes und Herzinfarkte, erhöhen das schlechte LDL-Cholesterin (klebrige) und senken das gute HDL (Cholesterin-Müllabfuhr). Kein anderes Fett hat derart fatale Wirkung. Auch heute sind diese gehärteten Fette mit hohem Transfettgehalt in vielen Fertigprodukten und Backwaren enthalten. Sie kennen bereits die Harvard-Studie mit 70 000 Krankenschwestern. Das Ergebnis: Das Herzinfarktrisiko steigt schon bei 30 Gramm Mehrverzehr solcher Transfette um 50 % an.[66]

Erst Ende der 80er Jahre setzte sich bei den Verbrauchern allmählich die Meinung durch, dass Margarine nicht nur schlechter schmeckt als Butter, sondern auch noch schädlicher ist. Dadurch hatten viele

Verbraucher mit Margarine endgültig abgeschlossen und kehrten zu Butter auf dem Brot und zu Öl zum Braten zurück. Der Absatz stagnierte und die Industrie musste sich etwas Neues einfallen lassen.

- Margarine heute – *gesünder und der Billiggeschmack ist weg.*

Heute ist der Margarinegeschmack enorm verbessert. Beim Testen waren wir erstaunt. Bei guten Margarinesorten lässt sich unter einem Brotbelag der Unterschied zu Butter überhaupt nicht mehr feststellen.

Wichtiger noch: Die Transfette sind vermindert worden. Der Produktionsprozess der Härtung ist, zumindest für die Margarine im Supermarkt, so geändert worden, dass inzwischen nur noch fünf Prozent Transfette in deutscher, weicher Margarine enthalten sind.[67] Das ist genauso viel wie in Butter. Als Faustregel gilt: Je fester Margarine ist, desto mehr ist sie gehärtet und desto mehr Transfette enthält sie. In Diätmargarine oder Reformhausmargarine sind gar keine Transfette enthalten. Solche ungehärteten Margarinesorten sind auch geschmacklich am besten.

Tatsächlich sind die ungehärteten pflanzlichen Margarinesorten heute gesünder als Butter:

- Margarine enthält im Schnitt nur ein Drittel gesättigtes Fett wie Butter. Dies ist der Hauptpluspunkt von Margarine.
- Margarine enthält kein Cholesterin.
- Margarine hat im Vergleich zu Butter 10- bis 20-mal so viel an ungesättigten Fetten, die das LDL-Cholesterin senken.

Vor allem die Margarine-Neuentwicklungen aus einfach ungesättigtem Olivenöl oder mit Omega-3-Fetten machen Margarine zu einem gesünderen Lebensmittel. Sie haben weniger Omega-6-Fette und beeinflussen die Gewebehormone weniger, weil das Verhältnis von Omega-6- zu Omega-3-Fetten ausgewogener ist.

tipp

Viele Margarinesorten sind heute gesünder als Butter. Aber: Lesen Sie immer die Packungsangaben. Kaufen Sie nie Margarine mit teilweise gehärteten Fetten. Sonnenblumenmargarine und Distelölmargarine überfrachten die Gewebehormonproduktion mit vielen Omega-6-Fetten. Verwenden Sie lieber Olivenöl- und Omega-3-Margarine.

gut zu wissen

	Gesättigte Fette	Einfach ungesättigtes Fett	Mehrfach ungesättigtes Fett	Transfette[68]	Cholesterin
Butter	69 %	24 %	3 %	4 %	249 mg
Pflanzenmargarine zum Backen	30 – 40 %	**	25 – 49 %	2 – 19 %	–
Pflanzenmargarine	25 – 35 %	**	25 – 49 %	2 – 6 %	–
Diätmargarine	20 %	**	50 %	0 %	–

** je nach Hersteller

So wird flüssiges Öl fest – wie viel veränderte Fette wollen Sie?

Lebensmittel so natürlich wie möglich zu belassen, ist ein Grundsatz gesunder Ernährung. Die Lebensmittelindustrie müssen Sie sich vorstellen wie ein Laboratorium, in dem Moleküle auseinander genommen und wieder neu zusammengestellt werden. Für uns als Endverbraucher ist immer die Frage: Wie viel Veränderung möchten wir an unseren Lebensmitteln haben? Welche Verarbeitungstiefe lassen wir zu? Wie können wir an der Verpackungsaufschrift der Margarine feststellen, was mit dem gesunden pflanzlichen Öl passiert ist, um Margarine daraus zu machen?

Es gibt drei Methoden, um ein flüssiges Fett fest und streichfähig zu machen. Dabei erhöht sich immer der Anteil von gesättigten festen Fetten im Vergleich zu dem flüssigem naturbelassenen Öl.

- Die ungünstigste Methode ist, Öl teilweise zu härten. Durch die Härtung werden flüssige ungesättigte

Fette teilweise zu festen gesättigten Fetten. Obwohl das Ausgangsöl oft bis zu 60 bis 80 Prozent mehrfach ungesättigter Fette enthalten hat, bleiben in Pflanzenmargarine dann oft nur 25 bis 50 Prozent davon übrig. Was sich aber nicht kontrollieren lässt, ist die Unzahl von chemisch veränderten Fettmolekülen, die durch den Erhitzungsprozess erst entstehen – darunter die so genannten Transfette. Gehärtete Fette sind daher gesundheitlich immer bedenklich. Sie sollten die Packungsaufschriften beachten: »Teilweise gehärtete« Margarine können wir nicht empfehlen. Je mehr Transfette Sie essen, desto höher ist Ihr Risiko für Herz-Kreislauf-Erkrankungen und Diabetes. Nicht alles, was technisch möglich ist, sollte auch gemacht werden, geschweige denn gegessen werden. Mehr dazu im Kapitel Transfette.

- Eine zweite Methode ist das Umestern. Hierbei wird die chemische Bindung der Fette verändert. Die maßgeschneiderten Fettmoleküle werden dabei komplett auseinander genommen und neu zusammengefügt. Gesättigte Fette werden eingebunden und der Schmelzpunkt des Fettes verändert. Dadurch ist die Margarine bei Raumtemperatur fest. Hierbei entstehen neue, dem Körper nicht bekannte Fettmoleküle. »Bisher« liegen noch keine negativen Erkenntnisse vor. Trotzdem wird das ursprüngliche Öl stark verändert. Fast alle Margarineprodukte im Supermarkt, die nicht gehärtet sind, werden umgeestert.

Reformhausmargarine darf nie gehärtete oder umgeesterte Fette enthalten.

- Die dritte Art des Verfestigens ist einfach das Beimischen von natürlich festem Palmölfett. Dies ist die natürlichste Methode, denn die Ausgangsöle werden nicht verändert. Reformhausmargarine darf nie gehärtet oder umgeestert werden, sondern nur durch die Mischung mit festen Pflanzenfetten streichfähig gemacht werden. So bleiben die Öle unverändert erhalten.

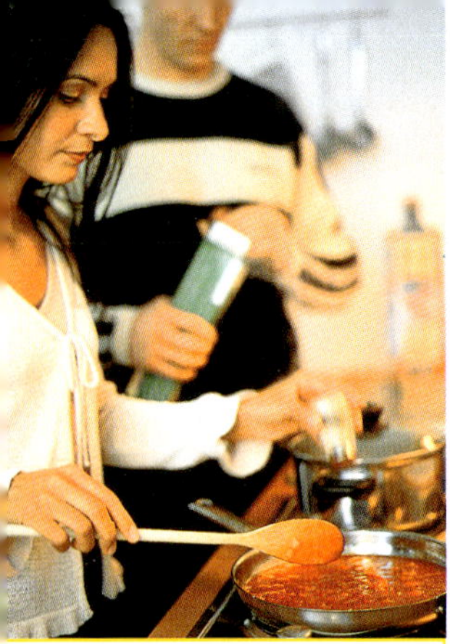

Verwenden Sie immer Olivenöl! Normale Margarine oxidiert beim Braten und Sie essen ein Gemisch aus schädlichen Fettradikalen. Backmargarine ist zwar zum Braten geeignet, enthält aber viele gesättigte Fette und meist unkontrollierte Mengen an Transfetten.

So kaufen Sie Margarine ein

Margarine »zum Backen und Braten geeignet« – *Finger weg*

Margarine mit vielen mehrfach ungesättigten Fetten eignen sich nicht zum Braten und Backen, da sie braun werden, zu rauchen anfangen und oxidieren. Oxidierte Fette sind instabil und können auf diese Weise andere Fette in Ihren Körperzellen ebenfalls angreifen und oxidieren. Zum Backen und Braten bietet die Industrie sozusagen »maßgeschneiderte« Margarine an, die derart verändert ist, dass sie einen höheren Schmelzpunkt hat. Meist tragen diese Produkte die Packungsaufschrift »zum Braten und Backen geeignet«. Sie sind sehr fest, selbst wenn Sie die Magarine nicht im Kühlschrank hatten. Diese Margarinesorten enthalten einen hohen Anteil an gesättigten Fetten. Da sie oft stärker gehärtet sind als andere Margarine, finden sich in ihnen auch meist mehr gesundheitsschädliche Transfette. Die Lebensmittelindustrie hat zwar den Transfettanteil von ca. 30 % im Jahr 1994 auf heute nur noch 5 % vermindert. In einer Analyse von zehn Backmargarinesorten im Jahr 2000 gab es aber immer noch Produkte, die 19 % ihres Fettes in Form von Transfetten enthielten. In diesen hoch erhitzten Produkten sind Omega-3-Fette nicht enthalten. Die Temperatur lässt sie oxidieren.

Pflanzenmargarine – *Lupe im Supermarkt nicht vergessen*

Lesen Sie immer die Packung. »Teilweise gehärtete« Margarine kaufen wir nicht. Eine Analyse von neun deutschen Sonnenblumenöl-Margarinesorten ergab, dass sie immer noch unnatürliche Fettmoleküle enthielten, von denen Transfette 5 % ausmachen.[73] Wenn nicht ausdrücklich auf der Packung steht, »nicht gehärtet oder umgeestert«, können Sie davon ausgehen, dass diese Härtungsprozesse angewandt wurden. Minuspunkt: Mit Pflanzenmargarine überschwemmen Sie den Körper mit Omega-6-Fetten, die die Gewebehormonproduktion stören.

Diätmargarine – *keine Transfette*

Diätmargarine muss über 50 % an mehrfach ungesättigten Fetten enthalten. Gegenüber Butter hat sie nur ein Drittel so viele gesättigte Fette und 10- bis 20-mal so viel mehrfach ungesättigte Fette. Diätmargarine darf keine Transfette enthalten. Diese Margarine ist nicht gehärtet. Das Öl wird entweder mit harten Pflanzenölen wie Palmöl gemischt oder umgeestert. Hauptminuspunkt auch hier: Diätmargarine enthält zu viele Omega-6- und zu wenige Omega-3-Fette. Das Verhältnis ist zirka 100:1. Die Gewebehormone aus Omega-3-Fetten werden dadurch weniger produziert.

Reformhaus-Margarine – *keine veränderten Fette*

Pflanzenmargarine aus dem Reformhaus darf nicht gehärtet oder umgeestert werden, sondern wird mit Palmöl zu einer streichfähigen Emulsion gemischt. Pluspunkt: Hier kommen die pflanzlichen Öle mit essenziellen Fetten unverändert zum Tragen. In Reformhausprodukten sind außerdem keine Konservierungs- oder Farbstoffe enthalten. Minuspunkt: Je nach verwendetem Öl ist ein hoher Omega-6-Anteil enthalten.

Vollwertige Margarine – *für Biofreaks*

Öle können schonend kalt gepresst oder chemisch mit Druck und Hitze extrahiert werden. Die Ausbeute aus der Ölsaat liegt bei der Kaltpressung meist nur bei 40 %. Deswegen sind diese Produkte teurer.

Dafür sind die essenziellen Fette aber auch am besten erhalten, und die Pflanzenstoffe werden weniger stark herausraffiniert. Für Reformhäuser werden Biosaaten verwendet. Diese Produkte sind eher eine Frage der Weltanschauung. Harte Daten, ob Sie dadurch gesünder bleiben und länger leben, gibt es nicht.

tipp

Finger weg von festen Backmargarinesorten mit ihrem hohen Anteil an gesättigten Fetten und Transfetten!! Das Herzinfarktrisiko steigt mit Transfetten deutlich.[69 70 71] Die Blutfette werden durch diese harten Margarinesorten negativ beeinflusst.[72] Im Vergleich zu Butter kann das gute HDL-Cholesterin (die Cholesterinmüllabfuhr) abfallen, wenn Sie größere Mengen davon essen. Das passiert schnell, wenn Sie Kuchen mit dieser Industriepampe backen. Selbst Butter ist gesünder als Backmargarine. Rapsöl zum Backen zu verwenden wäre ideal.

gut zu wissen

So viel veränderte Transfette sind enthalten

Die Margarineindustrie behauptet, es gäbe nur noch 1 % Transfette in der Margarine. Hier die Fakten: In zehn analysierten Backmargarinesorten waren es im Jahr 2000 2 bis 19 %, in neun Sonnenblumenöl-Margarinesorten waren es 2 bis 6 %. Diätmargarine darf per Verordnung keine Transfette enthalten.

Verwenden Sie keine gehärtete Margarine

Je mehr Transfette und gesättigte Fette Sie essen, desto negativer werden die Blutfette beeinflusst.[74]
So senken oder steigern Fette die LDL-Blutfette:

Halten Sie die Lebensadern frei.
So beeinflussen verschiedene Fette die schlechten LDL-Blutfette.

- Naturbelassene fetthaltige Nüsse senken LDL am besten [75 76 77 78]
- Pflanzenöl am zweitbesten
- Diätmargarine enthält mehr gesättigte Fette als Öl und senkt Blutfette am drittbesten
- Teilweise gehärtete Margarine mit zirka 6 Prozent Transfetten hat nur noch geringe positive Wirkung[79]
- Butter verschlechtert die Blutfette wegen der gesättigten Fette
- Backmargarine mit vielen Transfetten und gesättigten Fetten verändern die Blutfette noch negativer als Butter. Finger weg!

Mehr Omega-3-Fette und mehr einfach ungesättigte Fette

Der Hauptminuspunkt bei Standard-Margarine ist der viel zu hohe Omega-6-Gehalt, der die Gewebehormonproduktion aus Omega-3-Fetten blockiert. Veraltete, herkömmliche Margarine enthält hauptsächlich Omega-6-Fette in einem Verhältnis von 60 bis 100:1.

Was soll nun gute Margarine an Fetten enthalten? Mehr einfach ungesättigte Fette, weniger Omega-6-Fette und mehr Omega-3-Fette. Das einfach ungesättigte Fett aus Olivenöl senkt genauso gut die Blutfette wie andere Pflanzenöle, es hat aber zwei Vorteile:

- es beeinflusst nicht die Gewebehormone
- in den Blutbahnen ist es sehr stabil und wird nicht so leicht ranzig wie die Omega-6-Fette.

Mit den neuen Margarineentwicklungen liegen Sie richtig bei der Pflege Ihrer Blutgefäße!

Moderne Margarinemischungen

Omega-3-Margarine – die beste Wahl

Vitaquell »Omega-3-Margarine« (Reformhaus) enthält Omega-3-Fett aus Rapsöl, Leinöl und Meeresalgen. Dies ist die einzige Margarine, die das Logo der deutschen Herzstiftung trägt. Das hat seinen Grund: In ihrer Zusammensetzung entspricht Sie der neuen Forderung der Deutschen Gesellschaft für Ernährung, die ein Verhältnis von 5:1 von Omega-6- zu Omega-3-Fetten fordert und zusätzlich mehr einfach ungesättigte Fette empfiehlt. Mit drei Scheiben Brot, bestrichen mit Omega-3-Margarine, deckt man 50 % des Omega-3-Fettbedarfs. Dies dürfte zur Zeit die ausgewogenste Margarine auf dem deutschen Markt sein. Das Minus aller übrigen Margarine ist, dass sie viel zu viel Omega-6-Fette enthalten.

Gesunde Margarine hat mehr Omega-3-Fett, mehr einfach ungesättigtes Fett und ist nicht gehärtet oder umgeestert. Omega-3-Margarine trägt als einzige sogar das Logo der deutschen Herzstiftung!

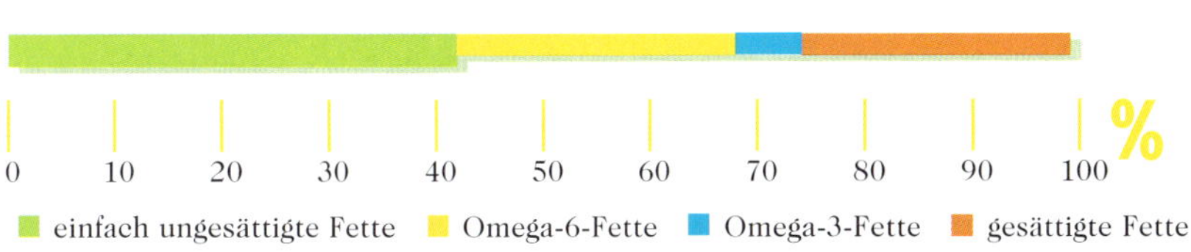

Olivenöl-Margarine – das Mittelmeer auf den Tisch

»Olima« von Eden und »m'Olivo« von Vitaquell sind Margarinesorten, die 50 % bzw. 60 % einfach ungesättigte Fette aus Olivenöl enthalten. Sie bringen so die Mittelmeerernährung aufs Brot. »m'olivo« von Vitaquell ist zusätzlich das Produkt mit dem höchsten Anteil an Vitamin E, das dazu dient, die ungesättigten Fette stabil zu halten.
100 Gramm Vitaquell »m'olivo« enthalten 80 Milligramm an Vitamin E. Das ist im Schnitt viermal mehr als in anderen Marken und zehnmal mehr, als in Olivenöl enthalten ist. Das Gute daran: Vitamin E in Kombination mit ungesättigten Fetten senkt nachhaltig das Herzinfarktrisiko. Beide Produkte sind weder gehärtet noch umgeestert und im Reformhaus erhältlich.

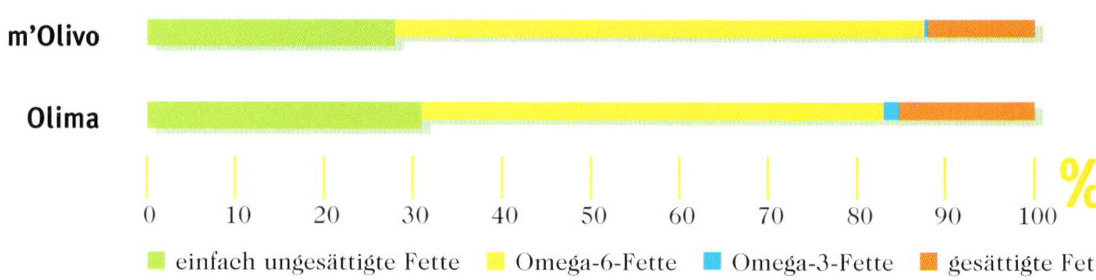

Rapsöl-Margarine – ideale Fettzusammensetzung

Rapsöl-Margarine hat das ideale Fettmuster: 60 bis 70 % einfach ungesättigtes Fett und 7 % Omega-3-Fette. Sie entspricht der Fettzusammensetzung, wie sie die Einwohner der Insel Kreta essen. Sie erinnern sich: Die Kreter haben nur ein Zwanzigstel der Herzinfarkte wie wir Nordeuropäer. In Australien und in den USA ist Rapsöl-Margarine längst zum Verkaufsschlager geworden. In Deutschland gibt es zwar viele Rapsfelder, aber Raps erinnert viele ältere Menschen an die Nachkriegszeit, weswegen er hierzulande – wie die Rüben – vom Speiseplan fast verschwunden ist, obwohl er die ideale Fettzusammensetzung hat. Es wird daher noch etwas dauern, bis ein Rapsöl-Margarine-Produkt auf den deutschen Markt kommt.

gut zu wissen

	Butter	Back-margarine	Pflanzen-margarine Supermarkt	Diät-margarine Supermarkt	Omega-3-Margarine Reformhaus	Olivenöl Margarine Reformhaus
Verhältnis Omega-6- zu Omega-3-Fetten	👎	👎👎	👎	👎👎	👍👍	—
Hoher Anteil einfach ungesättigter Fette	👍	👎	👎	👎	👍	👍👍
Wenig gesättigte Fette	💣	👎	👍	👍	👍	👍
Cholesterin	👎	—	—	—	—	—
Transfettgehalt	👎	💣	👎	👍	👍	👍
Keine Umesterung	👍	👎	👎	👎	👍	👍

Margarine mit Phytosterinen – Pflanzenstoffe gegen hohes LDL

Becel Pro aktiv hat nur halb so viel Fett wie normale Margarine und hat zusätzlich ein Verhältnis von zumindest 7:1 Omega-6- zu Omega-3-Fetten. Außerdem wurden Phytosterine zugesetzt. Das sind Pflanzenstoffe, die das schlechte LDL zusätzlich um 10 bis 15 % senken können. Phytosterine kommen vor allem in Nüssen vor und sind mitverantwortlich für die LDLsenkende Wirkung von Nüssen. Phytosterine sorgen dafür, dass weniger Cholesterin in den Körper aufgenommen wird. Becel Pro aktiv mit Phytosterinen ist besonders für Menschen mit hohem Cholesterinwerten geeignet oder für Diabetiker und Patienten mit Herz-Kreislauf-Erkrankungen.

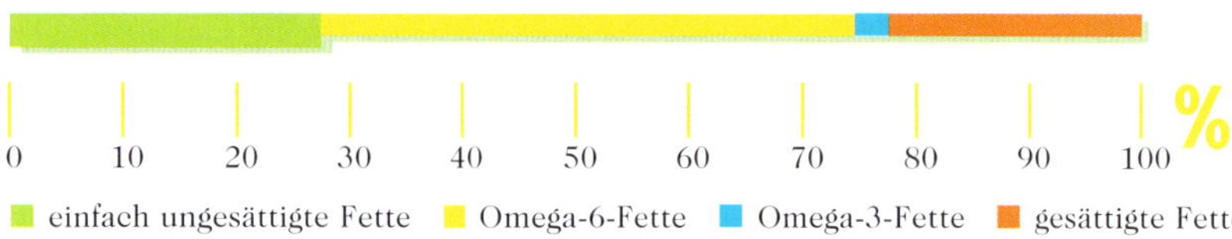

Butter oder Margarine – die Blutfette bedanken sich

20 % der täglichen Zufuhr an gesättigten Fetten der Deutschen kommen allein aus Butter.[80] Wollen Sie tierisches, gesättigtes Fett zum Großteil aus Ihrem Speiseplan eliminieren, dann lassen Sie die Butter weg und nehmen andere Brotaufstriche. Das Beste wäre Magerquark unter der Marmelade. Das ist in jedem Fall gesünder als jedes Streichfett, auch als Margarine. Vorschläge für Brotbeläge finden Sie auf den Seiten 68f. und 258f. Eine andere Möglichkeit ist, auf Margarine umzusteigen. Dies kann sich gut auf das schlechte LDL-Blutfett auswirken.

Der Austausch von Butter gegen Margarine soll Herzkrankheiten um 10 % senken.

Um zirka 11 % können Sie das LDL-Cholesterin mit einem Austausch von gesättigten Fetten der Butter gegen die ungesättigten Fette in Margarine senken.[81]

Sie wollen es genau wissen: In über 20 Studien wurde Butter gegen Pflanzenmargarine ausgetauscht und der Cholesterinspiegel der Teilnehmer gemessen.[82] Man hat »errechnet«, dass das dadurch gesenkte LDL-Cholesterin das Risiko für eine Herzkrankheit um zirka 10 % senkt.

Margarine – mehr Werbung als Wirkung

10 % ist nicht wirklich viel im Vergleich zu den 30 bis 40 %, die Sie mit zusätzlichem Vitamin E, Nüssen, Fisch und Omega-3-Ölen erreichen können. Allein mit einer täglichen Portion der konzentrierten Inhaltsstoffe aus Walnüssen senken Sie das Risiko für einen Herzinfarkt um 30 bis 40 %. Mit mediterraner Ernährung senken Sie das Risiko sogar um 70 %. Die Werbung hat den positiven Einfluss von Margarine auf Herz-Kreislauf-Erkrankungen maßlos übertrieben.

Hauptplus von Margarine ist, dass Sie weniger gesättigte Fette enthält als Butter.

Minuspunkt ist, dass die ungesättigten Fette ein Fettauszug aus zuvor vollwertigen Lebensmitteln sind. Während der Ölpressung und der Verarbeitung werden Ballaststoffe, Pflanzenstoffe wie Phytosterine, Vitamine, Mineralien und Spurenelemente entzogen, die alle zum Schutz der Blutbahnen beitragen. Mit großem »Werbetamtam« werden dann die zuvor entfernten Phytosterine wieder in die Margarine hineingemengt.

Mediterrane Ernährung wäre erfolgreicher

Die Verwendung von Margarine verleitet, zusätzlich Wurst und Käse aufs Brot zu legen, da Margarine allein auf dem Brot langweilig ist. Wurst und Käse strotzen vor gesättigten Fetten.

Andere Brotbeläge anstelle des einfallslosen Streichfett-Käse-Wurst-Alltags bringen daher viel mehr für die Gesundheit und sind abwechslungsreicher. Olivenpasten, Avocadocremes, Nussbrotaufstriche, Humus mit verschiedenen Gewürzen, Gemüsepasten, Meerrettichquark: der Phantasie für gesunde Brotbeläge sind keine Grenzen gesetzt.

Mediterrane Ernährung ist Gesundheit die schmeckt!

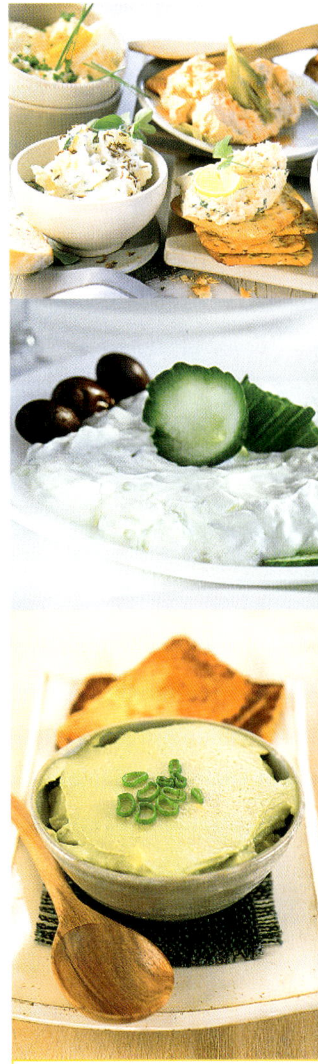

Mediterrane Brotbeläge und Fisch auf Brot übertrumpfen Margarine für ein fittes Herz bei weitem.

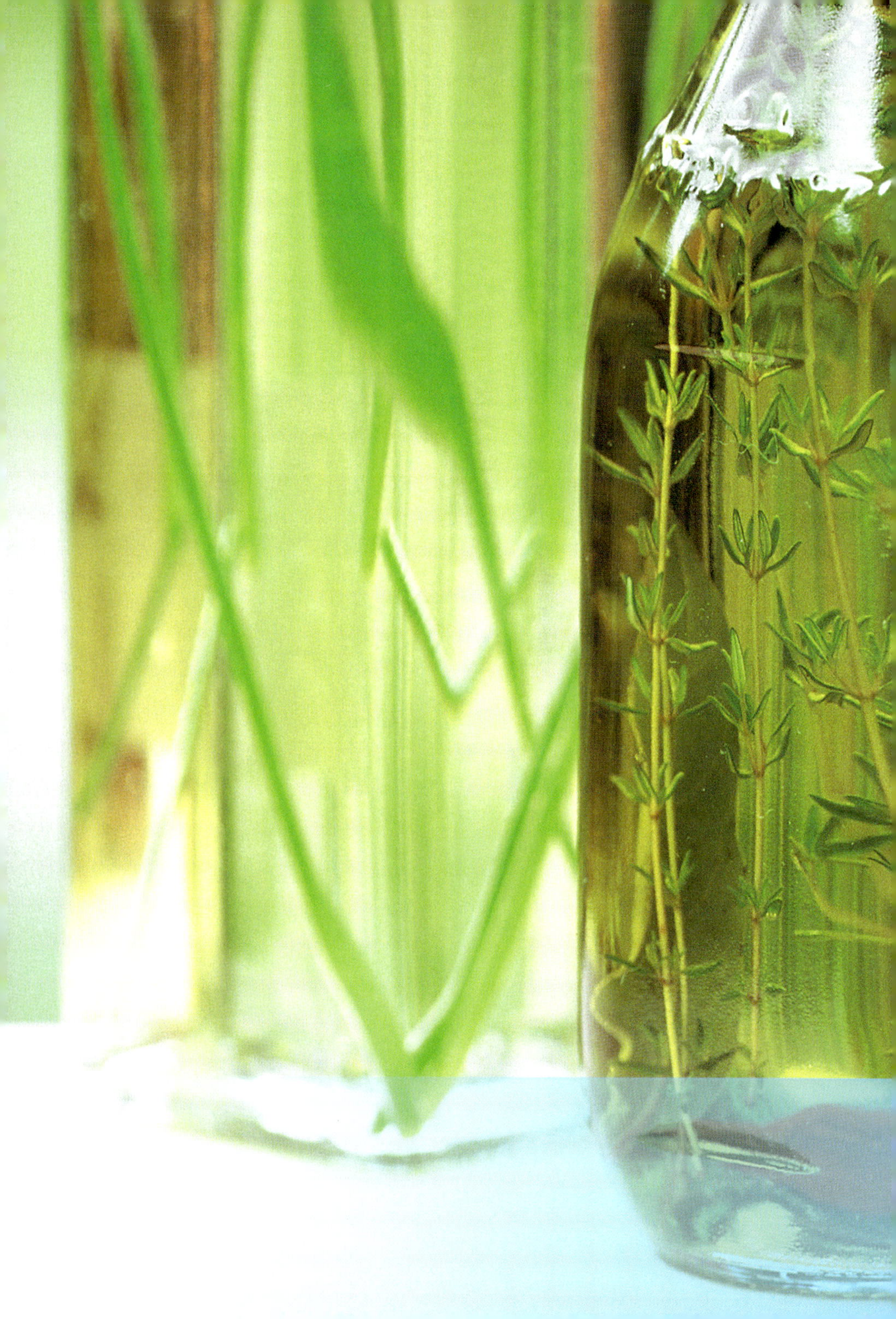

pflanzliche omega-3-fette

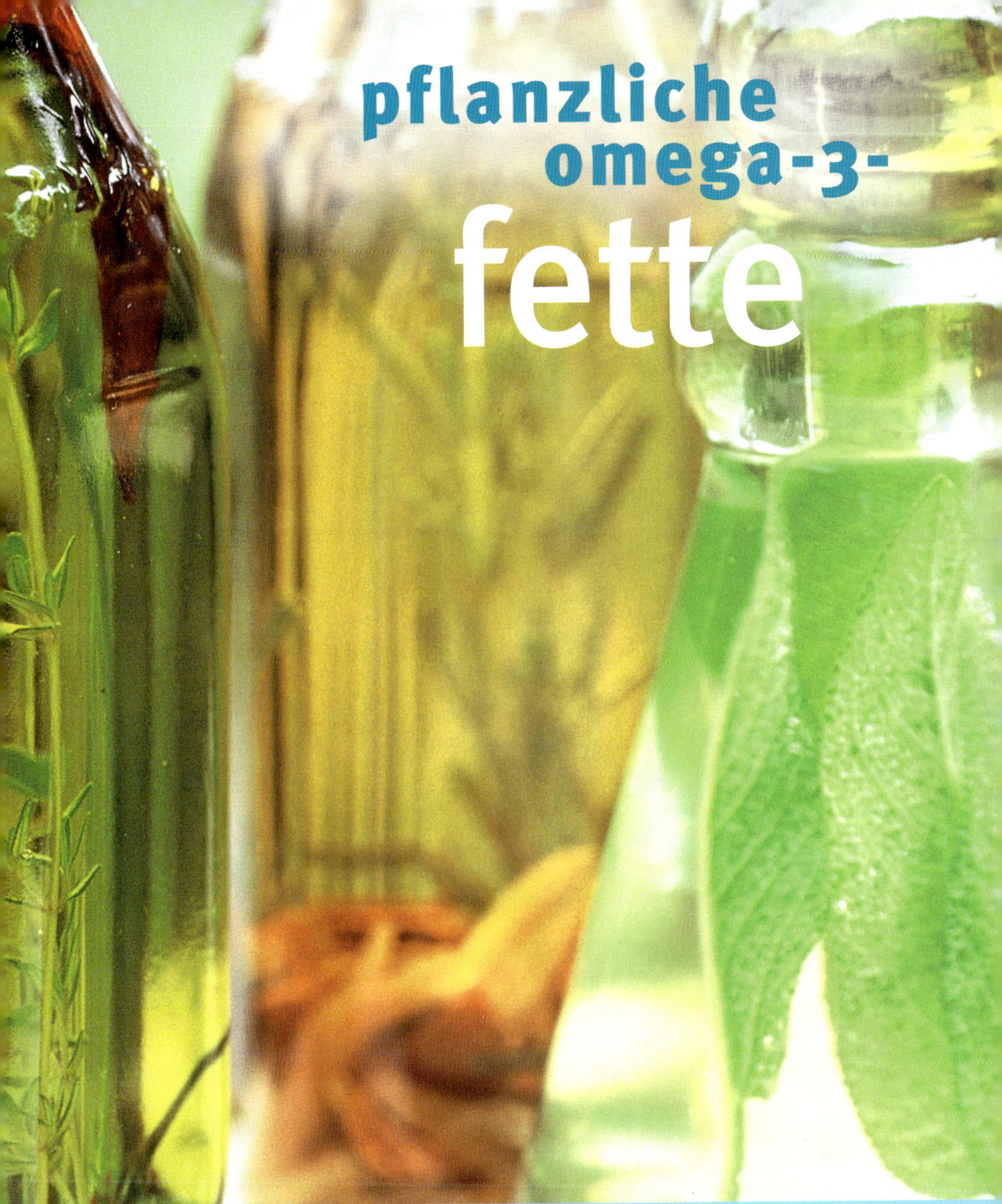

Die Kreter haben die längste Lebenserwartung weltweit und nur ein Zwanzigstel der Herzinfarkte. Mediterrane Ernährung und mehr Omega-3-Fett sind der Grund. Aber Omega-3-Fette sind kaum noch in unserer Ernährung. Warum senkt in Studien die Kreta-Ernährung Herzinfarkte um 70 %? In welchen Ölen ist das meiste Omega-3-Fett? Wie werden Öle schonend produziert? Worauf sollten Sie beim Öleinkauf achten? Wie schützt Vitamin E ungesättigte Fette in unseren Arterien?

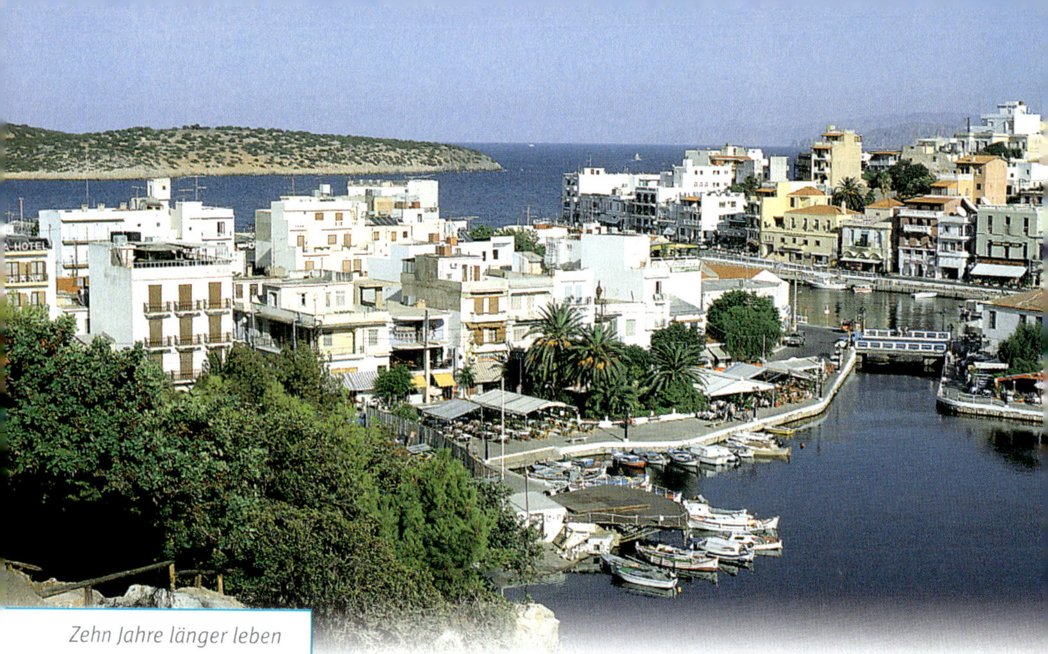

Zehn Jahre länger leben ist kein Traum. Zwanzigmal seltener Herzinfarkte und nur die Hälfte der Krebserkrankungen: Die Kreter machen es vor. Ernährung ist ihr Schlüssel dazu.

Alpha-Linolensäure – Sie brauchen mehr

Das Geheimnis der 100-Jährigen

Der Traum vom ewigen Leben ist so alt wie die Menschheit. Wahrscheinlich können Menschen bis zu 120 Jahre alt werden, wenn sie die wichtigsten Systeme wie Blutgefäße und Herz jung und leistungsfähig halten. Es gibt einige Regionen auf der Welt, in denen die Menschen sehr lange leben. Zum Beispiel im inzwischen bekanntesten italienischen Bergdorf Campodimele. Die Weltgesundheitsorganisation (WHO) erforscht inzwischen, was das Geheimnis der langen Lebenserwartung in Campodimele ist. Von den 850 Bewohnern des Dorfes sind 120 über 80 Jahre, 48 über 90 Jahre und einige sogar über 100 Jahre alt. In Deutschland werden Männer im Durchschnitt gerade einmal 74 Jahre alt. Das sind sechs bis sechzehn Jahre weniger.

Auf der Insel Kreta gibt es auch viele Menschen, die ungewöhnlich alt werden. Kreter haben nur ein Zwanzigstel der Herzinfarkte und die Hälfte der Krebshäufigkeit wie Nordeuropäer. Was ist ihr Geheimnis? Ist es die Sonne, das Licht, das geruhsame Leben, intakte Familienverhältnisse, mehr Lebensfreude oder sind es die Gene? Genetische Gründe kann man ausschließen. Die Nachkommen dieser Menschen, die in die Städte abgewandert sind und sich fortan nach westlichen Standards ernährten, bekamen Herz-Kreislauf-Erkrankungen wie die Nordeuropäer. Die Erbanlagen können es also nicht sein. Heute ist man sicher, dass der Grund in der mediterranen Ernährung liegt. Die Menschen in Campodimele und auf Kreta essen viel Obst, Gemüse und Brot, trinken etwas Rotwein. Gleichzeitig nehmen sie Olivenöl mit einfach ungesättigten Fetten und viel Alpha-Linolensäure zu sich, wie sie in grünem Blattgemüse und Nüssen enthalten sind. Allen diesen Nahrungsmitteln ist gemeinsam, dass sie die drei großen Killererkrankungen der Industriegesellschaften auf der Welt vermindern: Herz-Kreislauf-Erkrankungen, Diabetes und Krebs. So sorgen diese Menschen durch ihre Ernährung für eine längere Lebenszeit.

Gesund sein:
Die Ernährung ist viel entscheidender als die Gene.

Verwenden Sie mehr Omega-3-haltige Öle auf Salaten.

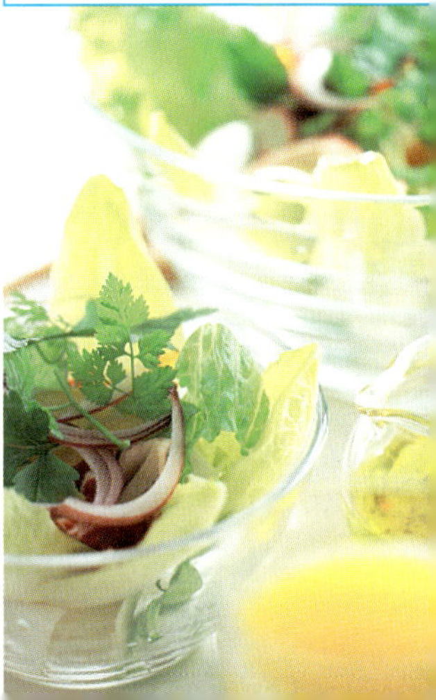

Kreter kennen kaum Herzinfarkte

Die Blutpartikel der Kreter haben einen hohen Omega-3-Gehalt. Dieser ist viel höher als bei Menschen in anderen europäischen Ländern.[83] Die Omega-3-Fette (Alpha-Linolensäure) kommen aus bestimmten wilden Pflanzen und aus grünem Blattgemüse. Sie sind aber auch in Eiern und in Fleisch von Tieren enthalten, die nicht im Stall gemästet werden, sondern frei laufen und wilde Pflanzen fressen.

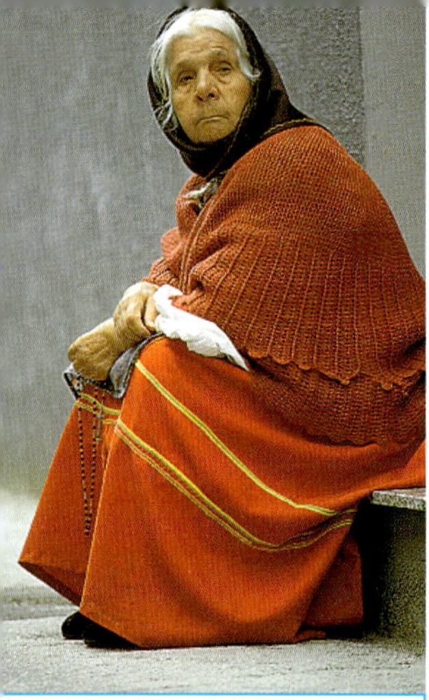

Auf Kreta werden viele Menschen ungewöhnlich alt. Der Grund? Mediterrane Ernährung mit viel Olivenöl, Gemüse, Obst.

Die Omega-3-Fette aus Fischen und Algen sind auch der Grund, warum Japaner die niedrigste Herzinfarkthäufigkeit der industrialisierten Welt haben. Außerdem essen die Japaner Omega-3-haltiges Rapsöl. Gut ein Drittel der Pflanzenöle in Japan wird aus Rapsöl hergestellt[84], der Rest aus Sojaöl, das ebenso einen höheren Anteil an Omega-3-Fetten aufweist. Insbesondere auf der japanischen Insel Okinawa leben weltweit die meisten Hundertjährigen und Herzinfarkte sind dort so gut wie unbekannt. Auf Okinawa wird eine sehr traditionelle Kost mit viel Fisch gegessen.

74 % weniger Herzinfarkte – die Lyon-Herz-Studie

Wenn es nicht an den Genen liegt, nicht am wenigen Stress und auch nicht am Klima, dass die Herzgesundheit bei den Kretern und den Campodimelern so hervorragend ist, dann müsste die mediterrane Ernährung auch bei uns gleichermaßen positiv funktionieren. Genau das hat man getestet: Die Lyon-Herz-Studie wurde zu einer der aufregendsten Studien der letzten Jahre und ihre Resultate ließen die Pharmaindustrie erblassen. Jeder, der am Anti-Aging seiner Blutbahnen interessiert ist, kann aus den Ergebnissen der Studie viel lernen.

606 Patienten, die gerade alle einen Herzinfarkt überstanden hatten, nahmen an dieser Studie teil. Sie wurden in zwei Gruppen eingeteilt. Die eine Gruppe behielt die gewohnte westliche Kost bei, während die zweite Gruppe sich auf eine mediterrane Kost mit mehr Obst, Gemüse, Olivenöl und vor allem mehr Alpha-Linolensäure (Omega-3-Fett) aus Rapsöl und Rapsöl-Margarine umstellte.

Nur vier Jahre später hatte die »mediterrane« Gruppe schon 74 % weniger Todesfälle durch Herzinfarkte als die erste Gruppe!!! Ein solcher Erfolg war bis dahin noch nie in einer Herzinfarktstudie gesehen worden. Blutfett senkende Medikamente verringerten das durchschnittliche Sterberisiko in einem solchen Zeitraum dagegen nur um 22 bis 24 %.[85 86] Ärzte begehen heutzutage einen gravierenden Kunstfehler, wenn sie ihren Patienten mit Herz-Kreislauf-Erkrankungen nicht zugleich empfehlen, sich auf eine mediterrane Ernährung umzustellen.

Sensationelle Studie: Dreimal weniger Herzinfarkte mit mediterraner Ernährung als nur mit einer Medikamententherapie.

Mediterrane Ernährung gesund und schmackhaft

Mit der Lyon-Herz-Studie wurde der Beweis angetreten, dass die mediterrane Ernährung selbst bei Patienten mit fortgeschrittenen Herz-Kreislauf-Erkrankungen positiv wirkt. Sie bestätigt zugleich, wie herzgesund die traditionelle Ernährung im Mittelmeerraum generell ist. Die Patienten der Studie mochten die südlich-frische Küche so sehr, dass sie nach Ablauf der vier Jahre nicht mehr in den früher gewohnten Käse-Wurst-Alltag zurückkehren wollten. Lesen Sie auf der Seite 138ff. das Interview mit Dr. de Lorgeril, der die Lyon-Herz-Studie durchgeführt hat.

Mediterrane Ernährung: weniger Killerfette, mehr gute Fette

Was war das Besondere an der mediterranen Ernährung in der Lyon-Herz-Studie? Was wurde gegessen? Wie wurde die Ernährung verändert?

Die Wissenschaftler führen den Erfolg vor allem auf die veränderte Fettzufuhr zurück. Die Teilnehmer

Fit mit Fett.
Leben Sie länger.
So funktioniert es.

tauschten schlechte Killerfette gegen gute, gesunde Fette aus.

Für Sie heißt das konkret: *Nicht fit ohne Fett, sondern fit mit Fett.* Sie brauchen also nicht auf krustiges, trockenes Gemüse ohne Fett und auf wässerige, fettfreie Salatsoßen umzusteigen. Sinn macht das Austauschen von Fetten. Wer genießt nicht gern die leichte mediterrane Küche, wenn er im Urlaub ist? Sie ist unkompliziert, lecker und schnell zuzubereiten.

So wurde die Ernährung verändert:

- Es wurde 80 % weniger Omega-6-haltiges Pflanzenöl verwendet.
- Es wurde weniger AA-Fett (Omega-6-Fett) aus Fleisch und Wurst gegessen.
- Es wurden 7 % mehr Omega-3-haltige Pflanzenöle gegessen. Diese kamen aus Rapsöl und Rapsöl-Margarine.
- Es wurden weniger gesättigte Fette gegessen, d. h. weniger Fleisch, Wurst, Käse. Gestrichen wurden: Butter, Sahne und fette Milchprodukte.
Dafür wurde mehr gegessen: mageres Geflügel, Geflügelwurst und fettarme Milchprodukte.
- Es wurde nur Olivenöl und Rapsöl benutzt. Beide bestehen zu 70 % aus einfach ungesättigten Fetten. Gesättigtes Fett aus Butter wurde gegen eine Margarine aus Rapsöl ausgetauscht.
- Es wurde mehr Obst und Gemüse gegessen.
- Es wurden mehr Getreideprodukte und Ballaststoffe gegessen.

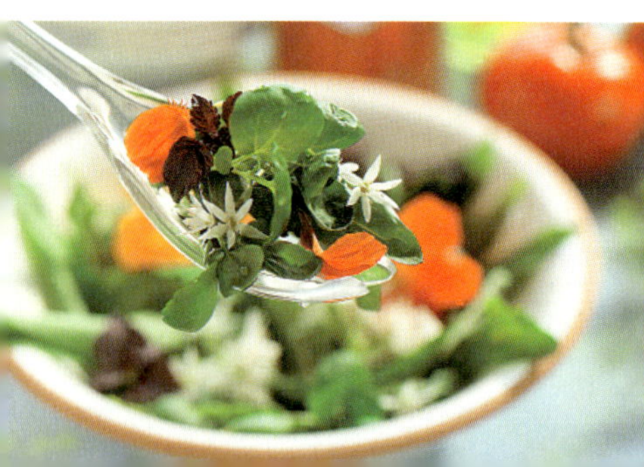

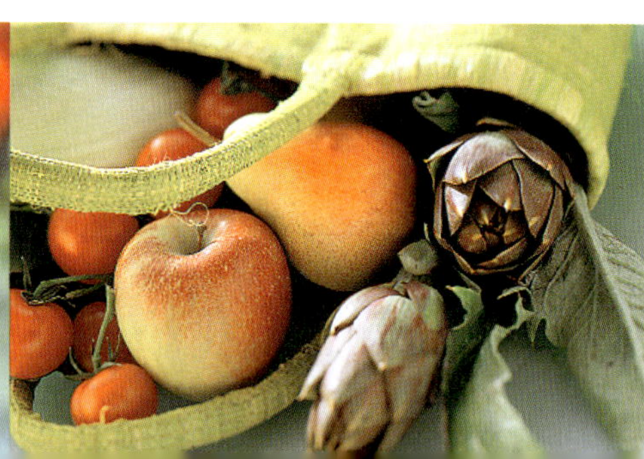

So wirkt mediterrane Ernährung

In aller Kürze zur Übersichtlichkeit haben wir die positive Wirkung der einzelnen Nahrungsbestandteile in eine Tabelle gebracht. So bekommen Sie einen schnellen Überblick über die Vorteile dieser Ernährung für jugendliche Blutbahnen und ein längeres Leben.

gut zu wissen

Mediterrane Ernährung – die Gesundheitsfaktoren	SO WIRKT MEDITERRANE ERNÄHRUNG	Was sollten Sie essen?
Weniger gesättigte Fette	Senkt das schlechte LDL-Cholesterin	Weniger Fleisch, Wurst, Käse, Butter
Weniger Omega-6-Fette	Weniger schlechte Gewebehormone aus Omega-6-Fetten. Blutfette sind weniger anfällig für Oxidation	Keine linolsäurereichen Pflanzenöle
Mehr einfach ungesättigte Fette	Senkt das schlechte LDL. Macht Blutfette stabiler gegen Oxidation.	Mehr Olivenöl, Rapsöl, Nüsse
Mehr Omega-3-Fette	Macht Blut dünnflüssiger, weniger klebrig. Mehr gute Gewebehormone, weniger Entzündungsbotenstoffe aus schlechten Gewebehormonen	Mehr Leinöl, Walnussöl, Hanföl, Rapsöl und Rapsölmargarine
Mehr Ballaststoffe	Senken schlechtes LDL-Cholesterin	Mehr Vollkorngetreideprodukte und Obst/Gemüse
Mehr Vitamine, Spurenelemente, Pflanzenstoffe	Schützt die Blutfette vor Oxidation Obst und Gemüse	Getreideprodukte, Obst und Gemüse

tipp

Immer im Kühlschrank lagern

Lagern Sie diese Omega-3-haltigen Öle, Walnüsse ohne Schale und Leinsamen immer im Kühlschrank. Sie sollten diese Omega-3-Lieferanten innerhalb weniger Wochen verbrauchen. Sobald sie ranzigen Geschmack feststellen, sind sie verdorben und gehören in den Müll.

Omega-3-haltige Öle – jeder braucht sie

Die Lyon-Herz Studie wurde mit Herzinfarkt-Patienten durchgeführt. Sie hingegen sind gesund und wollen es auch bleiben. Wie wirkt sich denn bei gesunden Menschen die bessere Zufuhr von Alpha-Linolensäure langfristig aus? Lohnt sich der Umstieg auf gutes Rapsöl, Walnussöl oder etwas Leinöl? Was passierte bei den 76 000 Krankenschwestern, von denen wir schon zuvor berichtet haben?

Die 76 000 Krankenschwestern hatten zu Beginn der Beobachtung keine Herz-Kreislauf-Erkrankungen. Also vermutlich so wie Sie momentan. Ein ganzer Stab von Mitarbeitern, Harvard-Professoren, Statistikern und Computerexperten analysierten Millionen von Daten über diese Frauen. Das Ergebnis war beeindruckend: Auch bei den Krankenschwestern wirkte die Alpha-Linolensäure besonders erfolgreich. Das Omega-3-Fett kam bei den Krankenschwestern der Studie vor allem aus Sojaöl in Mayonnaisse und Essig/Öl-Salatdressings. Nach zehn Jahren sank das Risiko für einen tödlichen Herzinfarkt um 43 % bei denjenigen Teilnehmerinnen, die die meiste Zufuhr an Omega-3-Fetten aus Alpha-Linolensäure in der Ernährung hatten.[87]

Alpha-Linolensäure – hier ist sie enthalten

Wären Sie in der Steinzeit groß geworden, dann hätten Sie Omega-3-Fette in den meisten Nahrungsmitteln vorgefunden, die Sie gesammelt und gejagt hätten. In wilden Pflanzen, grünem Blattgemüse, Nüssen, Wildtieren und Fischen. Heutzutage aber spielen diese

Lebensmittel in der Ernährung der Industriegesellschaft nur noch eine sehr untergeordnete Rolle. Daher muss man heute gezielt Omega-3-Fette zuführen.

Am einfachsten geht dies mit Leinöl. Frisches Leinöl wird aus Leinsamen gepresst und weist den höchsten Anteil an Alpha-Linolensäure auf. Walnüsse und Rapsöl sind ebenfalls eine gute Quelle.

gut zu wissen

Hitliste der Alpha-Linolensäure-haltigen Lebensmittel (mg in 100 g)		Verhältnis Omega-6-Fette : Omega-3-Fette	
Leinöl	55300 mg	**1:4**	Reichhaltigste Omega-3-Quelle
Leinsamen	16400 mg	**1:4**	Viermal mehr Omega-3- als Omega-6-Fette und beste Pflanzenstoffe
Rapsöl	8600 mg	**2:1**	***Das ideale Öl.*** Hauptsächlich stabile einfach ungesättigte Fette und zusätzlich Omega-3-Fett
Hanföl	19000 mg	**3:1**	Über Jahrhunderte verwendet. Interessanter nussiger Geschmack für Ölkenner
Walnussöl	13400 mg	**4:1**	Das Geschmackserlebnis
Walnüsse	7000 mg	**4:1**	Potentes Gesamtpaket mit Antioxidanzien, Vitaminen, Spurenelementen und Omega-3-Fetten: Walnüsse enthalten die meisten Omega-3-Fette von allen im Supermarkt erhältlichen Nüssen.
Weizenkeimöl	8900 mg	**6:2**	Das Vitamin E-reichste Öl für viel Stabiltät der ungesättigten Fette
Sojaöl	7600 mg	**7:1**	Verhältniss etwas zu reichhaltig an Omega-6-Fetten. Rapsöl wäre besser

So machen Sie Ihre Zellwände fit

Verstopfte Zellhüllen und Zuckertransport

Wie wichtig ein Ölwechsel für Ihre 70 Billionen Zellen ist, zeigt sich am Transport von Zucker in die Zellen. Sie erinnern sich: Ihre Zellwände bestehen aus verschiedenen Fetten. Wenn zu viele feste, gesättigte Fette und Transfette in den Zellwänden feststecken, wird der Transport von Nährstoffen durch diese Barriere in das Zellinnere immer schwieriger. Ein schönes Beispiel dafür ist der Transport von Zucker ins Zellinnere. Wenn Zucker nicht in die Zellen kommen kann, steigt der Blutzuckerspiegel an. Langfristig entwickelt sich so die Zuckerkrankheit, an der insgesamt vier Millionen Deutsche erkrankt sind. Das Hormon Insulin reguliert den Blutzuckerspiegel und den Zuckertransport in die Zellen. Die neueste Forschung zeigt, dass es für das Insulin wesentlich einfacher ist, an die Zellwände anzudocken, wenn mehr flüssige, durchlässige, ungesättigte Fette in den Zellwänden sind.[88 89 90] Insulin hat es entsprechend schwerer, wenn mehr gesättigte Fette in den Zellhüllen sind.[91 92] Dadurch wird tendenziell immer mehr Insulin für die gleiche Arbeitsleistung gebraucht. Die kleine Bauchspeicheldrüse

Ungesättigte Fette machen die Zellhüllen durchlässiger für Insulin. Das Diabetesrisiko sinkt dadurch.

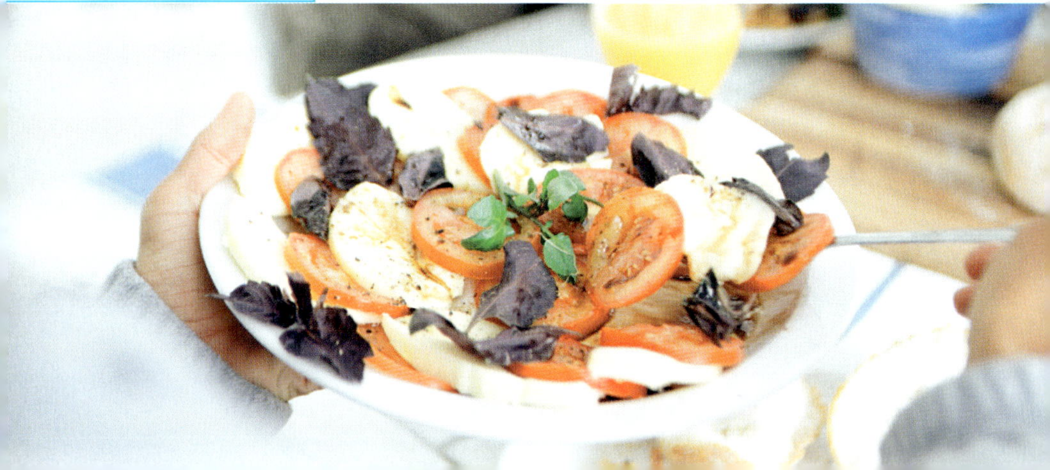

muss dann umso mehr Insulin ausschütten, um dieselbe Arbeit zu erledigen. Irgendwann ist sie so ausgebrannt, dass sie Schaden nimmt und sich Diabetes entwickelt.

Ungesättigte Fette gegen Diabetes

Der positive Einfluss von ungesättigten Fetten in den Zellwänden auf die Funktion des Insulins ist wahrscheinlich der Grund, warum zwei Studien zu dem Ergebnis kommen, dass das Diabetesrisiko nachlässt, wenn mehr flüssige Öle im Haushalt verwandt werden.[92]

In einer der Studien ging bei 35 000 Frauen, die viele ungesättigte Fette verzehrten, das Diabetesrisiko um 20 % zurück. Und auch bei unserem fortlaufenden Studienobjekt – den 84 000 Krankenschwestern, von denen Sie schon viel gehört haben – war über einen Zeitraum von 14 Jahren das Diabetesrisiko um 25 % niedriger, wenn viele ungesättigte Fette auf den Tisch kamen.[94] Die Krankenschwestern mit dem höchsten Verzehr an festen Transfetten hatten im Durchschnitt ein um 31 % höheres Diabetesrisiko.

Auch im Mittelmeerraum gibt es weniger Diabetes. Sie ahnen es schon: Dort dominieren einfach ungesättigte Fette viel Gemüse und Obst die tägliche Ernährung.

Das legt nahe, dass es sich lohnt, die Zellwände Ihrer 70 Billionen Zellen für den Zuckertransport schön flüssig zu halten. Olivenöl und Rapsöl sind dafür ideal geeignet.

Ölwechsel und Diabetes

Wie zahlt sich eigentlich ein Ölwechsel aus, wenn Sie feste Fette gegen flüssige Fette austauschen? Zum Beispiel, wenn Sie statt der mit Transfetten vollgeso-

gut zu wissen

So kaufen Sie Omega-3-Öle

Achten Sie auf die Bezeichnung »natives« Öl. Hier wurde das Öl kaltgepresst und nicht chemisch extrahiert, wärmebehandelt, desodoriert oder anderen Prozessen unterworfen, die die empfindlichen Omega-3-Fette zerstören. Diese Öle bekommen Sie im Reformhaus oder im Bioladen. Die Geldausgabe lohnt sich.
Kaum ein anderes Lebensmittel ist so empfindlich gegen Oxidation wie Omega-3-Fette. Öl, das nicht in dunklen Glasflaschen abgefüllt ist oder bei denen das Haltbarkeitsdatum schon in vier Monaten fällig ist, lassen Sie besser im Regal stehen.

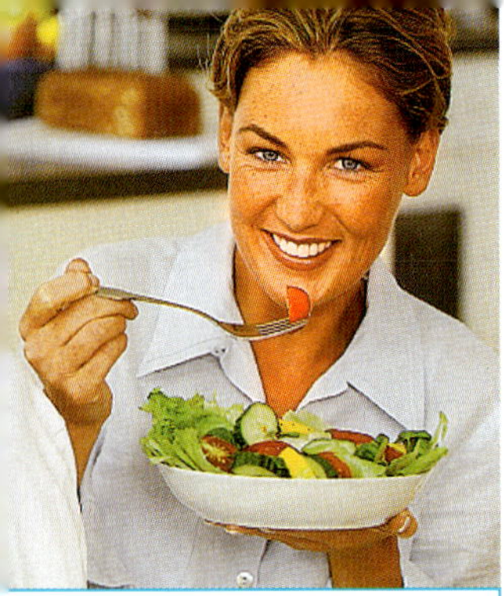

Der Ölwechsel für die Zellen lohnt.

genen Pommes frites oder der gesättigten Fette in der Wurst lieber Salate mit einem kaltgepressten Walnussöl essen! Bei den Krankenschwestern konnte man diesen Effekt berechnen: Nur 2 % weniger vom festen »Transfett-Schmodder« und stattdessen nur 2 % mehr an flüssigen, ungesättigten Fetten –, schon geht das Diabetesrisiko um 40 % zurück. Und wenn nur etwas von der Menge an gesättigten festen tierischen Fetten in der Ernährung durch ungesättigte Fette ausgetauscht werden, geht das Risiko um 35 % zurück. Schmeißen Sie also so viel wie möglich tierische und vor allem Transfette aus Ihrer Ernährung raus und verwenden Sie statt dessen mehr Öle in Gemüse und Salaten. Essen Sie Olivenöl mit vielen einfach unge-

gut zu wissen

Ungesättigte Fette vermindern das Diabetesrisiko

Teilnehmer an Studien	Beobachtungs-zeitraum	Weniger Diabetesrisiko	Publikation
35 988 Frauen	11 Jahre	↓ 20% Abnahme des Diabetesrisikos bei Frauen, die am meisten ungesättigte Fette essen im Vergleich mit Frauen, die die wenigsten ungesättigten Fette essen	Diabetes Care, 2001[95]
84 204 Frauen	14 Jahre	↓ 25% niedrigeres Diabetesrisiko bei Frauen, die die meisten ungesättigten Fette essen, im Vergleich zu Frauen, die die wenigsten ungesättigten Fette essen ↓ 40% weniger Diabetesrisiko, wenn 2 % Transfette gegen 2 % ungesättigte Fette ausgetauscht werden.	American Journal of Clinical Nutrition, 2001[96]

info gesundheit

Wirkung des mehrfach ungesättigten Omega-3-Fettes (Alpha-Linolensäure)

- Vorstufe zur Produktion von guten Gewebehormonen
- Wirkt entzündungshemmend
- Macht das Blut fließfähiger
- Vermindert Herz-Kreislauf-Erkrankungen
- Macht Zellwände transportaktiver
- Vermindert Diabeteshäufigkeit

Einfluss von Alpha-Linolensäure auf die Blutfette

- Senkt das ungünstige LDL
- Lässt das gute HDL unberührt
- Senkt Triglyzeride

sättigten Fetten oder Rapsöl, Walnussöl, Ölmischungen wie Maiskeimöl+Leinöl oder Olivenöl+Leinöl, bei denen das Verhältnis zwischen den Omega-6- zu Omega-3-Fetten verbessert wird.

Nutzen Sie Ölmischungen?

Fettgehalt sagt nichts aus

Der Fettgehalt auf Lebensmittelpackungen sagt qualitativ nichts aus. Es kann sich um gutes Fett oder schlechtes Fett handeln. Es kann schlechtes gehärtetes Pflanzenfett, tierisches Fett oder gutes ungesättigtes Fett sein. Das einzig Wichtige ist, welches Fett enthalten ist.

Der Ölwechsel und der Austausch des festen, unerwünschten Schmodders in den Zellwänden gegen ungesättigte Fette macht Zellwände wieder transportaktiv. Sie werden sehen: Es ist phantastisch, wie Sie das Wohlbefinden Ihrer Zellen beeinflussen können.

gesundheits-check

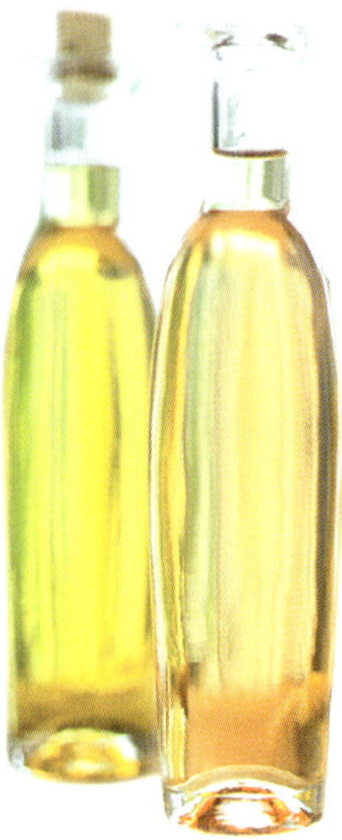

Bekommen Sie genügend Alpha-Linolensäure?

- ☐ Machen Sie sich öfters Essig/Öl-Salatsoßen mit Omega-3-haltigen Ölen wie Rapsöl, Walnussöl, Leinölzusatz, Sojaöl?
- ☐ Bewahren Sie Öle in Licht und Wärme auf, die Omega-3-Fette zerstören?
- ☐ Verwenden Sie nur hochverarbeitete Öle, denen Omega-3-Fette fehlen?
- ☐ Essen Sie täglich Salat und/oder grünes Blattgemüse?
- ☐ Verwenden Sie in der täglichen Kost Walnüsse oder geschroteten Leinsamen?
- ☐ Essen Sie oft die Omega-3-Fett-arme Kost in Kantinen oder Fast-Food-Restaurants und kaufen Sie viel Fertiggerichte?

Kann die aufgenommene Alpha-Linolensäure im Körper überhaupt genutzt werden?

- ☐ Verwenden Sie viele Omega-6-haltige Öle oder Margarine, die die Verwendung von Omega-3-Fetten im Körper vermindern?
- ☐ Essen Sie transfetthaltige, gehärtete Pflanzenfette, welche die Verwendung von Omega-3-Fetten hemmen?

Gruppen mit besonderem Bedarf

- ☐ Sind Sie reiner Vegetarier?
- ☐ Haben Sie eine Herz-Kreislauf-Erkrankung?
- ☐ Neigen Sie zu rheumatischen Beschwerden in den Gelenken?
- ☐ Haben Sie trockene schuppige Haut mit Ekzemen oder Schuppenflechte?
- ☐ Sind Sie schwanger oder in der Stillzeit?

Hanföl – Omega-3-Fette aus der ältesten Kulturpflanze

Die ältesten Hanffunde sind 10 000 Jahre alt. Von Heilkundigen im alten China bis zu Hildegard von Bingen wurde Hanf als Heilpflanze genutzt. Hanföl wird erst seit kurzem wieder in Deutschland produziert. High werden Sie davon allerdings nicht, denn die psychoaktiven Substanzen sind in den Blüten und nicht den Samen vorhanden.

Das Verhältnis von Omega-6- zu Omega-3-Fetten in Hanföl ist 3:1. Hanföl gehört deswegen zu den Top-Omega-3-Lieferanten. Hanf gehört übrigens zu den Nusssorten. Der nussige Geschmack des Öls ist daher ideal für raffinierte Öldressings. Hanfsamen lässt sich wie Leinsamen auch im Müsli oder zum Backen verwenden.

Hanföl und Hanfsamen finden Sie in vielen Bioläden. Da Omega-3-Fette leicht oxidieren, achten Sie bei Hanföl immer auf das Haltbarkeitsdatum. Es sollte wenigstens noch vier Monate gültig sein. Bewahren Sie das Öl im Kühlschrank auf. Verwenden Sie das Öl nicht zum Braten, sondern für Salate, in Müsli oder auf warmen Speisen. Wenn Ihnen das Öl zu nussig ist, mischen Sie es zum Beispiel mit Olivenöl.

Nussiger Geschmack: Omega-3-haltiges Hanföl und Hanfsamen.

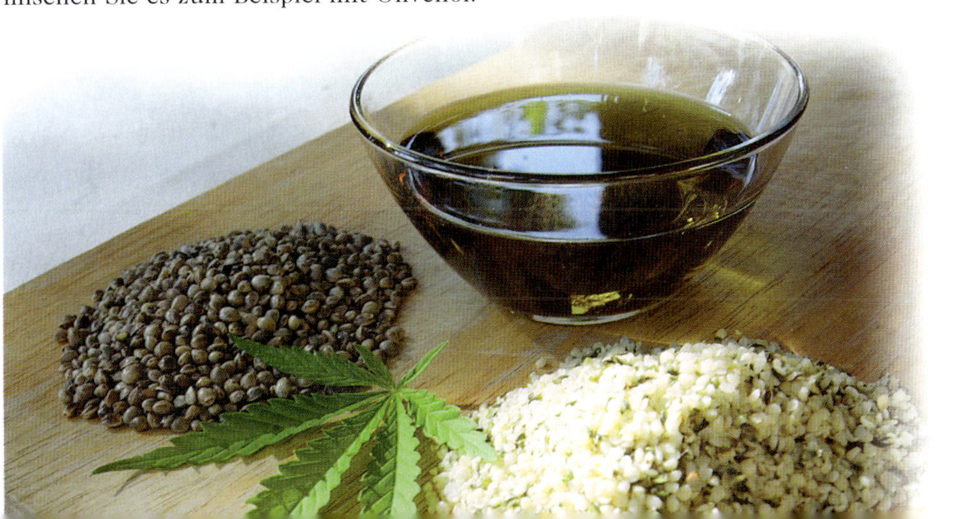

special:

Ölwechsel, der gut tut

LEINÖL: OMEGA-3-POWER-ERGÄNZUNG FÜR JEDEN TAG

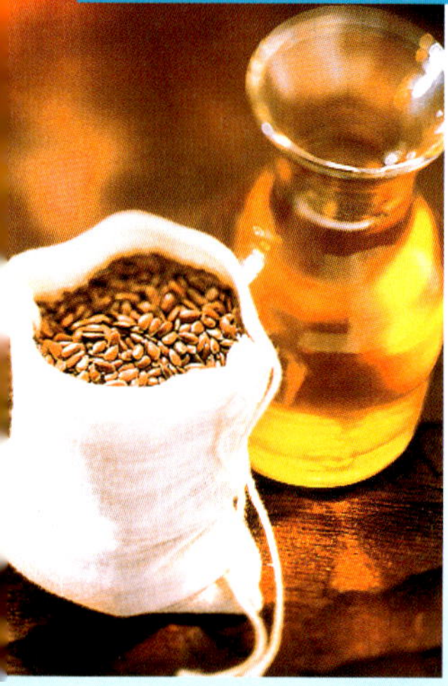

Der Ölwechsel: Mit etwas Leinöl können Sie Omega-3-Fette als Baustoffe für Gewebehormone in alle Körperzellen einlagern.

Alpha-Linolensäure sollten Sie täglich etwas mehr bekommen. Am einfachsten geht dies mit Leinöl. Ein Teelöffel Leinöl deckt schon Ihren Tagesbedarf für Alpha-Linolensäure. Etwas mehr brauchen Vegetarier, denn sie bekommen aus Getreideprodukten meist zu viel Omega-6-Fette. Wenn Sie Vegetarier sind und auch keinen Omega-3-haltigen Fisch essen, dann nehmen Sie einen Esslöffel Leinöl pro Tag. Der Mensch braucht so viel Alpha-Linolensäure, um den direkten Vorläufer – das EPA – für die guten Gewebehormone zu produzieren. In Fisch ist das Omega-3-EPA direkt enthalten. Aus elf Gramm Leinöl kann der Körper gerade ein Gramm EPA machen.

Nach einigen Monaten Leinölzufuhr werden Ihre Zellen schließlich einen ausgeglichenen Omega-3-Gehalt haben.[97]

Ein- bis zweimal pro Woche eine Salatsoße mit Leinöl – so erhalten Sie die Omega-3-Lagerbestände der Zellen für die Gewebehormone. Die Gewebehormonproduktion normalisiert sich[98], und schließlich werden dann auch die langen Omega-3-Fette, die für Gehirn und Nerven wichtig sind, vermehrt produziert.

tipp

Leinöl gehört zu den wichtigsten Nahrungsergänzungen, die Sie einnehmen können. Aber: Bitte nehmen Sie nicht mehr als einen Esslöffel pro Tag. Zu viel des Guten ist auch nicht gesund. Sie wissen doch: Am wichtigsten ist die Balance zwischen den unterschiedlichen Fetten.

So kaufen und lagern Sie Leinöl

Leinöl ist extrem temperatur-, licht- und luftempfindlich und wird deshalb schnell ranzig. Es verliert dadurch leicht seine gesundheitlichen Vorteile. Durch seine geringe Regalhaltbarkeit und das Risiko leichter Verderblichkeit ist es für die Industrie weder als Öl noch in anderen Produkten wie z. B. Backwaren interessant.

Achten Sie immer auf das Haltbarkeitsdatum. Drei bis vier Monate sollte es noch gültig sein. Ansonsten steht das Öl schon zu lange im Geschäft herum.

Kaufen Sie das Leinöl im Reformhaus oder im Bioladen. Dort können Sie im Gegensatz zum Supermarkt das Öl frisch bestellen, wenn es einmal nicht in der Kühltheke steht. Die meisten Reformhäuser murren zwar über Sonderbestellungen, machen es aber trotzdem. Auch dort setzt sich langsam und allmählich durch, dass Leinöl im Kühlregal zu stehen hat. In den USA steht Leinöl schon immer im Kühlregal. Nur so kann verhindert werden, dass die empfindliche Alpha-Linolensäure verdirbt!!

Stellen Sie Leinöl zu Hause immer in den Kühlschrank. Sie können es auch einfrieren, wenn Sie größere Mengen kaufen. Leinöl darf nie bitter oder ranzig schmecken. Ist das der Fall, versuchen Sie eine andere Marke. Wahrscheinlich wurde das Leinöl dann nicht schonend gepresst oder es hat zu lange in warmen Geschäften gestanden. In den USA wird bereits Leinöl unter Vakuum und ohne Licht gepresst. Dadurch wird vermieden, dass die empfindlichen Omega-3-Fette an der Luft oxidieren. Dieses Leinöl hat einen erfrischenden Geschmack. In Deutschland bietet die Marke Rapunzel »Oxyguard« im Bioladen diese mit Luft- und Lichtabschluss gepressten Öle an.

Wenn Ihnen eine Leinölmarke nicht schmeckt, probieren Sie eine andere Marke. Sie werden feststellen, das ähnlich wie bei Olivenöl, die verschiedenen Leinöle von Hersteller zu Hersteller ganz unterschiedlich schmecken.

Grundsätzlich sollte ein gutes Öl immer nach der Pflanze schmecken, aus der es gewonnen wurde, und zwar nach Leinen, Walnüssen, Oliven, Weizenkeimen etc. Wer sein Leben lang geschmackslose, raffinierte und hochverarbeitete Öle gegessen hat, ist zuallererst erstaunt, dass Öl einen Eigengeschmack hat. Die Aufschrift »geschmacksneutral«, wie man sie bei einigen Pflanzenölen findet, ist kein Pluspunkt, sondern bedeutet minderwertig, weil hochverarbeitet.

tipp

Verwenden Sie Leinöl nur auf kalten Speisen. Lagern Sie es immer kühl und brauchen Sie es schnell auf.

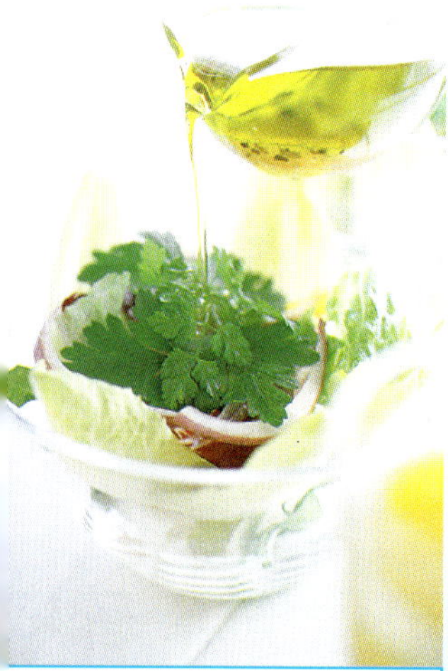

Etwas zusätzliches Leinöl in Salatdressing erhöht den gesunden Omega-3-Anteil.

Benutzen Sie Leinöl nie zum Braten oder Erhitzen! Ein Teil der wertvollen Omega-3-Fette oxidiert dann und die gute Wirkung geht verloren.

Leinöl als Geschmacksträger – Fett hebt den Geschmack. Geben Sie gesundes Leinöl kurz vor dem Servieren in Suppen, an Gemüse und warme Gerichte.

Leinöl in Quark zu Kartoffeln ist eine Spezialität der schlesischen Küche. Auch ins Müsli können Sie zur Geschmacksverbesserung einen Teelöffel Leinöl geben.

Salatdressing – Mit Zitrone oder Balsamico-Essig gibt Leinöl ein ideales, frisch schmeckendes Dressing. Falls Ihnen der neue Geschmack im Dressing noch nicht so recht gefällt, geben Sie etwas Honig dazu.

Auch Senf- oder Jogurtdressings können für diesen Zweck geschmackliche Varianten sein.

Ölmischungen – Sie können Leinöl auch mit anderen Ölen mischen, wenn Ihnen der Geschmack zu intensiv ist. Zum Beispiel mit Vitamin-E-haltigem Weizenkeimöl, das einen feinen Geschmack hat, oder mit Olivenöl, wenn Sie diesen Geschmack vorziehen. In jedem Fall erhöhen Sie so den Omega-3-Fettgehalt dieser Öle.

Salatdressings können Sie sogar in einer Flasche auf Vorrat vorbereiten. Im Kühlschrank halten sie sich eine Woche und Sie sparen Zeit.

Leinsamenschrot – gute Verdauung, Omega-3-Fette und vorbeugend gegen Krebs

Leinsamen enthält viele Ballaststoffe, die Ihre Verdauung anregen. Lignan ist einer der interessantesten Pflanzenstoffe in der Krebsvermeidung. Geschroteter Leinsamen bringt Ihnen außerdem zusätzliche Omega-3-Fette in die Ernährung. Lassen Sie sich den Leinsamen im Bioladen frisch schroten. Bewahren Sie ihn unbedingt im Kühlschrank auf und verwenden Sie ihn innerhalb von wenigen Monaten.

Leinsamenschrot – Omega-3-Müsli und -Jogurt

Geschroteter Leinsamen gehört in jedes Müsli.
Im Ofen mit Honig gerösteter Leinsamenschrot schmeckt auch hervorragend auf Jogurt.

Gemahlenen Leinsamen zum Backen – gesünder backen

Gemahlener Leinsamen bringt gesunde Ballaststoffe und vor allem die gesunden Omega-3-Fette in alle Backwaren. Einige dieser Ballaststoffe können sogar Cholesterin senken. Sie können beim Backen einfach fein gemahlenen Leinsamen dem Mehl zusetzen. Da Leinsamen hervorragend Wasser absorbiert, schmecken Backwaren auch länger frisch. Hier einige Tipps:

- Fügen Sie 10 bis 15 % gemahlenen Leinsamen zum Mehl
- Durch den Fettgehalt des Leinsamens können Sie andere Fette wie Butter oder Öl etwas vermindern. Drei Löffel gemahlenen Leinsamen ersetzen einen Löffel Fett.
- Falls Sie Öl statt Butter beim Backen einsetzen, nehmen Sie kein Sonnenblumenöl, sondern Rapsöl. So haben Sie die guten, einfach ungesättigten Fette und die Omega-3-Fette.
- Backen Sie Kuchen, Plätzchen, Brot etwas kürzer als normal und reduzieren Sie die Temperatur um 25° C, denn Backwaren werden mit gemahlenem Leinsamen schneller braun.
- Falls Sie mit Hefe backen, brauchen Sie 25 % mehr Hefe.

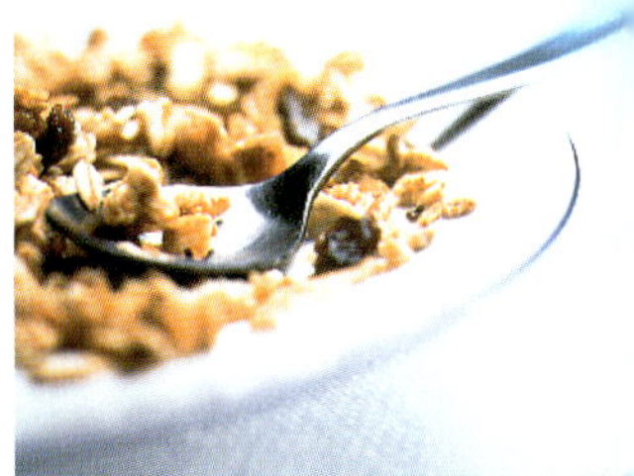

Leinsamen nicht vergessen – mehr Omega-3 ins Müsli.

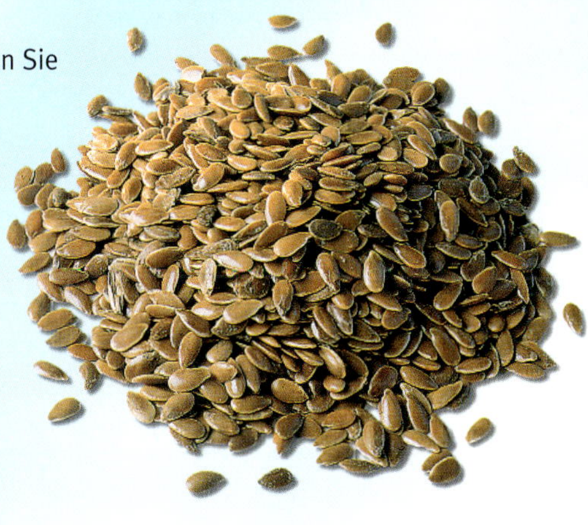

Mediterrane Ernährung und Herz-Kreislauf-Erkrankungen

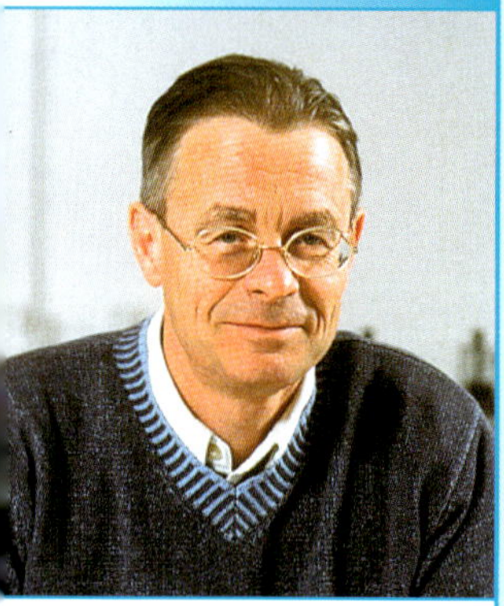

Dr. Michel de Lorgeril ist Kardiologe und Ernährungswissenschaftler. Er arbeitet als Forscher an der Universität Grenoble und für das Französische Nationale Forschungszentrum (CNRS) in Paris. Er hat über 300 Artikel in medizinischen und wissenschaftlichen Journalen veröffentlicht und genießt weltweites Ansehen für seine Arbeiten.

A. Jopp: *Laut Bevölkerungsstudien scheint die mediterrane Ernährung gegen Herz-Kreislauf-Erkrankungen zu schützen. Was macht eigentlich die schützende Wirkung in dieser Ernährung aus?*

Dr. de Lorgeril: Die mediterrane Ernährung, aber auch die asiatische Ernährung schützen das Herz. Die mediterrane Ernährung enthält viel oder wenig Fett. Im westlichen Teil des Mittelmeers – also in Italien und Spanien – ist sie eher fettarm. Im östlichen Mittelmeerraum, wie Griechenland, ist sie eher fettreich. Die asiatische Ernährung hat insgesamt einen niedrigen Fettgehalt. Wichtig ist aber, dass beide Küchen viele Gemeinsamkeiten haben. Beide setzen viel Obst und Gemüse ein. Beide verwenden wenig tierische Fette. Außerdem enthalten die Nahrungsmittel wenige mehrfach ungesättigte, pflanzliche Omega-6-Fette. Wenn Sie sich die ungesättigten Fette der asiatischen und mediterranen Ernährung genauer anschauen, fällt besonders auf, dass sie arm an Omega-6-Fetten sind und relativ viele Omega-3-Fette enthalten. Das ist ein ganz wichtiger Punkt. Die mediterrane Ernährung, nicht die asiatische, ist außerdem reich an einfach ungesättigten Fetten.

? *Bei den Rekordverkaufszahlen von WOK-Kochtöpfen und asiatischen Kochbüchern in Deutschland ist es erfreulich, dass die asiatische Küche so gesund ist. Wo kommen denn eigentlich die Omega-3-Fette in der asiatischen Küche her?*

! Die japanische Küche verwendet natürlich viel Fisch. In China wie überall in Asien benutzt man viel Raps- und Sojaöl, die beide einen beachtlichen Anteil an Omega-3-Fetten haben.

? *Warum ist es so wichtig, gesättigte Fette zu vermindern?*

! Gesättigte Fette sind der Hauptfaktor, mit dem tödliche Herzerkrankungen zusammenhängen. Wir wissen zwar noch nicht genau, was die schädigende Wirkung der gesättigten Fette ist, aber sicher ist: Je mehr gesättigte Fette Sie essen, desto mehr steigt Ihr Blutcholesterin an. Aus dieser Tatsache schlossen die Wissenschaftler der 60er und 70er Jahre, dass es wichtig ist, das Blutcholesterin zu vermindern. Sie senkten Cholesterin, indem sie gesättigte Fette reduzierten und gleichzeitig mehrfach ungesättigte Fette aus Pflanzenölen in die Ernährung einbrachten. Nur leider verbesserte sich dadurch die Prognose ihrer Herz-Kreislauf-Patienten nicht.

? *Sie hatten eben schon angedeutet, dass die mediterrane Ernährung wenig mehrfach ungesättigtes Fett enthält. Warum ist dies überhaupt so wichtig?*

! Fakt ist: Keine Studie mit einer Ernährung, die reich an Omega-6-Fetten ist, konnte bisher eine bessere Prognose für die Herzpatienten nachweisen. Die traditionellen Öle sind Olivenöl und Rapsöl und diese Öle sind nicht reich an mehrfach ungesättigten Fetten. Im Gegensatz dazu sind Öle, die aus Getreide und Samen gewonnen werden, wie z. B. Sonnenblumen- oder Maiskeimöl, sehr Omega-6-Fett-reich. Diese Öle wurden aber nie in der Ernährung genutzt , außer in den letzten 30 Jahren. Ihre Herstellung wurde überhaupt erst möglich durch industrielle Techniken mit Hochleistungspressen. Wir wurden von der Evolution nicht ausgestattet, größere Mengen an Omega-6-Fetten zu verstoffwechseln, denn wir haben dafür nicht die richtigen verabeitenden Enzymsysteme. In den wilden Pflanzen gab es immer gerade genug an Omega-6-Fetten zur Produktion von Gewebehormonen und als Baustoff. In den letzten Jahrzehnten aber gibt es auf einmal eine Flut dieser Omega-6-Fette.

? *Erhöhen Omega-6-Fette die Oxidation von Blutfetten?*

! Ja, wahrscheinlich. Es gibt viele Hypothesen. Wichtig ist herauszustellen, dass die Studien mit Omega-6-Fett-reicher Ernährung sämtlich fehlgeschlagen haben, die Prognose der Patienten zu verbessern.

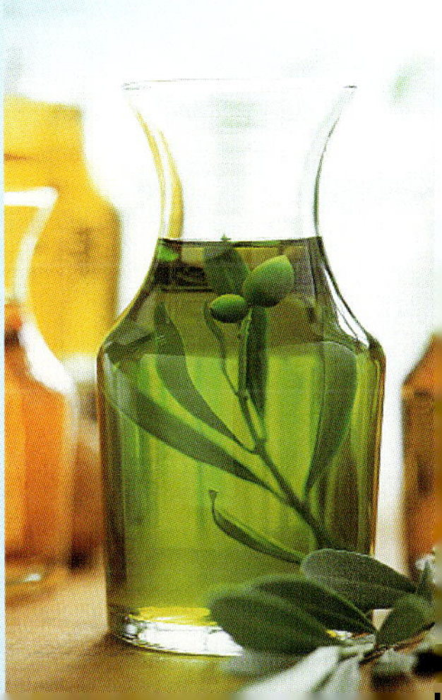

Butter?
Pflanzenöl – Margarine?
Omega-3-Margarine?
Was ist herzgesund?

? *Der Konsument kauft viele Pflanzenöle mit der Aufschrift »cholesterinfrei«. Das ist zwar offensichtlich, weil Pflanzen nie Cholesterin enthalten, aber viele Menschen schließen daraus, dass diese Produkte gut für das Herz sind.*

! Das ist falsch. Es gibt keinerlei wissenschaftliche Beweise, dass Omega-6-fettreiche Öle die Herzgesundheit fördern. Es handelt sich um eine Marketing-Strategie.

? *Diese ganze Diskussion von Pflanzenöl-Margarine versus Butter geht in dieselbe Richtung. In vielen Margarinesorten haben Sie ein Verhältnis von Omega-6- zu Omega-3-Fetten von 120:1. Zum Beispiel in Sonnenblumenöl-Margarine. Was halten Sie von diesen Produkten?*

! Es ist überhaupt nicht gut, diesen Typ von Margarine zu benutzen. Selbst wenn man damit Blutcholesterin senken kann, wird sich die klinische Prognose nicht verbessern.

? *In Deutschland haben wir Olivenöl-Margarine und Omega-3-Margarine, die beide sehr reich an einfach ungesättigten Fetten sind. Sollte man Butter gegen diese neuen, besser ausgewogenen Margarinesorten austauschen?*

! Ja, unbedingt, Butter ist ja sehr reich ist an gesättigtem Fett. Und das Erste und Wichtigste ist, dieses gesättigte Fett insgesamt zu vermindern. Dafür müssen Sie aber nicht gerade eine Margarine essen, die reich an mehrfach ungesättigten Omega-6-Fetten ist. Besser sind Öl und Margarine, die viele einfach ungesättigte Fette enthalten. Olivenöl- und Omega-3-Margarine sind als Brotaufstrich und für alle Backwaren daher sehr geeignet.

? *Sollten wir mehr Omega-3-Fette bekommen?*

! Moderate zusätzliche Mengen von Omega-3-Fetten sind gut. Aber nicht zu viel! Denn Omega-3-Fett oxidiert sehr leicht. Das Wichtigste ist, die Omega-6-Fette zu verringern und wieder eine gute Balance zwischen diesen beiden essenziellen Fetten zu bekommen.

? *Sollte man auch mehr Fisch essen?*

! Davon sind wir überzeugt: Es ist wichtig, sowohl Alpha-Linolensäure aus pflanzlichen Lebensmitteln als auch die

Omega-3-Fette EPA und DHA aus Fisch zu bekommen. Nicht jeder Mensch kann genügend EPA aus Alpha-Linolensäure herstellen. Deswegen ist es gut, zusätzlich diese Omega-3-Fette durch Fisch zu bekommen.

? *Was machen Leute, die keinen Fisch mögen?*

! Oh, ja natürlich, das ist ein Problem. Es wäre dann gut, Fischölkapseln einzunehmen.

? *Sie haben eine der aufsehenerregendsten Studien mit Patienten durchgeführt, die schon einen ersten Herzinfarkt hatten. Die Patienten wurden weiter mit ihren Medikamenten behandelt, aber die eine Gruppe ernährte sich mit einer westlichen Ernährung, die andere Gruppe wechselte auf eine mediterrane Ernährung, die angereichert war mit Omega-3-Fetten aus Rapsöl-Margarine.*

! Ja, wir hatten bei diesen Patienten enorme Unterschiede in den Ergebnissen. Wenn man alle möglichen Herzkomplikationen mit einbezieht, wurde die Häufigkeit in der Gruppe mit mediterraner Ernährung um 50 % verringert. Vor allem für die am meisten gefürchteten Komplikationen – Tod durch Herzkrankheit, Herzinfarkt und Schlaganfall – konnte das Risiko sogar um 74 % verringert werden.

? *Was haben diese Patienten verändert?*

! Sie haben auf eine mediterrane Ernährung gewechselt. Genau wie wir sie eben besprochen haben, aber mit etwas zusätzlichem Omega-3-Fett aus Rapsöl-Margarine.

? *Medikamenten-Studien beweisen, dass die Sterbehäufigkeit oft nur um ca. 24 % vermindert wurde. Wenn man dies mit einem kombinierten Ansatz vergleicht, der die Ernährung – wie in Ihrer Lyon-Herz-Studie – mit einbezieht, ist dies sehr kläglich. Ist es dann nicht ein schwerwiegender Beratungsfehler, wenn sich immer wieder Kardiologen nur auf Medikamenten-Therapien konzentrieren?*

! Viele Kardiologen haben keine vernünftige Ausbildung im Ernährungsbereich und verstehen immer noch nicht die Bedeutung der verschiedenen Nahrungsfette. Für ältere Kardiologen ist es wichtig, dies nachzuholen. Aber jetzt kommt

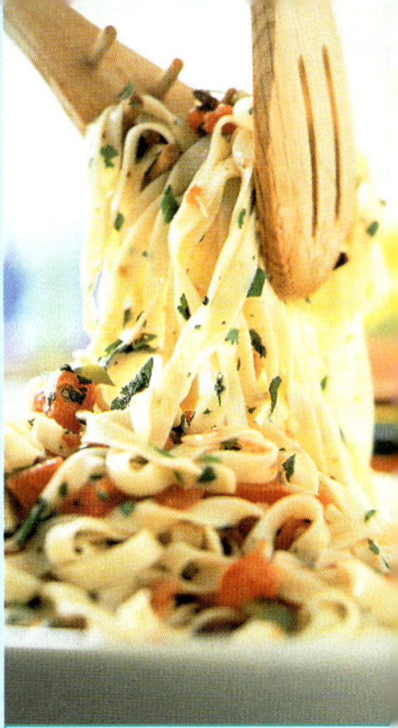

Mediterrane Ernährung: schmackhaft, bekömmlich, herzgesund.

eine jüngere Generation von Ärzten mit dem entsprechenden Wissen.

? *Viele Ärzte und Patienten denken, dass das Senken von Blutfetten das einzig Wichtige ist. In der Lyon-Herz-Studie wurden die Blutfette aber gar nicht gesenkt. Sie haben stattdessen die Zufuhr verschiedener Fette verändert, aus denen sich Zellen und Blutfette zusammensetzen. Damit wurde die Sterbehäufigkeit um 74 % vermindert.*

! Ja, das war interessant: Die Blutfette waren nach vier Jahren in beiden Gruppen gleich. Aber gleichzeitig stellten wir Folgendes fest: Bei den Patienten, die sich mediterran ernährten, hatten sich die Werte verschiedener Fette, die wir in den Zellmembranen (Hüllen um die Zellen) und im Blut gemessen haben, unglaublich verändert. Gesättigte Fette, einfach ungesättigte Fette, Omega-3-Fette wie Alpha-Linolensäure und EPA, AA ... die Verteilung von ungefähr zehn Fetten unterschied sich zwischen der mediterran essenden Gruppe und der Vergleichsgruppe, das war schon erstaunlich.

Wichtig: Blutfette senken.
Noch wichtiger: Mit richtiger Ernährung die Fette in Balance bringen.

Es ist wirklich sehr naiv, wenn Ärzte einfach nur Cholesterin messen. Ich meine damit, es gibt unterschiedliche Fette. Sie haben unterschiedliche Funktionen und sie verhalten sich vollkommen unterschiedlich.

? *Also, Fette spielen zusammen, fast wie ein Orchester. Einige bilden Gewebehormone wie AA und EPA. Mit einer guten Ernährung kann man die Fette in Balance bringen und halten. Das ist viel mehr, als nur die Blutfette zu senken.*

! Ja, zum Beispiel etwas über die Alpha-Linolensäure eines Patienten zu wissen, ist viel wichtiger, als nur seinen Cholesterinspiegel zu kennen. Wenn Sie wissen wollen, ob sich jemand gut ernährt, müssen Sie wissen, ob er genügend Alpha-Linolensäure in die Zellmembranen eingebaut hat. Alle einzelnen Fette sind wichtig. Ein Beispiel: Es ist wichtig, das AA-Fett in den Zellmembranen zu vermindern, indem man weniger Omega-6-Öle und Fleisch isst. Es ist wichtig, mehr Omega-3-Fette wie EPA einzulagern, indem man mehr Fisch isst und so weiter. Die Studie zeigt, dass eine ausgewogene, mediterrane Ernährung mit wenig an tierischem Fett, mehr ungesättigtem Fett aus Olivenöl, weniger Omega-6-Fett und mehr Omega-3-Fett aus Rapsöl positive Wirkungen auf Herz-Kreislauf-Erkrankungen hat.

? *Ernähren Sie sich persönlich auch so?*

! Ja, selbstverständlich. Als Kardiologe war ich erstaunt, so wunderbare Resultate durch eine Ernährungsumstellung zu bekommen. Herzgesundheit ist doch für uns alle wichtig, um aktiv zu sein und länger zu leben. Der Zustand Ihres Herz-Kreislauf-Systems ist Ihr wirkliches Alter.

Natürlich habe ich auch meine Ernährung umgestellt. Speziell, nachdem ich ein oder zwei Jahre lang gesehen hatte, wie sich die Prognose der Patienten veränderte. Wenn Sie einen Patienten anrufen und die Ehefrau sagt Ihnen: »Oh, es tut mir leid, mein Mann ist verstorben« oder »Mein Mann liegt schon wieder im Krankenhaus«, ist man als Arzt immer sehr betroffen. Und wenn die meisten Komplikationen in der einen Gruppe auftreten und es den Patienten der anderen Gruppe recht gut geht – dann verändert man auch etwas bei sich selbst.

? *Was haben Sie selbst geändert?*

! Natürlich haben wir durch die Diskussionen über eine herzgesunde Ernährung schon vor der Studie einiges bei uns selbst geändert. Aber auch danach: Zum Beispiel wurde in der Studie bei den Patienten in der mediterranen Gruppe Rapsöl-Margarine verwendet. Es ist lustig, aber nach zwei Jahren (lacht) haben alle Leute im Labor diese Rapsöl-Margarine auch selbst verwendet.

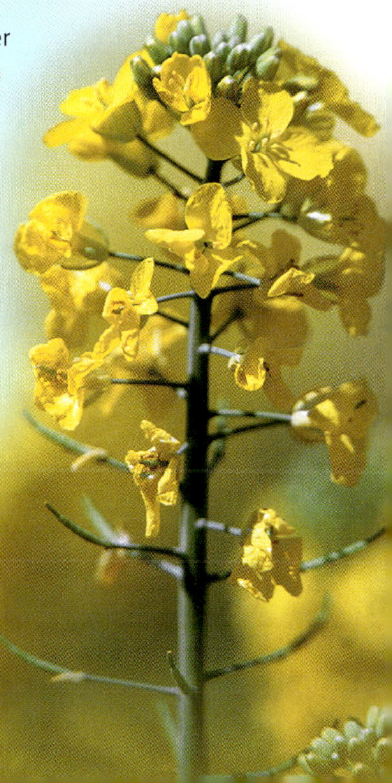

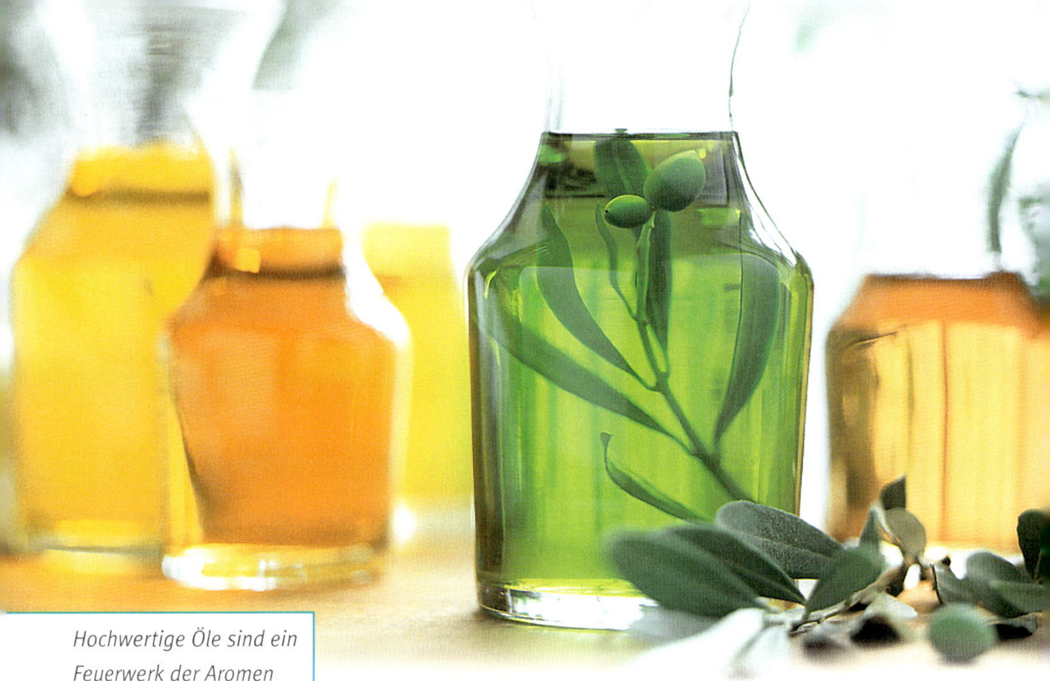

Hochwertige Öle sind ein Feuerwerk der Aromen für die feine Küche.

Öle und Ölherstellung

Qualität statt Quantität

Entdecken Sie die Welt der Ölaromen. Werden Sie zum Ölkenner.

Die unterschiedlichen Aromen von Ölen zu testen, kann genauso spannend sein wie eine besondere Flasche Wein zu öffnen. Mit den unterschiedlichsten Öl-Aromen kann man Salaten, Gemüse und Fleisch den letzten Pfiff geben. Nicht alle Öle passen allerdings zu jedem Gericht. Ein gutes Haselnuss- oder Pistazienöl, um eine Pastete herum gesprenkelt, kann eine feine Extranote geben. Ein edles französisches Walnussöl kann einen Salat wunderbar abrunden, aber zu intensiv im Aroma sein zu Fisch. Ein bestimmtes natives Olivenöl aus Griechenland kann Ihnen vielleicht zu rassig sein im Geschmack, während ein anderes, milderes Olivenöl aus Frankreich, das auf anderen Böden, mit anderen Witterungseinflüssen gewachsen ist, Sie begeistert. Entdecken Sie die Welt der Öle mit ihrer Riesenvielfalt. Gute Öle schmecken nach den Samen und Früchten, aus denen Sie gewonnen sind. Gute Öle tragen das Aroma ihrer Herkunft. Gute Öle werden genau wegen dieser Aromen-Vielfalt in den Mittelmeerländern mit Begeisterung einfach mit dem Brot aufgetunkt. Hoch verarbeiteten Öle haben dagegen einen neutralen, nichtssagenden Fettgeschmack.

Für edle Öle ist die Ausbeute gering

Um ein hochwertiges, natives, nicht raffiniertes Öl zu produzieren, ist die Ausbeute aus den Samen und Ölfrüchten oft nur halb so hoch. Deswegen liegen auch die Preise nativer Öle höher als bei raffinierten Ölen. Leicht kann ein gutes Nussöl so viel kosten wie eine gute Flasche Portwein. Die geschmackliche Aufwertung aber, die ein Salat dadurch bekommt, lohnt das Geld.

Vielleicht haben Sie sich noch nie gefragt, wie Öle produziert werden. Wie sich die Produktion auf die Qualität von Ölen auswirkt, ist jedenfalls hochinteressant, nicht zuletzt für Ihren persönlichen Griff in das Supermarktregal. Die Produktionsmethode bestimmt, was aus den im Ursprung wertvollen Samen und Ölfrüchten an Aromen, gesunden Omega-3-Fetten, unverwechselbaren Pflanzenstoffen, Vitaminen, Mineralien und Spurenelementen noch übrig bleibt.

Holen Sie die Ölaromen des Sommers auf den Salat.

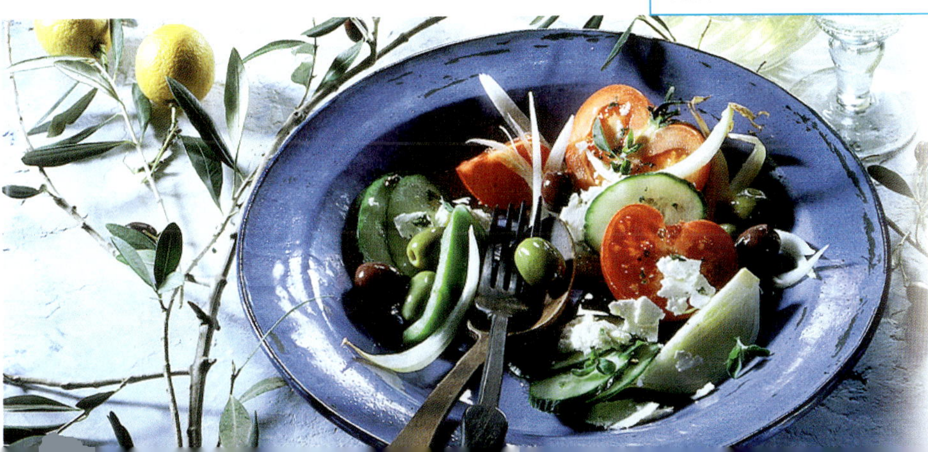

Ölproduktion – Behutsamkeit ist für Qualität alles

tipp

Kaufen Sie so genannte native Öle. Hier darf die Rohware nicht erhitzt werden.

1. Vorgewärmte Rohware – 80 Prozent der Billigöle

Billigöl: Die Samen werden geschrotet und für ein bis zwei Stunden bis zu 120 Grad Celsius erhitzt. Durch dieses Erhitzen lösen sich die Zellwände auf, und die Öle lassen sich leichter auspressen. Der überwiegende Teil aller Öle, die Billigöle, werden durch diese Heißpressung gewonnen. Während der Erhitzung von geschroteter Rohware oxidieren aber schon viele der empfindlichen Pflanzenstoffe, und vor allem oxidieren die Omega-3-Fette. Die einzigen Öle im Massenmarkt, die nicht als vorgewärmte Ware angeboten werden, sind Öle aus ölhaltigen Früchten – wie Oliven oder Avocados, denn hier müssen keine starken Zellwände aufgeschlossen werden.

2. Extraktion

Bei schonender Verarbeitung müssen keine ranzigen Fette und Geschmacksstoffe chemisch entfernt werden.

Entweder werden in der Extraktion die ölhaltigen Pflanzen mechanisch gepresst oder die Öle mit aggressiven Lösungsmitteln herausgelöst.

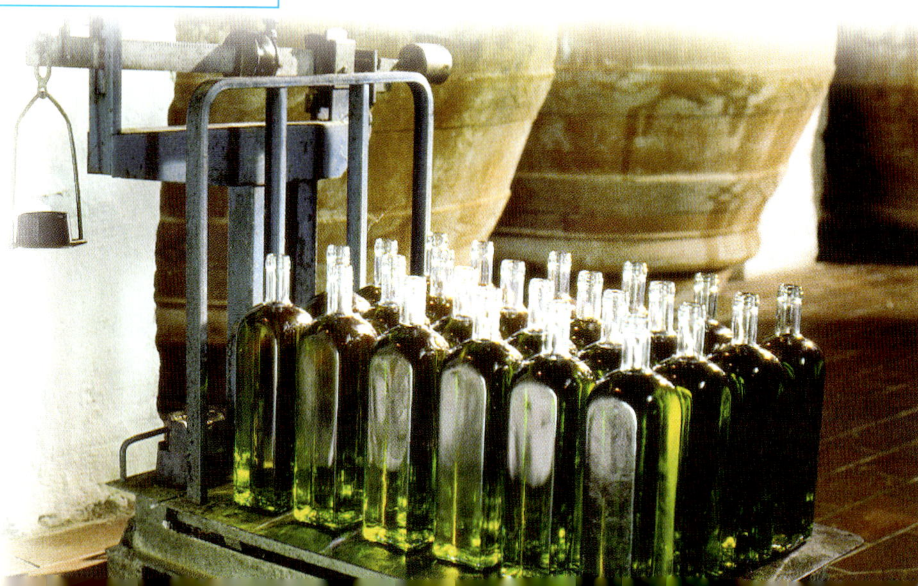

Extraktion durch mechanische Verfahren

- Optimum: niedrige Temperatur/unter Vakuum

Sobald Wärme und Sauerstoff an Omega-3-Fette kommen, oxidieren diese hochempfindlichen Fette schnell. Vor allem Leinöl, das 56 Prozent an Omega-3-Fetten enthält, verlangt nach der allerschonendsten Verarbeitung. Früher wurden kleinste Mengen Leinöl frisch gepresst und von Tür zu Tür direkt verkauft, denn Leinöl ist ein leicht verderbliches Frischprodukt.

Omega-3-Fette werden sehr leicht beschädigt.

Das Beispiel vieler Herstellerfirmen aus den USA zeigt das absolute Optimum der Produktion: Eine Pressung unter Vakuum und Lichtabschluss bei niedriger Temperatur. Das heraustropfende Öl wird durch ein Schutzgas vor Oxidation geschützt und sofort in dunklen Glasflaschen unter Luftabschluss abgepackt. Daraufhin wird das frische Öl direkt zu den Verbrauchern geschickt oder es kommt in die Kühltheken von Health Food Shops.

Das einzige Produkt auf dem deutschen Markt, das genauso produziert wird, ist das »Oxyguard Leinöl« von Rapunzel. Es wird in Bioshops vertrieben.

- Niedrige Temperatur/geringer Druck

Für alle anderen Öle sollte beim mechanischen Pressen die Temperatur, die durch den Druck entsteht, nicht über 40 Grad Celsius hinausgehen. Die Ölausbeute ist durch den geringeren Druck wesentlich geringer als unter Hochdruck. Man benötigt zwangsläufig mehr Rohware für weniger Öl. Der Vorteil ist, dass dadurch die wichtigen Omega-3-Fette zum Beispiel in Raps-, Soja- oder Walnussöl zum großen Teil erhalten bleiben. Bei Ölen aus dem Reformhaus können Sie davon ausgehen, dass diese Norm eingehalten wird. Es gehört zu den Richtlinien bei Neuform, Ölsaaten nicht höheren Temperaturen auszusetzen, als die, die Pflanzen auf dem Feld in der Sonne hatten.

tipp

Achten Sie auf die Hinweise auf den Ölflaschen »nur mechanisch gepresst« und die Angaben zur Presstemperatur. Beachten Sie, dass der Hinweis »kaltgepresst« kein geschützter Begriff ist. Er bedeutet nur, dass die Rohware vor der Pressung nicht erhitzt wurde. Bei der Pressung selbst können dann trotzdem hohe Temperaturen entstehen.

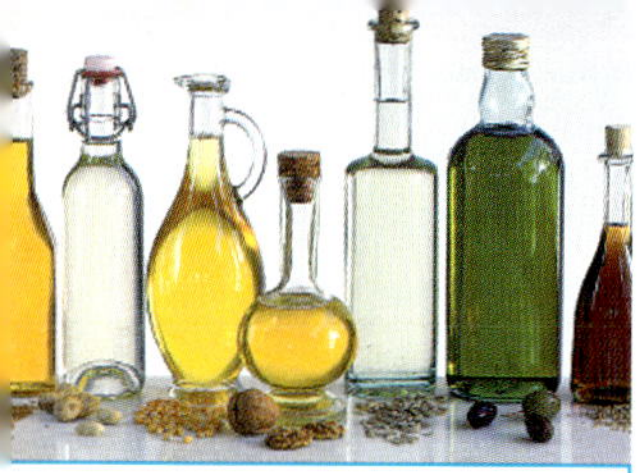

Nur unraffinierte Öle haben die intensiven Farben und charakteristischen Aromen der Ursprungspflanzen. Sie enthalten auch die meisten intakten ungesättigten Fette.

- Hoher Druck/hohe Temperatur

Die großindustrielle Ölgewinnung kann in ihren gigantischen Pressen durch den erzeugten Druck die Temperatur bis zu 95 Grad Celsius ansteigen lassen. Die Omega-3-Fette oxidieren hier direkt. Zusätzlich entstehen in diesem Produktionsprozess auch verschiedene freie Fettsäuren und ungewollte Geschmacksstoffe, die in später folgenden Raffinierungsschritten wieder entfernt werden müssen.

Extraktion mit Lösungsmitteln

Oft wird aus den Pressrückständen noch der allerletzte Rest von Öl aus den Samen oder den Oliven herausgelöst. Dies geschieht mit Benzin und anderen Lösungsmitteln. Die Lösungsmittel werden dann bei 150 Grad Celsius wieder aus dem gewonnen Öl herausgedampft. Das zurückbleibende Öl ist von minderer Qualität. Es enthält eine Vielzahl von chemisch veränderten und oxidierten Fettmolekülen und braucht im Anschluss noch verschiedene weitere Schritte, um geschmacklich »neutral« gemacht zu werden. Diese minderwertigen Öle finden sich häufig als Beimischung in »Pflanzenölen« oder »Olivenölen«. Man mischt die weniger hochwertigen und hochwertige Öle so lange, bis ein passabler Geschmack erreicht ist. Stiftung Warentest deckte unlängst auf, dass unter 20 verschiedenen Marken von nativem Olivenöl extra sieben Öle entweder mit Lösungsmitteln extrahierte Öle oder weiter raffinierte Öle als Beimischung enthielten.

Obwohl die Industrie garantiert, dass im Öl keine Lösungsmittelrückstände vorhanden sind, kommt es immer wieder zu Skandalen mit verunreinigtem Öl. Ungeahndet bleiben natürlich jene Rückstände, die nicht entdeckt werden, oder die, die unter den Grenzwerten liegen. »Keine Rückstände« ist gewissermaßen

tipp

Kaufen Sie nur natives Olivenöl extra oder andere native Öle aus dem Bioladen. Normales Olivenöl empfehlen wir nicht, da es immer raffiniertes Öl und teilweise mit Lösungsmitteln extrahiertes Öl enthält.

ein dehnbarer Begriff. Schon homöopathisch kleine Dosen können bereits durchaus schädlich sein, bleiben aber unentdeckt.

Raffinierung – die chemische Reinigung für Öle

Durch unsanfte Extraktion unter zu starker Hitze aus Druck und durch Verwendung von Lösungsmitteln entstehen, wie die Industrie es formuliert, »unangenehme geschmackliche Begleitstoffe«. Präziser gesagt, handelt es sich um ranzige, oxidierte Fette, Transfette, verdorbene Pflanzenstoffe und Bitterstoffe. Durch die vorangegangene unsanfte Behandlung werden deswegen verschiedene Schritte der Raffinierung erforderlich, wodurch diese ungewollten Stoffe wie in einer chemischen Reinigung wieder entfernt werden. Diese rabiaten Reinigungsschritte lassen das Öl weiter degenerieren, bis zum Schluss ein neutrales, geschmackloses, flüssiges Fett übrig bleibt. Hier die Schritte im Einzelnen:

- ***Entsäuerung:*** Durch aggressive Natronlauge werden freie Fettsäuren entfernt, die sonst den Geschmack beeinträchtigen könnten.
- ***Bleichung:*** In diesem Schritt werden Farbpigmente, Chlorophyll und Beta-Carotin entfernt. Sie haben sich vielleicht schon gewundert, warum hochverarbeitete Öle immer die gleiche normierte hellgelbe Farbe haben, obwohl die Ausgangspflanze ganz andere Farben hat. Das liegt am Bleichen.

Bei 90 Grad Celsius wird das Öl mit Aluminiumsilikaten und Aktivkohle versetzt. In diesem Schritt reagieren auch die sonst so wertvollen essenziellen Omega-6- und Omega-3-Fette und werden zu verschiedenen schädlichen Abbauprodukten – wie Fettradikalen

tipp

Nicht raffinierte Öle haben mehr unbeschädigte Fette, Vitamine, Pflanzenstoffe und charakteristische Aromen. Sie eignen sich besonders für kalte Speisen. Native Öle dürfen nicht entsäuert, gebleicht oder desodoriert werden. Für unraffinierte Öle sollten immer Bio-Ölsaaten verwendet werden, da Pestizidrückstände sonst nicht entfernt werden.
Raffinierte Öle verlieren viele Aromen, sind häufig hellgelb und haben teilweise veränderte Fettsäuren.

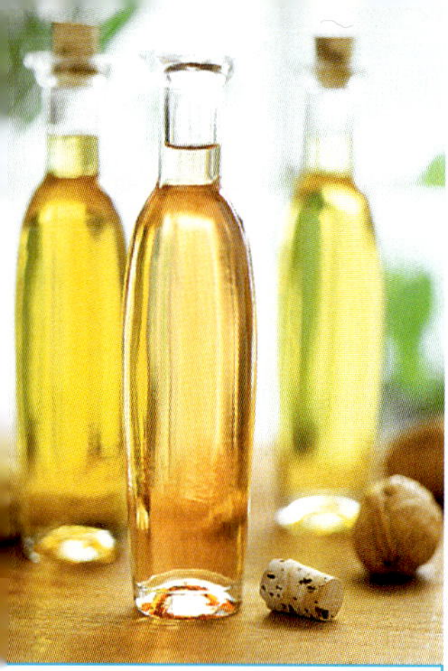

Omega-3-haltige Öle sollten fester Bestandteil Ihrer kalten Küche werden.

und konjugierten Fettsäuren. Diese Abbauprodukte kann man im Labor nachweisen, wenn man herausfinden will, ob wieder ein Fall vorliegt, wo ein Produzent Öle zusammengepanscht hat und irreführend und falsch auf der Packung als »unraffinierte oder native Öle« ausgegeben hat.

- ***Desodorierung:*** Hohe Temperaturen geben den Omega-3-Fetten hier den Rest. Bei über 200 Grad Celsius zwischen 30 und 60 Minuten werden durch Dämpfung die letzten Geschmacks- und Geruchskomponenten abgetrennt. Ein geruchloses, geschmackloses Fett – oh, bitte um Entschuldigung: ein »Pflanzenöl« – bleibt übrig. Durch die hohen Temperaturen entstehen bei der Desodorierung in geringen Mengen Transfette und andere entartete Fettmoleküle.

Positiv: Auch Pestizide und Insektizide werden bei den letzten beiden Schritten entfernt. Für unraffinierte Öle sollten daher immer Bio-Ölsaaten verwendet werden.

Einfach ungesättigte Öle als Basis

Öle aus ölhaltigen Früchten wie Oliven- und Avocadoöl sind am wenigsten raffiniert. Beide Öle sind Allzwecköle und können gut erhitzt werden. Das Omega-3-reiche Rapsöl eignet sich zwar wegen seiner einfach ungesättigten Fette auch gut zum Braten, die Omega-3-Fette gehen allerdings dann verloren.
Nussöle haben wunderbare Aromen für geschmackliche Variationen. Die teuren Nussöle – ob Haselnuss, Macadamiaöl oder Mandelöl – sollten nicht erhitzt werden. Da sie meist kaltgepresst werden und noch viele Pflanzenstoffe enthalten, entwickeln sie beim Braten schnell Rauch. Sie sind auch zu teuer und es wäre schade um die schönen Aromen, wenn man sie durch Erhitzung leiden ließe.

Omega-3-haltige Öle als Ergänzung

Omega-3-haltige Öle sind eine gesunde Beimischung in einem Salatdressing und für kalte Gerichte. Leinöl, Walnussöl und Weizenkeimöl haben besonders intensive Aromen. Heben Sie diese Öle immer im Kühlschrank auf und verwenden Sie diese innerhalb von drei bis vier Monaten.

tipp

Stellen Sie Würzöle am besten in kleineren Mengen her. Gewürze, die viel Feuchtigkeit enthalten wie Pfefferminze oder Basilikum, sollten vor Verwendung einen Tag trocknen. Feuchtigkeit kann zur Gärung und Trübung führen.
Bei Knoblauchzusatz heben Sie das Öl besser im Kühlschrank auf und verwenden es in zwei bis drei Wochen.
Bei Rosmarin, Thymian oder Chili ist der Zusatz in Öl unproblematisch.
Lassen Sie das Öl mindestens eine Woche lang ziehen und lagern Sie es an einem dunklen, kühlen Ort.

Ölauszüge – die Aromen des Sommers

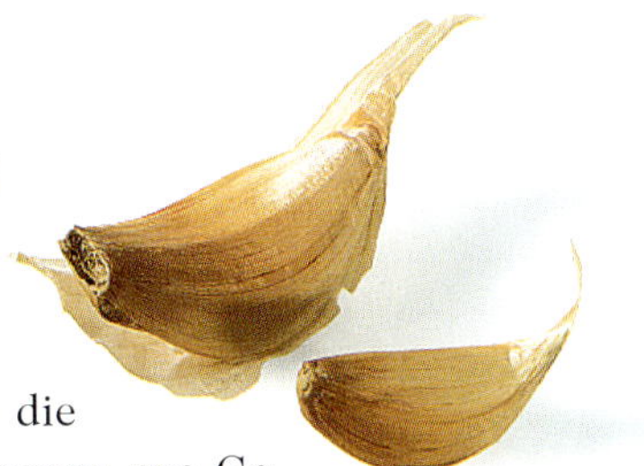

Öle ermöglichen es, die schönsten Sommer-Aromen aus Gewürzen wie Basilikum, Rosmarin, Thymian, Salbei, Knoblauch, Chili oder Zitronenschale zu konservieren. Diese Aromen sind meist fettlösliche Terpene und würden sich in anderen Flüssigkeiten, wie beispielsweise Wein oder Essig, viel zu schnell verflüchtigen.

Mit Ölauszügen können Sie die Aromen eines schon vergangenen Sommers aus den Pflanzen herauslösen, leicht einfangen und Gerichten ein besonderes Aroma verleihen.

Kalte Ölauszüge lassen sich sehr einfach herstellen. Für intensiv schmeckende Kräuter wie Chili oder Knoblauch eignet sich Olivenöl am besten. Für Basilikum, Petersilie und andere Gartenkräuter kann das neutralere Rapsöl besser geeignet sein, das sich auch im Kühlschrank lagern lässt.

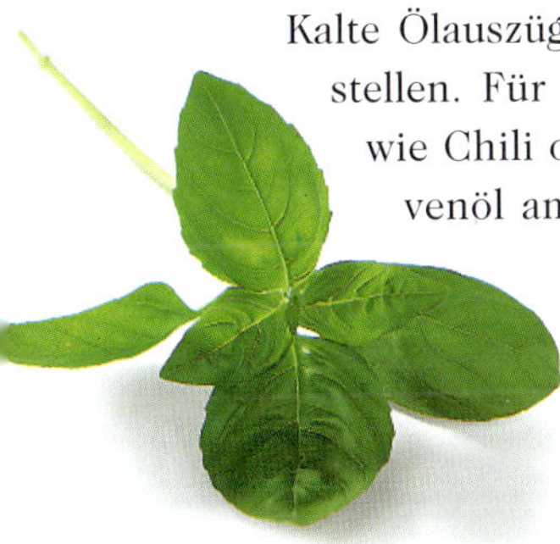

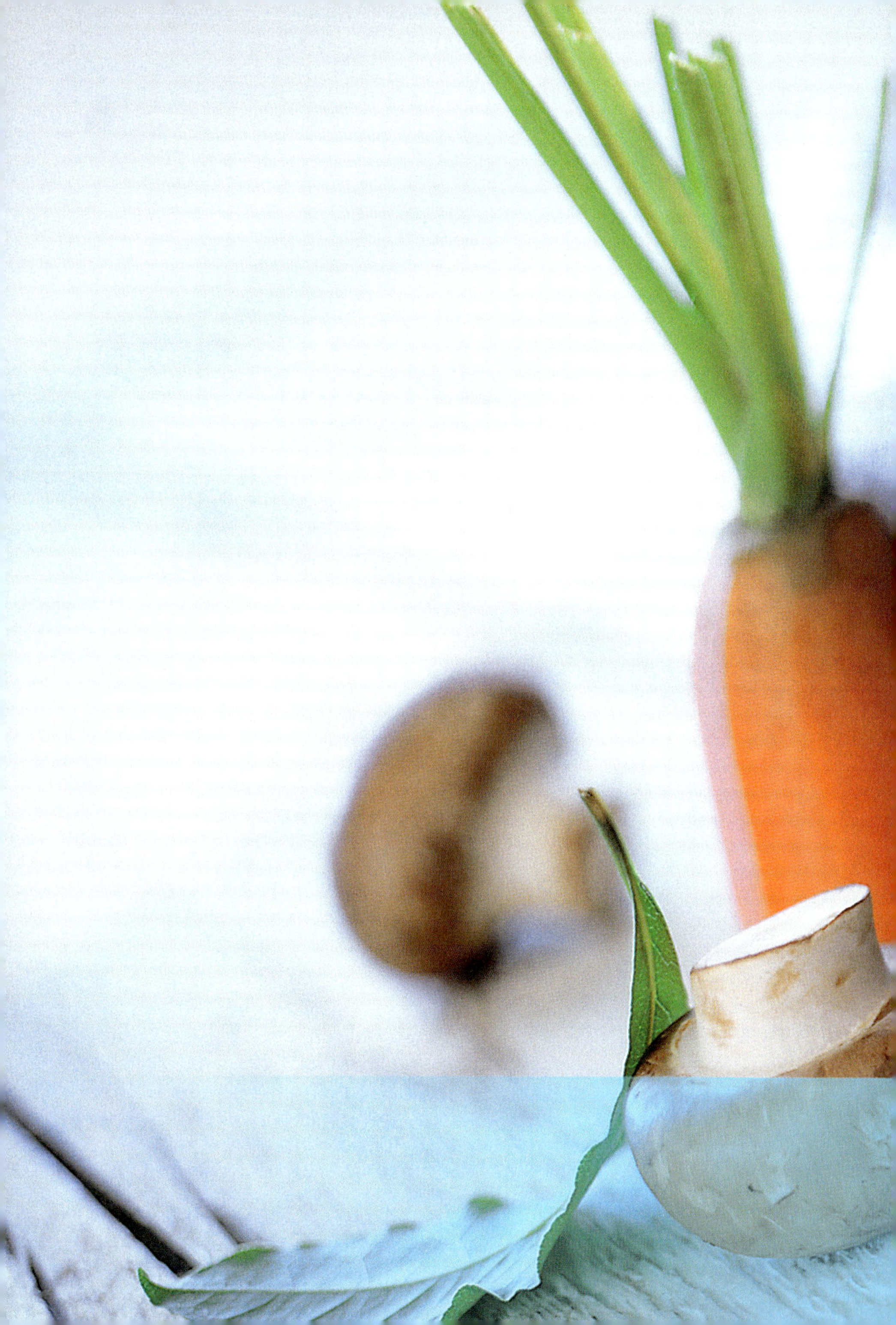

langkettige omega-3-fette

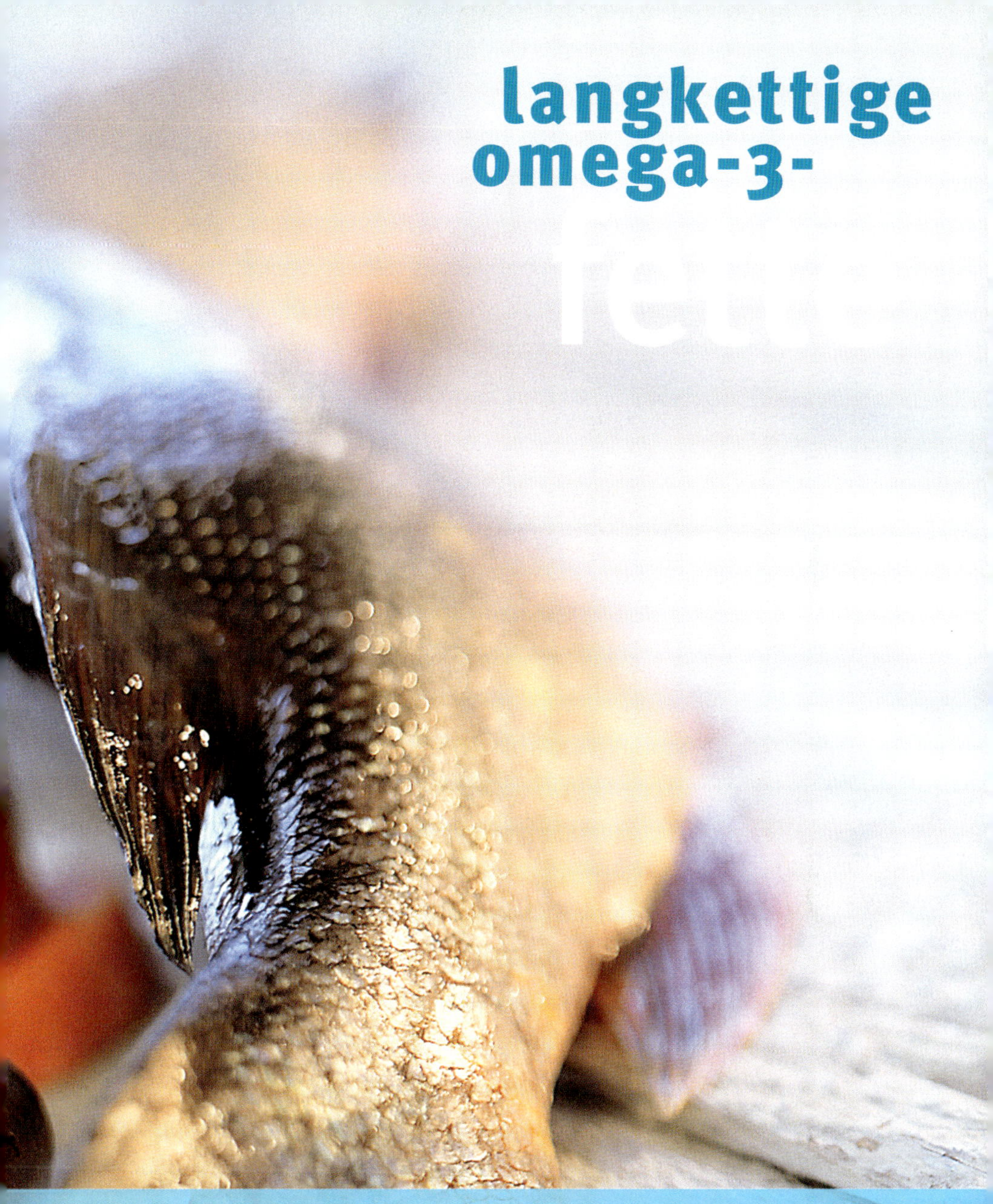

10

DHA-Fett macht hoffentlich 30 % Ihres Gehirnfetts aus. Es ist der Baustoff für Gehirnwachstum in jedem Alter, verbessert die Lernfähigkeit, lässt Depressionen seltener auftreten und bremst den geistigen Abbau im Alter. Wie machen Sie Ihr Gehirn mit DHA fit? EPA-Fett ist Rohstoff für wichtige Gewebehormone. Wie senkt EPA Herzinfarkte und Schlaganfälle um 30 bis 50 %? Warum nehmen Autoimmunerkrankungen ab? In welchen Fischen ist das meiste DHA/EPA enthalten?

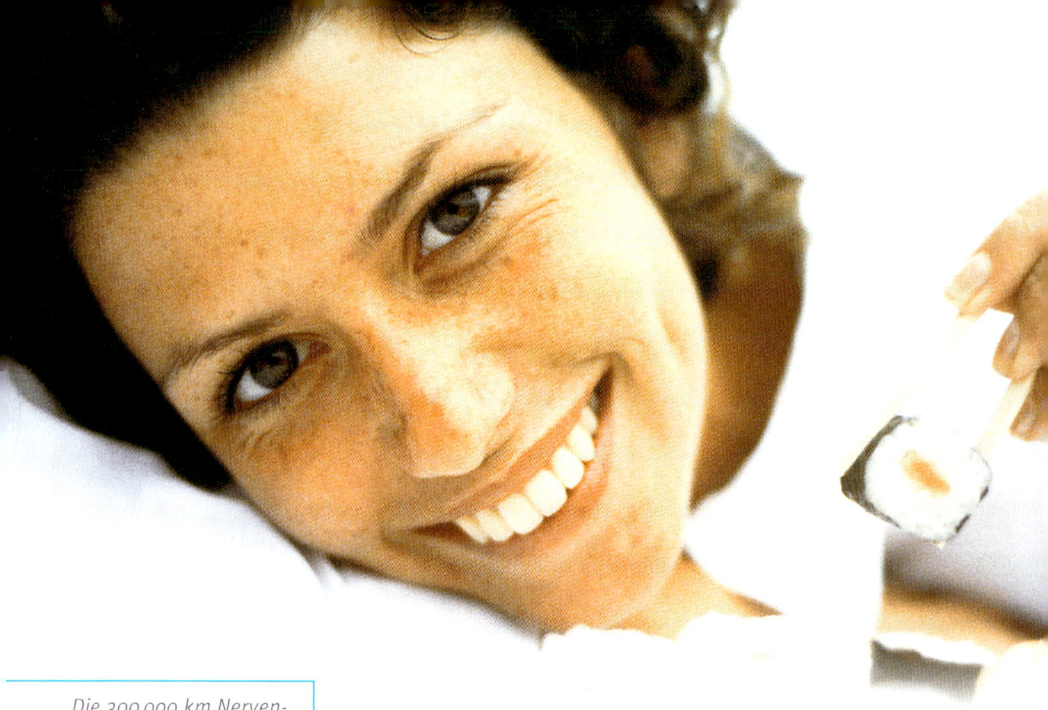

Die 300 000 km Nervenfasern Ihres Gehirns bestehen zu 60 % aus Fett. Besonders an DHA-Fett mangelt es heute.

DHA – lebenslanger Baustoff für Nerven und Gehirn

Unser Gehirn besteht zu 60 % aus Fett

Unser Gehirn stellt jeden Hochleistungscomputer in den Schatten, denn es kann nicht nur Informationen speichern, sondern diese auch bewerten, vernetzen und neu schaffen. Unser Gehirn kann kreativ sein und große Gefühle hervorrufen. Sie können riechen, schmecken, fühlen, sehen, Ihre Glieder koordinieren. Schauen Sie sich einen Eiskunstläufer an, der einen komplizierten Sprung vorausplant, den Absprung genau koordiniert, Hunderte von Muskeln einsetzt und abstimmt, mit Eleganz und Balance wieder auf einer Kufe aufkommt. Was für ein unvergleichliches neuronales und integriertes Netzwerk arbeitet da als unser Körper! Vergleichen Sie dagegen die lächerlichen Bewegungen einer Hightech-Putzhilfe. Jeder Computer, der lediglich Befehle ausführt und speichert, ist gegen unser Gehirn eine simple Maschine.

Schon bei Geburt haben Sie 100 Milliarden Neuronen. Das sind so viele, wie es Sterne in der Milchstraße gibt. 60 % des Gehirns besteht aus Fett. Es braucht ganz besondere Fette. 30 % des Gehirnfetts macht vor allem das Omega-3-Fett DHA aus. Dieses spielt eine große Rolle, wenn die komplexen Strukturen und die 300 000 km Nervenfasern im Gehirn gewoben werden. Fette haben daher einen enormen Einfluss auf die Fähigkeiten unseres Gehirns. Mit kaum einem anderen Baustoff werden so stark unsere langfristige Leistungsfähigkeit, unsere Intelligenz, Lernfähigkeit und Gefühle wie Depression und Aggression bestimmt, wie mit bestimmten Fetten. Wesentlich ist, dass Sie ständig Nachschub an diesen Baustoffen brauchen, das ganze Leben lang. Bei den Omega-6-Fetten gibt es kaum ein Problem. Sie sind im Überfluss in unserer Ernährung vorhanden. Nur die Omega-3-Fette sind heutzutage immer weniger verfügbar. Zu viel an Omega-6-Fetten und die schädlichen Transfette verhindern mehr und mehr, dass im Körper die Omega-3-Fette zu DHA umgebaut werden können.

Lange ging man davon aus, dass sich das menschliche Gehirn mit zunehmendem Alter nicht weiter entwickelt oder sogar schrumpft. Das ist falsch. Unser Gehirn erweitert sich ständig, bis ins hohe Alter. Es verliert vielleicht ab einem bestimmten Alter an Gewicht, aber es vernetzt sich immer weiter. Jedes Neuron kann bis zu 20 000 Verästelungen oder Synapsen bilden, um Erfahrungen neu zu verknüpfen. Lernpro-

Geistig aktiv bleiben Sie nur, indem Sie ständig neue Erfahrungen vernetzen. Ihr Gehirn wächst bis ins hohe Alter.

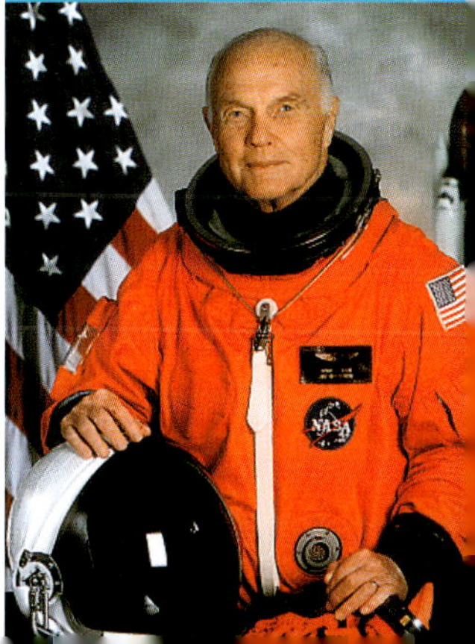

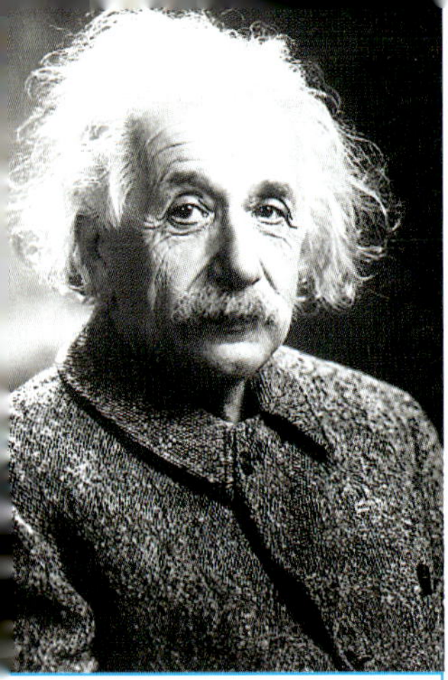

Ob Einstein Fisch mochte? DHA ist Voraussetzung für die Entwicklung der Intelligenz. Die grauen Zellen wachsen bis ins hohe Alter. Lern- und Konzentrationsfähigkeit hängen von hochleitfähigen Fetten ab.

zesse sind ein ständig neues Vernetzen und Verästeln von Neuronen. Für jede neue Verästelung werden bestimmte Fette als Baustoff gebraucht. Denn nur diese Fette leiten elektrische und chemische Impulse mit der optimalen Geschwindigkeit bis zu 300 km/h schnell weiter.

In der Tat: Neue Synapsen bilden sich bis ins hohe Alter. Menschen benötigen dafür eine stimulierende Umgebung – keine Routine oder ein TV-Gerät, wo nichts selbst erlebt wird. Aktive, unabhängige alte Menschen sind geistig fit, weil sich Ihr Gehirn weiterhin vernetzt. Die fetthaltigen Synapsen sind der Grund, warum Sie Erfahrungen meist besser einschätzen und bewerten können, je älter Sie werden. In den neuen Verästelungen findet die wirkliche, eigentliche Denkleistung statt, die uns vom Computer unterscheidet. Man wird erfahren, weise – das heißt vernetzt.

Alt werden Sie, wenn der Strom an neuen Erfahrungen und Auseinandersetzungen allmählich versiegt und Sie nur noch auf vorhandene Vernetzungen zurückgreifen. Wenn Sie sich nicht mehr auf Neues einlassen und immer weniger neue Erfahrungen in Ihren Wissensschatz integrieren, dann werden Sie festgefahren, kurz: alt. Festgefahren ist der passendste Vergleich, um die Alterung und die versiegende Vernetzung des Gehirns auszudrücken.

Gehirnjogging – neue Synapsen für Sie

Alter – das ist, wie alt Sie sich fühlen und wie stark Sie sich fordern. Und fordern – das heißt neu vernetzen. Nur an neuen Eindrücken und Problemstellungen wächst unser Gehirn. Deswegen ist Gehirnjogging auch so wichtig für jeden Menschen.

Wie stark alte Gehirne wachsen, wurde im Tierexperiment untersucht. Alte gelangweilte Käfigmäuse wurden in einem Versuch in eine Art Mäuse-Fantasieland umgesiedelt. Ein Fantasieland mit Brücken, Seilen, Treppen und Labyrinthen. Schon nach wenigen Monaten erschienen die Mäuse wie verjüngt. Ihre Bewegungskoordination und auch ihre Fähigkeit, Aufgaben zu lösen, hatte enorm zugenommen und die der jungen Käfigmäuse längst übertroffen. Bei der Obduktion der Gehirne zeigte sich, dass die Anzahl der Verästelungen und Synapsen trotz des Alters zugenommen hatte. Was bedeutet das für Sie? Setzen Sie sich ständig neuen Situationen aus, seien Sie geistig aktiv, kreativ und lassen Sie Ihre Synapsen wieder wachsen. Ohne Entdeckergeist verkümmert Ihr Gehirn wirklich. Und: Bieten Sie dem Gehirn nur die besten Baustoffe an, damit es sich optimal entwickelt.

Hoch-ungesättigte Fette übertragen am besten

Lernen Sie besser mit DHA.

Grundlage für den Fluss und die Übertragungsprozesse im Gehirn sind die hoch-ungesättigten Fette, die schnell Impulse weiterleiten können. Vor allem DHA ist an der Übertragung beteiligt. Eine bestimmte Wellenlänge im Gehirn, die besonders schnell Informationen überträgt und p300 genannt wird, ist mit schnellem Lernen und dem Gedächtnis verbunden. Mit zunehmendem Alter nimmt diese Wellenlänge meist ab. Um zu testen, ob DHA die schnelle Wellenlänge beeinflusst, wurde bei 26 Erwachsenen die p300-Wellenlänge beim Lernen gemessen. Dann wurde DHA eingenommen und zwei Stunden nach Einnahme erneut gemessen. Die p300-Wellenlänge hatte deutlich zugenommen.[99]

Eine Tierstudie zeigte dies auch: Aus Sonnenblumenöl kann AA, aber nicht DHA produziert werden.

Mäuse, die hauptsächlich mit Sonnenblumenöl als Fett ernährt wurden, brauchten doppelt so lange, um eine Aufgabe zu lösen, wie Tiere, die zudem auch ausreichend Omega-3-Fette zur DHA-Produktion bekamen.[100]

Essen Sie mehr DHA-reichen Fisch im Alter

Für gute Denk- und Lernleistung müssen Sie über Jahrzehnte hinweg immer alle Baustoffe bekommen, die für diese Spitzenleistung notwendig sind. Wenn Sie eine typische westliche Ernährung mit wenig DHA-haltigem Fisch zu sich nehmen, dann erhalten Sie auf lange Sicht nicht genügend DHA-Fett für Ihr Gehirn. In einer Studie an 1137 gesunden 65-jährigen Männern wurden die DHA-Blutwerte gemessen. In den darauf folgenden neun Jahren entwickelten 64 Männer eine

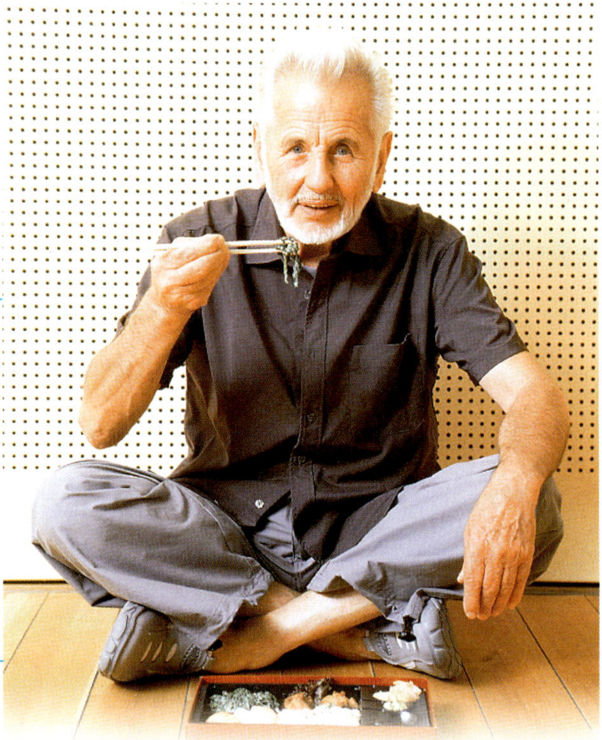

Gut vernetzt. Im Alter bilden Sie weniger DHA aus kürzeren Omega-3-Fetten. Sie brauchen DHA aus der Nahrung. Viel DHA halbiert das Risiko für die Abnahme der geistigen Leistungsfähigkeit im Alter, vermindert die Häufigkeit von Alzheimer und vermindert Altersdepressionen.

verminderte geistige Leistungsfähigkeit (Demenz). Die Männer mit den niedrigsten DHA-Werten wiesen ein um 160 % höheres Risiko für verminderte geistige Leistungsfähigkeit auf.[101] Eine weitere Studie in Holland untersuchte die Ernährungsgewohnheiten von älteren Männern über zehn Jahre. Bei Männern, die viel DHA-Fett-reichen Fisch aßen, war die Häufigkeit der Abnahme der geistigen Leistungsfähigkeit um 55 % niedriger.[102]

Die Gehirnsynapsen weisen von allen Zellen den höchsten Anteil des DHA auf. Sie selbst benötigen die richtigen Fettbaustoffe, damit sie über viele Jahre in das Gehirn eingebaut werden können und so weiterhin die hochkomplexen Strukturen weben können. Mehr DHA aus Fisch bringt Ihnen das richtige Gehirnfett.

Fischöle und Alzheimer

Wenn man die Blutwerte für DHA analysiert, wie man es bei 1133 älteren Menschen der berühmten Framingham-Studie getan hat, zeigt sich: Wer unter Alzheimer leidet, hat doppelt so häufig niedrige Blutwerte für DHA. Menschen mit niedrigen DHA hatten ein höheres Risiko, Alzheimer während der nächsten 10 Jahre zu entwickeln, und sie hatten ein viermal höheres Risiko, bei einem standardisierten Test für mentale Fähigkeiten schlechter abzuschneiden. Fisch hält bei alten Menschen, die DHA kaum noch selbst aus kurzen Omega-3-Fetten herstellen können, das Gehirn fit und schützt vor dem geistigen Abbau.

DHA – Baustoff mit Nachschubproblemen

Wir bilden in jedem Alter neue Synapsen aus und müssen unser Nervensysem und Gehirn ständig erneuern. Wie schnell Sie lernen und wie gut Ihr Erinnerungs-

tipp

DHA macht intelligent und glücklich

DHA-Fett ist der Baustoff für die ständig wachsenden grauen Gehirnzellen, der in der heutigen Ernährung fehlt. DHA sichert die Lern- und Konzentrationsfähigkeit bis ins hohe Alter. DHA scheint geistigen Verfall zu verlangsamen und langfristig Depressionen vorzubeugen. Besonders alte Menschen, Vegetarier, Schwangere, Babys, Jugendliche und Menschen mit Stress benötigen viel DHA aus der Nahrung.

Daher:

- Essen Sie ein- bis zweimal pro Woche fetten Seefisch.
- Wenn Sie keinen Fisch mögen, nehmen Sie Fischölkapseln. Sie enthalten pro Kapsel 120 mg DHA.

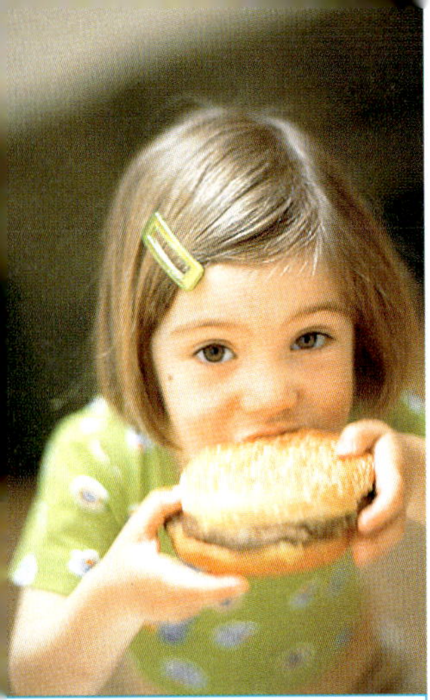

Die veränderte Fettzufuhr beeinflusst den Gehirnstoffwechsel von Heranwachsenden. Kinder brauchen DHA-Omega-3-Fette und nicht Transfette aus junk food.

vermögen ist, hängt ab von der besonderen Fettzusammensetzung im Gehirn. DHA ist vor allem in den Synapsen hoch konzentriert enthalten. Mit zunehmendem Alter nimmt jedoch die Fähigkeit tendenziell ab, DHA in größeren Mengen aus Alpha-Linolensäure selbst zu produzieren. Vor allem blockieren die Transfette und ein Zuviel an Omega-6-Fetten die Produktion von DHA. Sie sollten zu jeder Zeit, in jedem Alter Ihrem Gehirn die optimale Fettbalance zur Verfügung stellen. Das Gehirn reagiert sehr leicht auf eine Änderung dieser Balance.

Je älter wir werden, desto mehr sind wir auf DHA aus der Nahrung angewiesen. In Japan hat man dies längst erkannt. Dort werden bereits viele Nahrungsmittel mit DHA angereichert. DHA ist vor allem in fettem Seefisch enthalten. Magerer Fisch hat nur wenig DHA. Sie sollten mindestens einmal pro Woche Fleisch gegen Fisch austauschen. Das kann auch schon eine Dose Thunfisch in Tomatensoße statt Wurst oder Käse zum Abendessen sein.

Transfette – falsche Fette fürs Gehirn

Wenn nicht genügend DHA vorhanden ist, baut das Gehirn auch andere Fette ersatzweise ein. So finden sich zum Beispiel auch Transfette im Gehirn wieder, und zwar genau da, wo eigentlich DHA hingehört,[103] das am besten und schnellsten Signale überträgt. Vermeiden Sie deshalb Frittiertes, Pommes frites, Chicken Nuggets, Paniertes, Chips und Backwaren mit teilweise gehärteten Fetten.

Besonders stillende Mütter sollten aufpassen. In einer Untersuchung an 195 kanadischen Müttern zeigte sich, dass die Muttermilch sehr viele Transfette enthielt, die aus der Nahrung kamen.[104] Transfette können so in die wachsenden Gehirne der Kinder gelangen.

DHA gegen Aggressionen

Das Gehirnfett DHA beeinflusst das menschliche Verhalten. Viele Eltern und Lehrer stellen fest, dass Kinder immer aggressiver werden. Sind Sie nicht auch an einem friedlicheren Zusammenleben im Haus interessiert? Der Grund für Aggressionen muss nicht an den Erziehungsmethoden liegen, sondern könnte auch ein Stoffwechselproblem im Gehirn und in den Nerven sein. Kinder, bei denen man zu wenig Omega-3-Fette im Blut nachweisen konnte, erweisen sich oft als aggressiv, sie haben Lern- und Konzentrationschwierigkeiten.[105] Werden sie mit Alpha-Linolensäure und DHA behandelt, nehmen Hyperaktivität, Aggression, Stimmungsschwankungen und Lernschwierigkeiten häufig schon innerhalb weniger Monate ab. Betroffene Eltern berichteten davon, dass Ihre Kinder wie ausgewechselt waren und sie fast eine neue Persönlichkeit angenommen hatten.

Aggressiv durch zu viel Stress? DHA vermindert aggressives Verhalten. Es beeinflusst wahrscheinlich die Produktion beruhigender Nervenbotenstoffe.

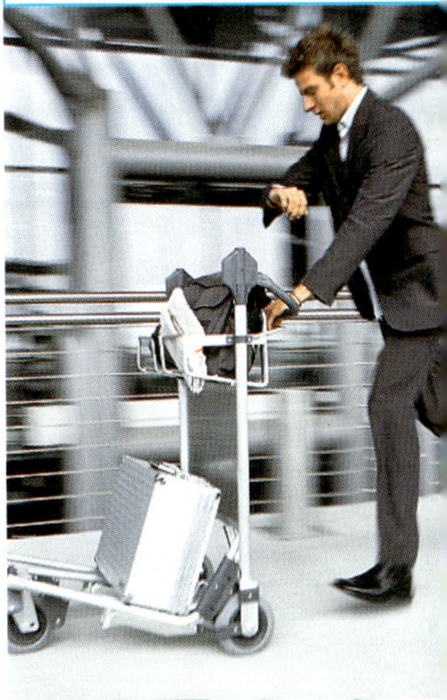

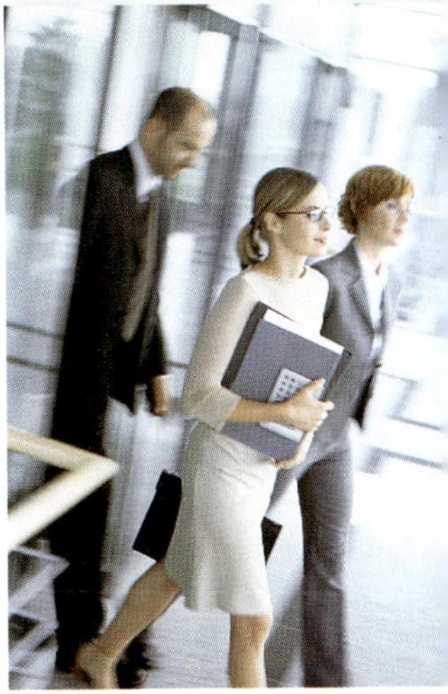

DHA gegen Stress

Wer möchte nicht trotz Stress seine Seelenruhe bewahren und ausgeglichen sein? Aber gerade unter Stress wird viel DHA aufgebraucht, was im schlimmsten Fall zu aggressivem Verhalten führen kann. Gegen Aggressionsverhalten unter Stress zeigt DHA erstaunliche Wirkung. Dies wird immer häufiger in Studien belegt. Ein Beispiel: 41 weibliche und männliche Studenten machten einen psychologischen Test, um ihr Aggressionsverhalten festzustellen. Im Anschluss erhielten sie über sechs Monate bis zum Examen entweder Kapseln mit 1,8 Gramm DHA oder Kapseln mit Sojaöl. Keine der Gruppen wusste, welche Kapseln sie bekam. Am Ende der sechs Monate, mitten in der besonders stress-

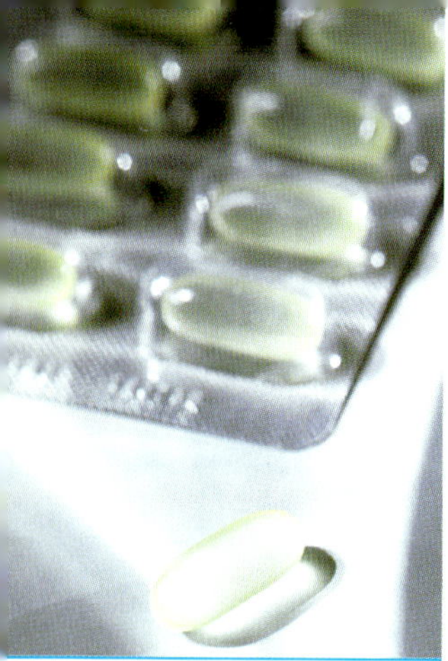

Alternative: Wenn Sie keinen Fisch mögen, nehmen Sie Fischölkapseln. Gute Fischölkapseln enthalten bis zu 120 mg DHA. So halten Sie das Gehirn leistungsfähig.

reichen Examenszeit, wurden die Tests erneut durchgeführt. In der Gruppe, die DHA eingenommen hatte, nahm die Feindseligkeit und das Aggressionsverhalten um 13 % ab, während genau das in der Gruppe mit Sojaöl sogar um 56 % zunahm.[106]

DHA gegen Depressionen – Fisch fürs Glücklichsein

In Gebieten, in denen viel Fisch gegessen wird, findet man seltener Depressionen.[107] Die Eskimos werden trotz fehlenden Sonnenlichts nicht depressiv, und selbstmordgefährdet sind sie auch nicht. Sie bekommen keinen »winter-blues« oder eine Verstimmung aus Lichtmangel wie viele Deutsche.

Der Fettstoffwechsel im Gehirn spielt bei Depressionen eine immer größere Rolle. Die Japaner essen fünfzehnmal so viel Omega-3-Fette wie die Amerikaner. Studien zeigen, dass in Japan im Vergleich zu Amerika nur ein Zehntel der Menschen an Depressionen leidet.[108] Im Alter nimmt die Fähigkeit ab, DHA im Körper zu bilden. Deswegen nehmen Depressionen im Alter zu. So haben 44 % der älteren Amerikaner Depressionen, verglichen mit nur 2 % der Fisch essenden Japaner. Das ist 20-mal so häufig. DHA macht glücklich.

1995 untersuchte ein Team von Psychologen die Bewohner eines japanischen Fischerdorfs. Kein einziger Fall von Depressionen konnte gefunden werden.[109] In den USA dagegen hat sich die Häufigkeit von Depressionen parallel zur Abnahme der Omega-3-Fette in den vergangenen 80 Jahren verhundertfacht. Inzwischen werden in den USA bereits 500 000 Schulkinder mit Medikamenten gegen Depressionen behandelt. Bei Depressiven kann man niedrige Blutwerte für DHA

Depressive haben meist wenig DHA. Nur ein Zehntel der Fisch essenden Japaner hat Depressionen im Vergleich zu Amerikanern.

feststellen.[110] Besonders die jüngere Generation bekommt kaum noch genügend Omega-3-Fette, um DHA herzustellen. Die Omega 6-Fette aus Fleisch und die Transfette aus Junkfood hemmen den Aufbau von DHA. Der medizinische Einsatz von DHA bei Depressiven steht erst am Anfang der Erforschung. Eines ist aber heute schon klar: DHA spielt eine enorme Rolle im Gehirn. Deshalb: Essen Sie häufiger Fisch. Er tut Ihnen in jeder Hinsicht gut.

Vermeiden Sie die Stoffwechsel-Tristesse. Liefern Sie dem Gehirn DHA zum Glücklichsein. Mehr dazu im Interview mit Prof. Greenwood.

Essen Sie mehr DHA, wenn Sie öfter tief ins Glas blicken

Zwischen 40 bis 50 % der Alkoholiker haben Depressionen. Heute weiß man, dass Alkohol eine der ganz wenigen Substanzen ist, die DHA im Gehirn vermindern kann. Bei langfristigem und hohem Konsum erfolgt dies umso mehr. Viele Alkoholiker entwickeln und erreichen daher häufig einen Verlust der geisti-

Die Franzosen haben wenig Herzinfarkte, denn Wein ist herzgesund. Zu viel Alkohol entleert aber langfristig die DHA-Speicher im Gehirn.

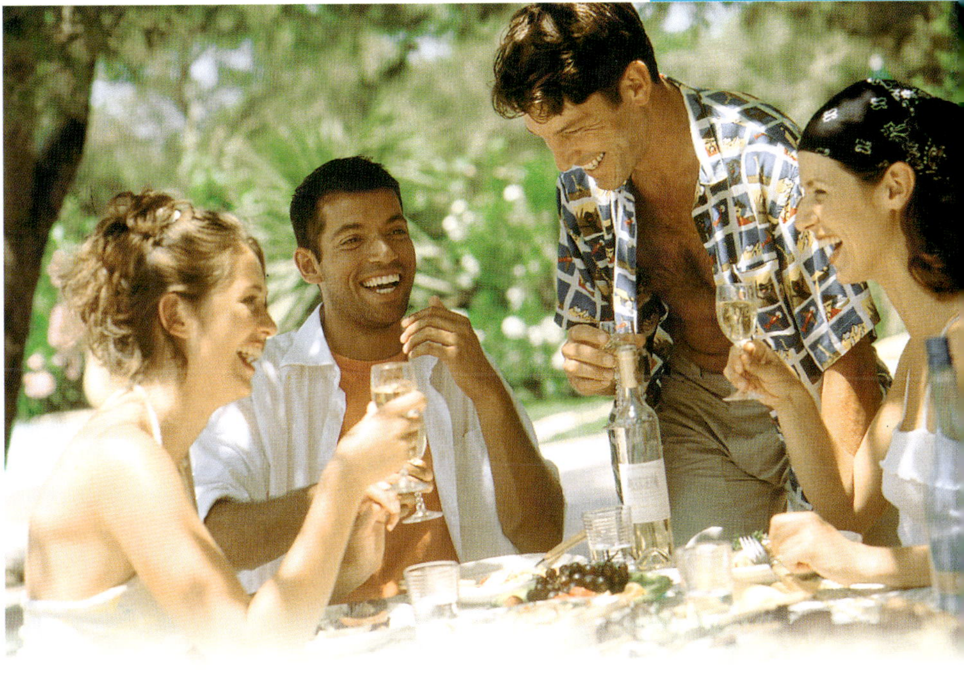

Denken im Schneckentempo? Kein Wunder: Alkohol vermindert DHA im Gehirn.

gen Schärfe, weil die Synapsen im Gehirn zu wenig leitfähiges DHA-Fett zur Verfügung haben.

Tierversuche haben klar gezeigt, dass schon wenig Alkohol das DHA im Gehirn vermindert. Dies ist auch der Grund, warum Schwangere, die Alkohol trinken, häufiger Kinder mit Nerven- und Gehirnschäden zur Welt bringen. 90 % der DHA-haltigen Nervenzellen werden in den ersten neun Monaten aufgebaut (siehe auch Seite 166).

Alkohol verhindert auch den Aufbau von DHA aus kürzeren pflanzlichen Omega-3-Fetten. Unser Rat: Wenn Sie häufig etwas tiefer ins Glas blicken, sind Sie besonders auf DHA aus der Nahrung angewiesen. Essen Sie öfter fettreichen Seefisch, um Ihre DHA-Depots immer wieder aufzufüllen.

info gesundheit

DHA (hoch-ungesättigtes Omega-3-Fett)

30 % des Gehirnfettes ist DHA.
Entscheidend für den Aufbau und das Wachstum von Neuronen und Synapsen des Gehirns
Beeinflusst die Schnelligkeit der Nervenübertragung.
Verbessert die Lern- und Konzentrationsfähigkeit.

gesundheits-check

Menschen mit besonderem Bedarf an DHA

- ☐ Sind Sie reiner Vegetarier?
- ☐ Sind Sie über 65 Jahre und brauchen durch abnehmende Eigenproduktion DHA aus der Nahrung?
- ☐ Sind Sie schwanger oder in der Stillzeit?
- ☐ Wollen Sie die geistige Leistungsfähigkeit Ihrer Babys und Kinder frühzeitig fördern?
- ☐ Erkennen Sie bei Ihren Kindern Hyperaktivität und/oder Konzentrationsmangel?
- ☐ Leiden Sie unter besonders viel Stress und sind Sie leicht reizbar?
- ☐ Sind Sie häufiger depressiv?
- ☐ Trinken Sie häufig und/oder viel Alkohol?

Check DHA-Mangel: siehe Seite 201

DHA-Kaltwasserfische: je fetter, desto besser

Die Omega-3-Fettsäuren sind für den Ruf von Fisch als gesundem Lebensmittel verantwortlich. DHA ist vor allem in Kaltwasserfischen und Algen hochkonzentriert enthalten. Die Omega-3-Fette, die erst bei minus 40 Grad gefrieren, ermöglichen ein Leben in den sehr kalten Polargegenden. Je kälter das Gewässer ist, umso mehr sind in Kaltwasserfischen und Algen die beiden langen Omega-3-Fette DHA und EPA konzentriert.

Niedrigfetthysterie: Magerer Fisch enthält kaum DHA.

Auch hier attraktive Neuigkeiten für alle, die der neumodischen Niedrigfetthysterie bislang zum Opfer fielen: Fette Kaltwasserfische wie Makrele, Hering und Lachs sind viel gesünder als magerer Fisch. Denn je fettreicher der Kaltwasserfisch, desto mehr Omega-3-Fette EPA und DHA finden sich darin. Völlig absurd ist es, wenn Sie aus Sorge vor dem Fettgehalt mageren Fisch oder eine genetische Niedrigfettzüchtung aus einer Fischzucht essen. Das macht ungefähr so viel Sinn wie speziell Niedrig-Vitamin-Obst zu züchten. Wer bei Fisch auf den Fettanteil schaut und die Niedrigfettvarianten im Supermarkt aus dem Regal greift, macht genau das Falsche.

Ein- bis zweimal fetten Fisch in der Woche. So bleiben Sie geistig fit.

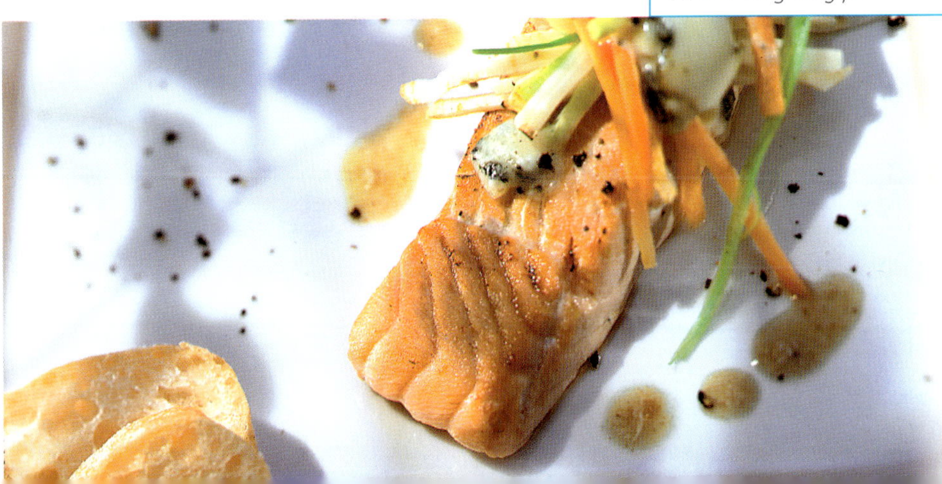

special:

So entsteht das Gehirn

FETTE FÜR DIE GRAUEN ZELLEN

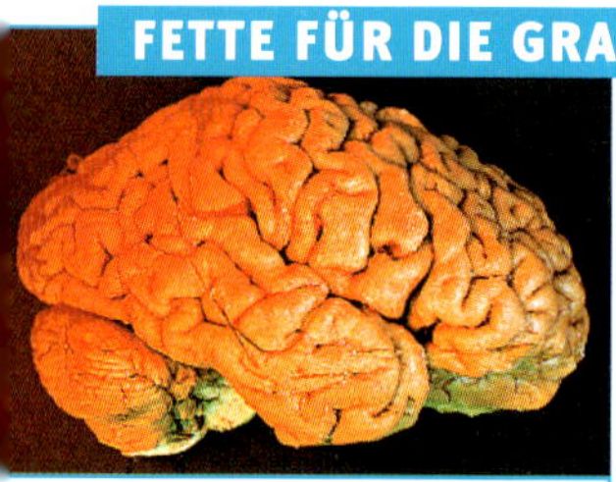

100 Milliarden Neuronen brauchen DHA für ständiges Wachstum.

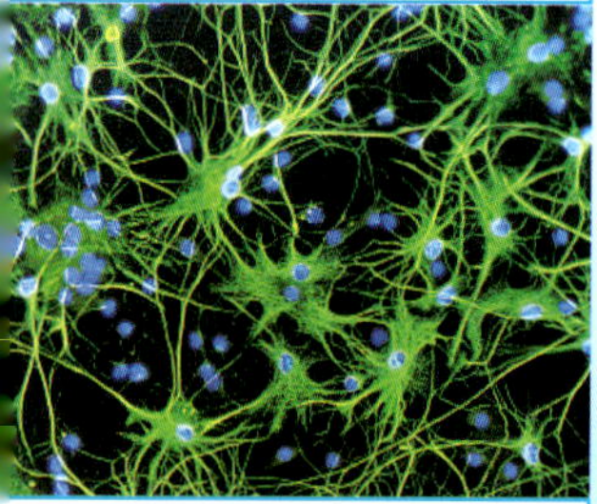

250 000 Neuronen bildet ein Fötus in der Minute. Die Smart Fette DHA und AA werden dafür gebraucht.

DHA – Fördern Sie den Gehirnaufbau Ihres Kindes

Das Gehirn wächst in jedem Alter. Aber was brauchen die Nervenzellen für dieses ständige Wachstum? Am meisten lernen wir darüber, wenn wir die rasante Entwicklung des Gehirns im Mutterleib und von Babys verstehen. Die Schaltzentrale des menschlichen Körpers: Spannend wie ein Krimi! Die Power-Nahrung, mit der Sie das Gehirn leistungsfähig machen, ist für Erwachsene und Babys gleich.
Die Entwicklung der Gehirn-Hardware und der Intelligenz findet im Mutterleib statt. Wie gut sich die 100 Milliarden Neuronen des Gehirns Ihres Kindes schon im Mutterleib entwickeln und wie gut es in den ersten Monaten weiter wächst, liegt an den Nährstoffen, die Sie zur Verfügung stellen. Gebraucht wird dazu vor allem der Fettbaustoff DHA. Sie können den Intelligenzquotienten Ihres Kindes um einige Punkte anheben, indem Sie sich selbst gut mit DHA versorgen, Ihr Kind stillen oder es mit DHA-angereicherter Babymilch ernähren. Diese zusätzlichen IQ-Punkte ersparen Ihnen vielleicht viel Mühe. Lern- und Schulschwierigkeiten können am Intelligenzquotienten liegen. Eine gute Gehirnentwicklung ermöglicht Ihren Kindern viele Wege im Leben. Hier sind die aufregenden neuen Ergebnisse zum DHA-Gehirnfett und der Entwicklung der grauen Gehirnmasse.

DHA – Baustoff für das Gehirn

Das menschliche Gehirn besteht bei unserer Geburt aus 100 Milliarden Neuronen, so viel wie es Planeten in unserer Galaxie gibt. Im Gehirn eines Fötus bilden sich pro Minute unglaubliche 250 000 Nervenzellen. In der sechsten Woche ist das Gehirn so groß wie der Körper des Embryos, und im dritten Monat verbraucht das Gehirn 70 % der gesamten Energie des kleinen Körpers. Die speziellen Gehirnfette kommen direkt von der Mutter, denn der Embryo kann die langen Fette wie AA und DHA nicht selbst produzieren. AA-Fett ist meist genügend vorhanden, weil viel Omega-6-Fette aus Fleisch und Ölen zur Verfügung stehen. Was aber auf dem Speiseplan der Mutter meist fehlt, sind hingegen die Omega-3-Fette wie DHA. Bei DHA-Mangel ist die Entwicklung des Gehirns im Mutterleib und später beim Stillen nicht optimal. Wie viel DHA Ihr Kind bekommt, hängt allein davon ab, wie viel DHA die werdende Mutter isst oder aus den eigenen Geweben noch abziehen kann.[111] Vor allem, und das ist nichts Neues, sollten Sie während der gesamten Schwangerschaft auf DHA-ausschwemmenden Alkohol verzichten.

Barbie hätte keine intelligenten Kinder – sie hätte zu wenig DHA

Immer mehr Frauen ernähren sich mit Fastfood oder sie folgen mit einer Low-Fat-Ernährung Barbie-Idealen, die ihnen zu wenig Omega-3-DHA zur Verfügung stellt. Die meisten Frauen erhalten nur 18 % des DHA in der Ernährung, die für Schwangere empfohlen werden!
Nur 2 % der Frauen bekommen die empfohlenen 200 Milligramm DHA.[112]
Schwangere sollten daher unbedingt Alpha-Linolensäure aus Leinölen und vor allem Fisch mit den langen DHA-Fettsäuren essen, um den Aufbau des Gehirns bei ihrem Kind zu unterstützen. Leinöl allein reicht für Schwangere nicht aus, genügend DHA zu bilden. Vor allem Vegetarier haben zu wenig DHA, da Sie weder Eier noch Fisch essen.[113]
200 Milligramm extra DHA aus Algen wird dann unbedingt empfohlen.
Wenn Frauen kurz hintereinander Kinder bekommen, haben sie oft weniger DHA für das weitere Kind zur Verfügung. Auch hier sollte extra DHA zugeführt werden.[114]

Baustelle – das wachsende Gehirn des Kindes. Nur 2 % der Frauen bekommen genügend DHA während der Schwangerschaft.

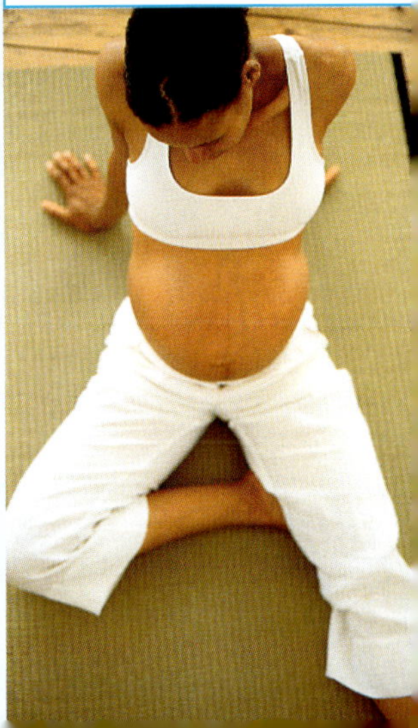

special:

FETTE FÜR DIE GRAUEN ZELLEN

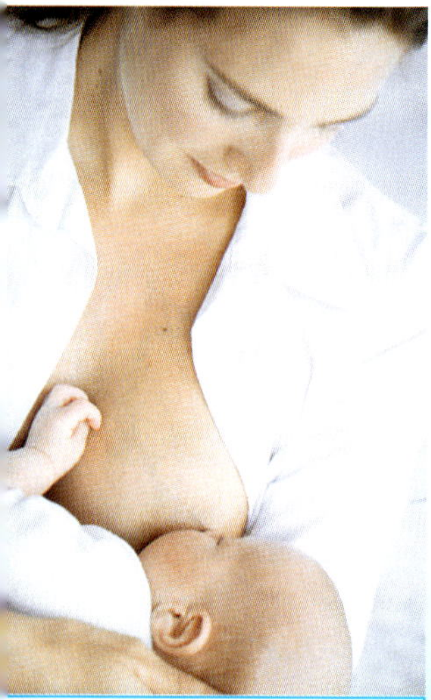

Muttermilch ist DHA-reich von Natur aus. Gestillte Kinder werden intelligenter.

Frühgeborene – extra Gehirnfette mit DHA und AA sind notwendig

Zu früh geborene Säuglinge leiden am meisten unter dem abrupten Stopp der Zufuhr der langen Omega-3-Fette und von Omega-6-Fetten. Innerhalb von drei Tagen kann die Konzentration der DHA- und AA-Gehirnfette um bis zu 80 % fallen. Sie können sich die dramatischen Folgen auf die Entwicklung des Gehirns vorstellen, denn 70 % der gesamten 100 Milliarden Neuronen-Gehirnmasse, von denen dieser junge Mensch die nächsten 80 Jahre zehren wird, werden bis zur Geburt gebildet.[115 116] Erst seit kurzem weiß man, dass Frühgeborene im Brutkasten mit diesen langen DHA- und AA-Fetten versorgt werden müssen, damit sich Gehirn und das Nervensystem optimal weiterentwickeln können.

Babys brauchen DHA

Gerade in den ersten Wochen nach der Geburt sollten Sie beim Stillen noch viel DHA für Ihr Kind zur Verfügung stellen. Bei der Geburt wiegt das Gehirn zirka 350 Gramm und hat 100 Milliarden Neuronen. Im ersten Lebensjahr, in dem das Baby alles neu aufnimmt, sieht und erlernt, werden die neuronalen Verästelungen gebildet und das Gewicht des Gehirns erhöht sich auf 1000 Gramm. Eine echte Aufgabe für die stillende Mutter, ständig den optimalen Nachschub an Smart Fats zu liefern, um dieses enorme Gehirnwachstum zu fördern. Essen Sie mehr DHA-haltigen Fisch (siehe Seite 165) oder nehmen Sie DHA-Zusätze aus Algen ein. So verbessert sich der wichtige Gehirnfettgehalt in Ihrer Muttermilch[117] und auch der Ihres Babys.

Vermindern Sie Depressionen nach der Geburt mit DHA.

Als Folge dieses »Fetthungers« werden schwangeren und stillenden Müttern regelrecht die wertvollen DHA-Fette ausgesogen. Die essenziellen Fette wie DHA fallen bei Schwangeren bis zur Geburt bis auf ein Drittel das Wertes vor der Schwangerschaft ab.[118] Viele Schwangere und junge Mütter haben aus Mangel an DHA Depressionen, weil für ihr eigenes Gehirn zu wenig DHA zur Verfügung gestellt wird. Heute behandelt man diese Form der Depression mit DHA-Zusätzen aus Algen und fettem Seefisch.

Muttermilch – Babys werden intelligenter

DHA- und AA-Gehirnfette sind kein neues Zaubermittel. Seit Millionen Jahren ist es in der Muttermilch optimal enthalten. Mit Muttermilch gestillte Babys sind deswegen häufig intelligenter. Eine Analyse von 26 Studien zeigte, dass gestillte Babys später im Leben um fünf Punkte besser in Intelligenztests abschneiden als mit Flaschenmilch ernährte Babys.[119] [120] [121] Diese fünf IQ-Punkte können ausschlaggebend werden, in der Schule oder im Berufsleben, und könnten sogar der Schlüssel zur Vermeidung von Lernschwierigkeiten und Schulproblemen sein.[122] [123]
Nicht jede Mutter kann stillen und bis vor kurzem fehlte in Babymilch der Zusatz der wichtigen Gehirnfette AA und DHA. Heute ist der Zusatz Vorschrift in vielen Ländern. Mittlerweile gibt es AA- und DHA-angereicherte Babymilch in fast 70 Ländern. Auch in Deutschland, wo sie von Milupa produziert wird.

Das sollten Sie als Mutter nicht verpassen: Babymilch zur besseren Gehirnentwicklung ist mit DHA angereichert.

Der Intelligenztest für Babys – Resultat mit und ohne smarte Fette

AA- und DHA- angereicherte Babymilch entspricht der natürlichen Muttermilch, im Gegensatz zu normaler Babymilch aus Kuhmilch. Auch das ist mit einer Studie, einem Baby-Intelligenz-Test belegt: Babys wurden in zwei Gruppen eingeteilt. 19 Babys bekamen AA- und DHA-angereicherte Flaschenmilch bis zum vierten Monat. Danach normale Milch. Die anderen Babys erhielten von vornherein normale Flaschenmilch. Im achtzehnten Monat nahmen alle an einem speziellen Intelligenztest für Babys teil, wo sie Puzzles zusammensetzen, Spiele spielen und andere kleine Aufgaben lösen mussten. Die Ergebnisse:

- Die Babys mit AA- und DHA-angereicherter Milch schnitten insgesamt um sieben Punkte besser ab. IQ im Durchschnitt 105. Fünf Babys erreichten einen überdurchschnittlichen IQ von 115. Bemerkenswert: Keines der AA- und DHA-gefütterten Babys hatte weniger als 85 Punkte.
- Die mit Milch gefütterten Babys hatten dagegen im Durchschnitt nur einen IQ von 98. Ein Baby erreichte einen IQ von 115. Zwei Babys in der Normalmilchgruppe lagen sogar unter 85 Punkten.[124]

AA und DHA sind also sehr wichtig in den ersten Lebensmonaten, so dass Sie sich doch zum Stillen entschließen sollten. Die zweitbeste Lösung: Füttern Sie Ihr Baby mit AA- und DHA-angereicherter Babymilch.

Fröhlich und ausgeglichen. Kinder mit viel Omega-3-Fetten haben weniger Stimmungsschwankungen und aggressives Verhalten.

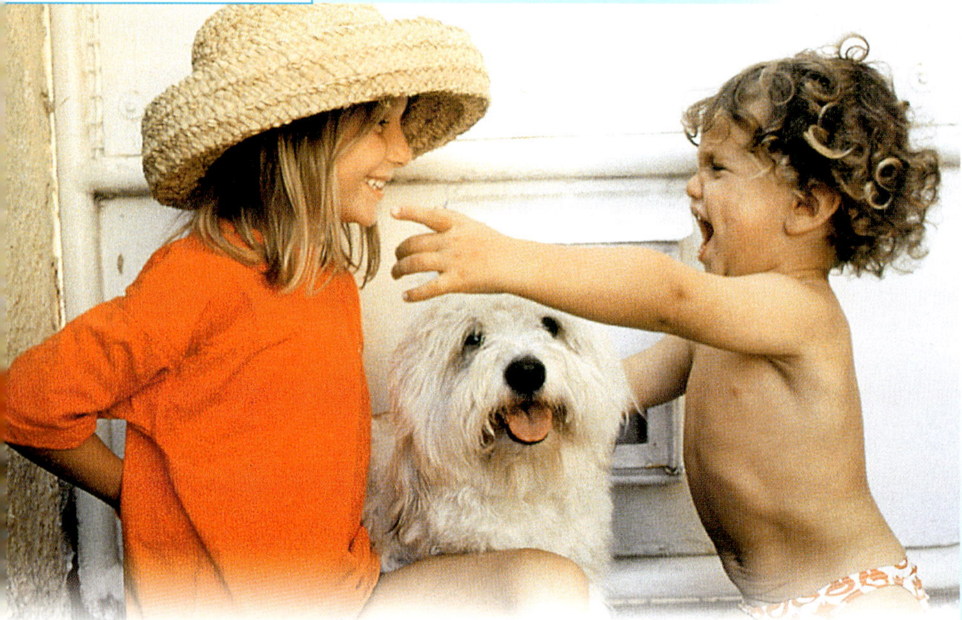

Emotionale Intelligenz

Kinder mit zu wenig Omega-3-DHA-Fett und zu viel Omega 6-AA-Fett neigen zu Aggressionen, Stimmungsschwankungen und sie haben häufig Lernschwierigkeiten. Gemeinhin wird gestillten Babys nachgesagt, dass sie emotional ausgeglichener seien. Diese Ausgeglichenheit ist eine Form der emotionalen Intelligenz. Ob dies an der besseren Versorgung mit DHA aus der Muttermilch liegt, bleibt offen. Die Chemie des Gehirns beeinflusst uns jedoch bis in unsere tiefsten Persönlichkeitsstrukturen. Noch bleibt viel zu erforschen, wie sich DHA auf die Persönlichkeit auswirkt.

Fette beeinflussen die Psyche über den Gehirnstoffwechsel.

tipp

DHA für Sie und die Entwicklung Ihres Kindes Leinöl, Fisch, und DHA-Kapseln

- Essen Sie viel Alpha-Linolensäure und fettreichen Seefisch während der Schwangerschaft und beim Stillen.
- Auch Fischölkapseln sind o.k.
  Achtung: Fischöl ist nicht Lebertran!!! In Lebertran ist viel zu viel Vitamin A und D für Schwangere enthalten.
  Fragen Sie immer den Apotheker!
- Vor allem Vegetarierinnen haben wenig DHA. Wenn Sie keinen Fisch mögen, nehmen Sie DHA-Kapseln aus Algen. Sie heißen Neuromins®.
- DHA-Kapseln (Neuromins®) sollten von Schwangeren als Ergänzung während des Stillens genommen werden. Sie bieten Ihrem Baby viel DHA.
- Depressionen nach der Geburt werden erfolgreich mit DHA behandelt. So können Sie schneller Ihre eigenen DHA-Depots im Nerven- und Gehirnstoffwechsel wieder auffüllen.

Wie Sie mit Fetten das Gehirn fit halten

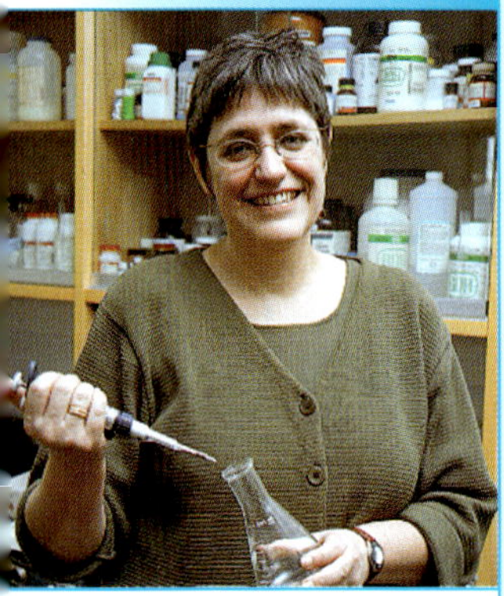

Prof. Carol Greenwood ist eine führende Wissenschaftlerin auf dem Gebiet der Neuronutrition. Hier werden unter anderem die Zusammenhänge zwischen Ernährung, Gehirnalterung und geistigen Fähigkeiten wie logisches Verstehen, Lernen und Erinnern untersucht. Frau Greenwood ist Professorin an der Universität von Toronto und Wissenschaftlerin am Kunin Lunefeld Applied Research Unit, einem Zentrum, das Studien mit Senioren auswertet.

A. Jopp: *Man war ja lange der Ansicht, das erwachsene Gehirn würde nicht weiterwachsen. Das hat sich in den letzten Jahren geändert. Gehirne von Erwachsenen lernen und dadurch bilden sie gleichzeitig neue Nervenverbindungen und wachsen ...*

Prof. Greenwood: (lacht) ... Ja, darüber sind wir wohl alle glücklich... Immerhin degenerieren wir mit dem Alter also doch nicht nur...

In den letzten 10 Jahren haben wir entdeckt, dass Erwachsene tatsächlich neue Gehirnzellen (Neuronen) ausbilden. Vorher nahm man an, dass die Gehirnzellen einfach mit dem Alter absterben, und das war's dann.

Eine der erstaunlichsten Entdeckungen ist, dass Sport das Wachstum neuer Gehirnzellen stimuliert. Die 70-Jährigen im Sportclub oder Schwimmbad machen also ein echtes Gehirntraining.

Es stellt sich jetzt auch die Frage: Was für eine Ernährung brauchen wir eigentlich, um das optimale Wachstum dieser neu gebildeten Neuronen zu unterstützen. Mit ziemlicher Sicherheit benötigen diese Zellen dieselben Nährstoffe, die wir in der Kindheit und im Mutterleib brauchten. Hier ist DHA-Fett ganz vorn.

Und da die meisten von uns erstens zu wenig Omega-3-Fette bekommen und man zweitens mit zunehmendem Alter immer schlechter DHA aus anderen Omega-3-Fetten herstellen kann, ist es klar, warum DHA für ein langsameres Altern des Gehirns auf so viel Interesse stößt.

Aber auch junge Leute können nicht Ihre vollen geistigen Möglichkeiten erreichen, wenn sie immer nur die falschen Fette essen. Die Studien über Hyperaktivität von Kindern, aggressives Verhalten, die enorme Zunahme von Depressionen und Lernproblemen gehen in diese Richtung. Was uns von anderen Lebewesen unterscheidet, ist unser Gehirn. Und was das Zusammenleben wirklich erträglich macht, sind ausgeglichene Menschen. Der Gehirnstoffwechsel spielt hier eine entscheidende Rolle. Die Erkenntnis, dass man das Gehirn mit Nährstoffen unterstützen kann, ist noch ziemlich neu.

? *Warum ist DHA so wichtig für die Entwicklung unseres Gehirns?*

! Nun, das Gehirn hat den höchsten DHA-Anteil von allen Geweben. Und die Natur hätte DHA sicher nicht dort eingebaut, wenn es keine Funktion hätte. DHA hält die Nervenleitbahnen flüssig. Das ist wichtig für eine schnelle Übertragung. Aber DHA spielt auch eine Rolle im Zellkern, um bestimmte Abschnitte des Genmaterials zu aktivieren. Es gibt sogar Andockstellen im Zellkern für die essenziellen Fette wie DHA. Warum sollte Sie das interessieren? Ein Beispiel: Serotonin ist ein Nervenbotenstoff, der Sie glücklich und ruhig macht. Menschen mit Depressionen haben häufig wenig Serotonin. Dagegen findet man bei Menschen, die keine Depressionen haben, meist höhere Mengen DHA und hohe Serotoninwerte. Man nimmt an, dass DHA bestimmte Gene aktiviert, die die Serotoninproduktion ankurbeln. Wir wissen zwar noch nicht genau, wie das funktioniert, aber inzwischen wird DHA schon bei der Behandlung von Menschen mit bestimmten Formen von Depressionen eingesetzt.
Essenzielle Fette bestimmen so Ihren Gehirnstoffwechsel bis zur Aktivierung von Genen und die Funktion unseres Gehirns. So beeinflussen diese Fette wirklich, wer wir sind und wie wir uns fühlen!!

? *Wer möchte nicht möglichst lange geistig fit bleiben. Gibt es über DHA und das langsamere Altern des Gehirns auch Studien?*

! Wenn man Altern und starken geistigen Verfall (Demenz) betrachtet, kommt vielleicht die beste Unterstützung aus zwei Bevölkerungsstudien. In der Rotterdam-Studie hatten starke Fischesser nur halb so oft Demenz, verglichen mit

Gehirntraining im Swimmingpool.
Neue Forschungsergebnisse beweisen: Sport stimuliert das Wachstum neuer Gehirnzellen auch im Alter.

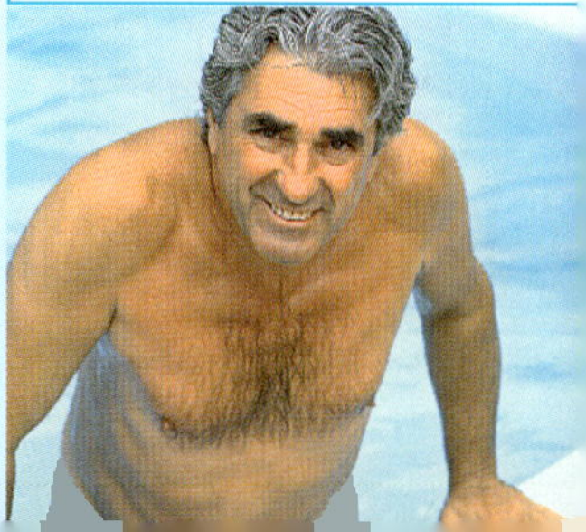

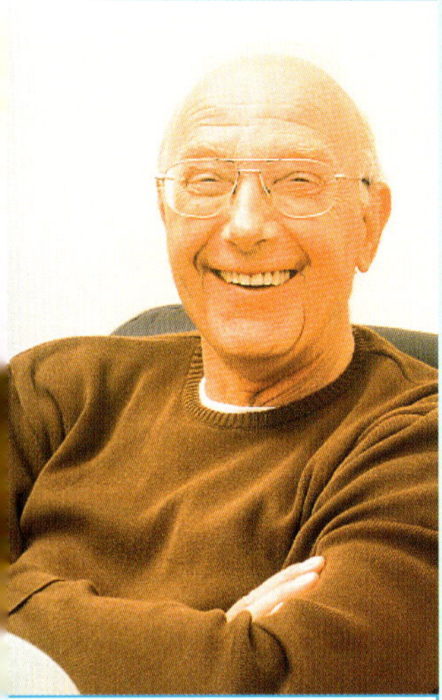

Ausgeglichen und glücklich – unterstützen Sie Ihr Gehirn mit DHA aus Omega-3-Fetten.

Teilnehmern, die keinen Fisch aßen. Das hat man mit Intelligenztests herausgefunden, die speziell für ältere Menschen entwickelt wurden. Ganz ähnliche Ergebnisse sah man in der Zutphen-Studie, die zusätzlich eine Zunahme des geistigen Verfalls mit Omega-6-Fetten feststellte.

Die derzeit logischste Erklärung dieser Ergebnisse ist die Wirkung von entzündlichen Prozessen auf das Gehirn. Entzündliche Prozesse verursachen zusätzlich durch Freie Radikale die Oxidation – also das Ranzigwerden – von ungesättigten Fetten im Gehirn. Dadurch verlieren diese empfindlichen Fette ihre Funktion. Mit entzündlichen Prozessen und Oxidation hat man natürlich schlechte Karten.

Das Beste, um das Gehirn fit zu halten, ist ein oder zweimal die Woche fetten Fisch zu essen. Außerdem sollten Sie viele Antioxidanzien aus Obst, Gemüse und zusätzlichem Vitamin E bekommen, um die hoch ungesättigten Fette vor dem Oxidieren zu schützen.

? *Entzündungen können wie ein langsames Nervengift wirken. Können Sie unseren Lesern die Wirkung von solchen Entzündungen auf das Gehirn und bei Nervenerkrankungen noch etwas näher erklären?*

! Ja, natürlich, denn das ist wirklich ein sensationelles Thema!! Entzündungen – als Reaktion auf minimale Verletzungen am Gehirn oder andere Stressfaktoren – spielen wahrscheinlich eine Rolle bei der Entwicklung der Alzheimerkrankheit. Man weiß, dass Menschen, die Aspirin nehmen – das ja antientzündlich wirkt – ein niedriges Risiko für Alzheimer haben. Die Omega-3-Fette haben auch genau diese antientzündliche Wirkung. Wenn Entzündungen also zu einer Schädigung des Nervensystems führen, dann sollten Omega-3-Fette Entzündungen und so Schädigungen am Gehirn verringern.

? *Wie können wir das ganz praktisch mit der Ernährung beeinflussen?*

! Verringern Sie Omega-6-Fette aus Sonnenblumenöl, Margarine und Produkten, die gehärtete pflanzliche Fette ent-

halten wie Chips, Pommes frites, Backwaren und Schnellgerichte. Ersetzen Sie diese Fette durch einfach ungesättigte Fette aus Oliven- und Rapsöl.
Und essen Sie auf jeden Fall mehr Omega-3-Fette mit Fisch und Leinsamenöl, um die Balance unter den essenziellen Fetten wiederherzustellen. Abgesehen vom Vitaminmangel, sind es die Omega-3-Fette, die in unserer westlichen Ernährung am meisten fehlen.

? *Was ist mit den gesättigten Fetten? Eine Studie zeigt, dass das Wachstum von bestimmten Nervenzellen im Gehirn – den Dendriten – sich durch zu viel gesättigte Fette verlangsamt ...*

! Ja, diese spannende Studie stammt von Patricia Wainwright. Also, das funktioniert so: Wenn Sie lernen, dann formen sich langsam neue Vernetzungen (Dendriten). Diese brauchen Sie, um sich zu erinnern und um das neue Wissen zu verarbeiten. Gesättigte Fette scheinen dieses Wachstum zu verlangsamen. Das könnte der Grund sein, warum Tiere, die mit gesättigten Fetten gefüttert wurden, ein schlechteres Gedächtnis hatten.
Das ist vielleicht eine ganz neue Art und Weise, wie gesättigte Fette die Gehirnfunktion beeinflussen.

? *Was sind sonst die Schlüsselfaktoren für ein gut funktionierendes Gehirn bis ins hohe Alter? Wie bleibt man geistig fit und welche Rolle spielen Fette dabei?*

Nun, Sie sollten zwei Gebiete unterscheiden, wenn Sie über den Erhalt der geistigen Fähigkeiten bis ins hohe Alter sprechen.
Das eine Gebiet ist, wie Fette im Gehirn funktionieren. Zum Beispiel um schnell übertragende Nervenmembranen zu bauen oder um den Stoffwechsel aufrechtzuerhalten. Darüber haben wir ja schon gesprochen.
Das andere Gebiet sind Erkrankungen, die durch schlechte Fette verursacht werden, die das Gehirn schädigen. Beide Gebiete sind genauso wichtig, wenn Sie geistig fit bleiben wollen.

Geistig fit auch im Alter. Die richtigen Fette sind das Geheimnis.

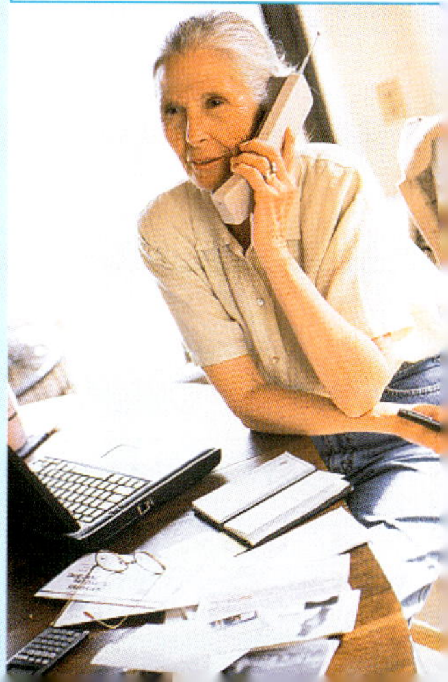

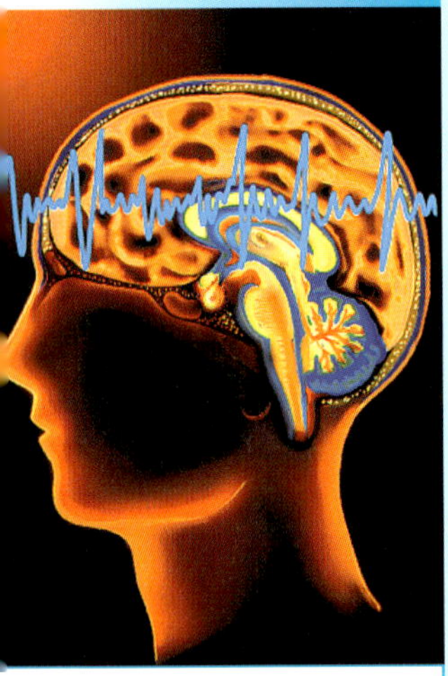

Für Geistesblitze und Kreativität. Halten Sie Ihr Gehirn fit mit EPA und DHA.

Diabetes und Herz-Kreislauf-Erkrankungen schädigen Ihr Gehirn. Beugen Sie vor – mit den richtigen Fetten.

Lassen Sie mich kurz auf zwei Erkrankungen eingehen, die das Gehirn schädigen. Diabetes und Herz-Kreislauf-Erkrankungen sind die häufigsten Verursacher von geistigem Verfall im Alter.

? *Wie schädigen denn diese beiden Erkrankungen das Gehirn?*

! Herz-Kreislauf-Erkrankungen können kleinere unbemerkte Schlaganfälle verursachen, die ganze Teile des Gehirns schädigen. Schon kürzeste Blockaden der Sauerstoffversorgung durch eine zugesetzte Halsschlagader wirken sich verheerend aus. Der Betroffene merkt diese kleinen Schlaganfälle kaum. Diese Gehirnschädigungen führen sehr häufig zur Altersdemenz. Die Zerstörung durch Schlaganfälle löst auch Entzündungsreaktionen aus, die zusätzlich zur Zerstörung von Nervenzellen führen können. Wie das funktioniert, haben wir ja schon kurz besprochen. Die Ernährung mit den falschen Fetten ist natürlich einer der wichtigsten Faktoren für solche Herz-Kreislauf-Erkrankungen.

Der andere Risikofaktor für Gehirnschädigungen ist Diabetes. Diabetiker haben meist Herz-Kreislauf-Erkrankungen mit dem entsprechenden Risiko für das Gehirn. Neu ist, dass Diabetes aber auch selbst die Lern- und Erinnerungsfähigkeit beeinträchtigen kann. Das Gehirn braucht Zucker, um zu funktionieren. Wird dieser Zucker wie bei Diabetikern oder bei Menschen mit Insulinresistenz, einer Vorform der Diabetes, nicht mehr optimal in die Zelle gebracht oder ist zu viel Insulin im Gehirn vorhanden, wird das Gehirn in Mitleidenschaft gezogen. Bei Menschen mit Insulinresistenz wird immer mehr Insulin gebraucht, um dieselbe Menge Zucker in die Zellen zu bringen.

? *Sie sprechen über Zucker und Insulin – was hat Diabetes nun mit Fetten zu tun?*

! Transfette und gesättigte Fette erhöhen das Risiko für Diabetes und Insulinresistenz, während Omega-3-Fette die Insulinresistenz vermindern.

In unseren Studien haben wir gesehen, dass höhere Mengen

von gesättigten Fetten die Fähigkeit, zu lernen und sich zu erinnern, verminderte. Das ist schon spannend. Denken Sie an das geistige Potenzial, das freigesetzt werden könnte, wenn wir die gesättigten Fette aus Fast Food vermindern würden. Denken Sie sich auch mal daran, wenn Ihre Kinder wieder eine Pizza mit dreifach Käse und Pommes frites wegputzen.

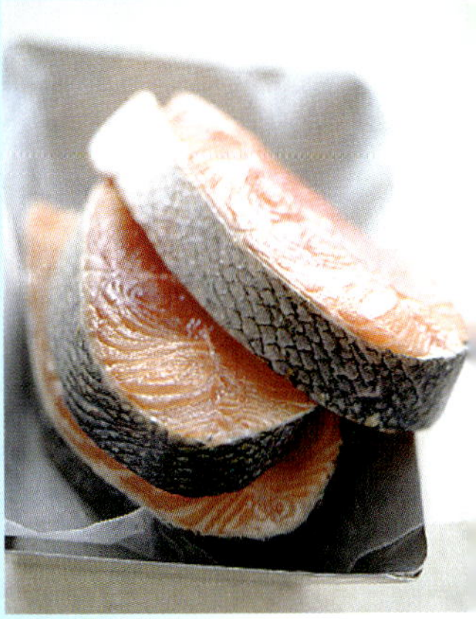

Sie können also eine ganze Menge für die Ihre geistige Fitness tun, wenn Sie durch die richtige Fettauswahl eine Insulinresistenz vermindern und das Risiko für Herz-Kreislauf-Erkrankungen und Diabetes senken.

? *Um das Gehirn in Schuss zu halten, spielen die Omega-3-Fette aus Fisch anscheinend eine ganz zentrale Rolle…*

! Ja, EPA und DHA sind das Optimum fürs Gehirn:

EPA vermindert Herzinfarkte und Schlaganfälle, die unsere Gehirnzellen schädigen könnten.

Omega-3-Fette vermindern Insulinresistenz, die das Gehirn behindern könnten, weil Zucker nicht gut in die Zellen gelangt.

EPA vermindert Entzündungsfaktoren, die zum Abbau von Nervenzellen führen können. Dieses Gebiet ist wichtiger, als wir bisher glaubten.

DHA hält die Membranen der Gehirnzellen flüssig, damit sie Informationen mit Hochgeschwindigkeit übertragen, und unterstützt das Nervenzellwachstum des Gehirns, damit wir Neues lernen können. Das wird ja immer wichtiger mit einer Bevölkerung, die stark überaltert ist.

Außerdem beeinflusst DHA den Gehirnstoffwechsel bis auf die genetische Ebene, wo es die Botenstoffproduktion beeinflussen kann. Unsere Stimmungen, und wie wir uns fühlen, werden so direkt beeinflusst.

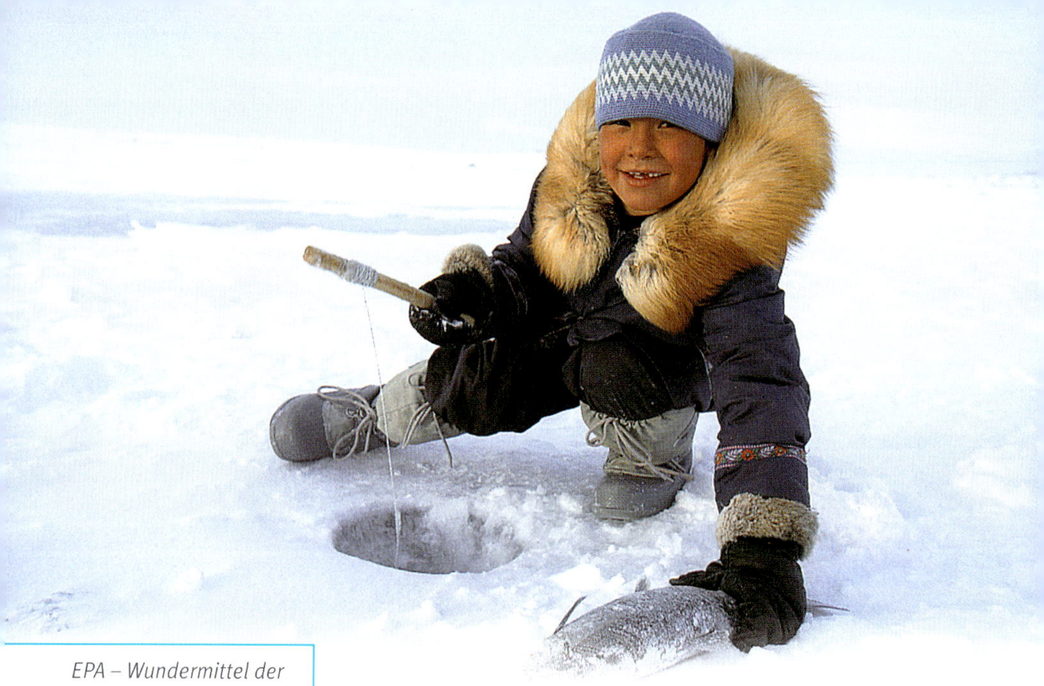

EPA – Wundermittel der Natur gegen Herzinfarkt und Schlaganfall. Über Jahrhunderte von Fischessern erfolgreich getestet. Diese Erfolgsstory macht die Pharmaindustrie neidisch!

EPA – Fettbaustein für Gewebehormone

Eskimos kennen keinen Herzinfarkt

In den 60er Jahren fiel Wissenschaftlern auf, dass Eskimos häufig Nasenbluten und kaum Herzinfarkte hatten. Was haben Nasenbluten und die Häufigkeit von Herzinfarkten miteinander zu tun? Beides wird durch den hohen Fischverzehr mit seinen vielen Omega-3-Fetten beeinflusst. Omega-3-Fette machen

- das Blut sehr dünnflüssig und fließfähig,
- die Blutplättchen weniger klebrig,
- und lassen das Blut langsamer gerinnen, wodurch sich die Blutungszeit erhöht.

Alle diese Eigenschaften wirken gegen Herzinfarkt. Wie genau funktioniert das?

Die Omega-3-Fette werden in die roten Blutkörperchen eingebaut. Dadurch werden die Blutkörperchen wesentlich biegsamer und können sich sogar durch leicht verengte Gefäße problemlos durchquetschen und das Gewebe mit Sauerstoff versorgen. Das Blut ist dünnflüssig und fließfähig.

Die Omega-3-Fette wirken wie eine Antihaftbeschichtung. Die Blutplättchen und die Blutfette können nicht kleben bleiben. So setzt sich auch weniger Schmodder an den Arterien fest.

Nutzen Sie die Antihaftbeschichtung für die Arterien.

Die Blutungszeit wird verlängert, weil sich die Blutplättchen nicht so schnell zusammenballen können. Dieses Zusammenballen kennen Sie, zum Beispiel wenn Sie sich in den Finger geschnitten haben und das Blut zu einer festen Klebesubstanz gerinnt. Dauert das Zusammenballen länger, blutet die Wunde etwas länger, so wie die Eskimos länger Nasenbluten haben.

Schlecht, denken Sie? Denken Sie anders herum. Ein durch heftiges, schnelles Zusammenballen entstandenes Blutgerinnsel kann zum Herzinfarkt führen, wenn das Gerinnsel zusammen mit Stücken von gelöstem Arterienschmodder (Plaque) den Zugang zu einer verengten Arterie zum Herzen wie ein Korken verschließt. Solche Verschlüsse durch Blutgerinnsel (Thromben) sind die häufigste Ursache bei zwei Dritteln der Herzinfarkte und Schlaganfälle!

Blutgerinnsel – Ursache von zwei Dritteln aller Herzinfarkte. So helfen Omega-3-Fette statt Aspirin.

Je weniger schnell das Blut gerinnt, desto besser sind Sie vor diesen Blutgerinnseln geschützt.

Fisch wirkt mit seinen Omega-3-Fetten also wie ein mildes Aspirin. Denn auch Aspirin verlängert die Blutungszeit. Deswegen dürfen Sie vor Operationen auch kein Aspirin einnehmen. Und sicher wissen Sie auch aus ungezählten Pressemeldungen, dass Aspirin vor Herzinfarkten schützt. Aber wie? Es verhindert, dass Blutgerinnsel die Blutzufuhr zum Herzen oder zum Gehirn blockieren.

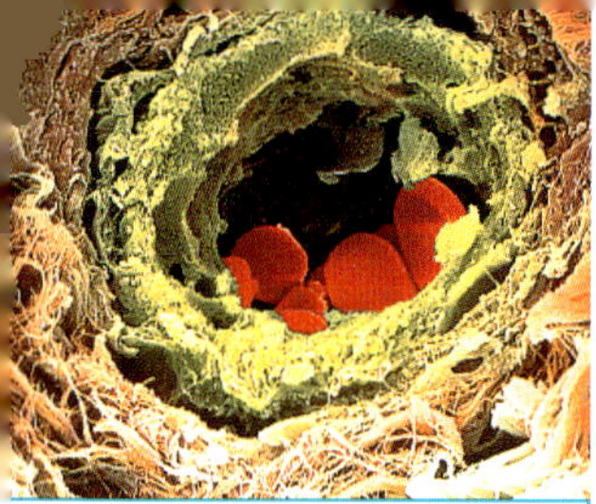

Bei klebrigen Blutkörperchen kommt es schnell zu Verkehrsinfarkten in den Blutgefäßen. Omega-3-Fette wirken wie eine Antihaftbeschichtung und machen Blutkörperchen biegsam.

Die langsame Gerinnung wie bei mildem Aspirin, die zusätzlich verbesserte Fließfähigkeit der biegsamen Blutkörperchen und die verbesserte »Antihaftbeschichtung« – das bewirken die Omega-3-Fette aus Fisch und machen sie so hochwirksam gegen Herzinfarkte und Schlaganfälle. Aber das ist noch längst nicht alles!! Verfolgen Sie die Erfolgsstory des Omega-3-Fetts in Fisch auf den folgenden Seiten weiter: Fisch hat so vielfältige positive Wirkungen in Ihrem Organismus, wie es kein einzelnes Medikament je erreicht, auch nicht das viel gepriesene Aspirin. Und Sie bekommen vor allem den ganzen Gewinn, ohne Nebenwirkung.

Fisch gegen Schlaganfall und Herzinfarkt

Lesen Sie die Erfolgsstory!!

Geistig fit bis ins hohe Alter – das steht ganz oben auf der Wunschliste der meisten Menschen. Damit dieser Wunsch Wirklichkeit wird, helfen Ihnen die klassische Medizin und die Pharmaindustrie kaum. Beide werden erst bemüht, wenn bereits Symptome vorhanden sind. Deshalb: Essen Sie lieber öfter Fisch, zum Beispiel gegen Schlaganfall.

Kleine Blutgerinnsel und abgelöster Plaque können die Sauerstoffzufuhr durch die Halsschlagader für einen kurzen Moment blockieren – ein zunächst unbemerkter kleiner Schlaganfall. Mehrere dieser kleinen Schlaganfälle aber schädigen die Nerven im Gehirn. Schon der kürzeste Sauerstoffmangel kann dazu führen, dass ganze Areale im Gehirn unwiederbringlich ausfallen. Unglaublich, aber Tatsache: Das Gehirn hat einen Energieverbrauch von 25 %, obwohl es nur 3 % des Körpergewichts ausmacht. Wiederholte, kleine Schlaganfälle sind eine der Hauptursachen für den geistigen Verfall vieler älterer Menschen.

Fisch und Aspirin schützen also gegen Schlaganfälle.

Nach der Studie an 79 893 Krankenschwestern haben die Frauen, die viel Fisch essen, nur halb so oft einen Schlaganfall wie die Frauen, die kaum oder keinen Fisch essen!![125]

79 893 Krankenschwestern – nur halb so oft Schlaganfall mit Fisch.

Interessant: Besonders bei den Frauen, die zusätzlich kein Aspirin einnahmen, senkte allein der Verzehr von Fisch schon die Häufigkeit von Schlaganfällen, die durch Blutgerinnsel entstehen. Der Grund: Die Wirkung von Fisch und Aspirin sind einander recht ähnlich.

Zweifellos ist Fisch die natürlichere und magenfreundlichere Alternative als Aspirin gegen Schlaganfälle. Langfristig halten Omega-3-Fette die Arterien frei und sichern Ihnen so die Sauerstoffzufuhr für geistige Frische bis ins hohe Alter.
Aber die Erfolgsstory Fisch geht noch weiter.

Der Wunsch von vielen: Geistig fit bis ins hohe Alter. Fisch hilft dabei.

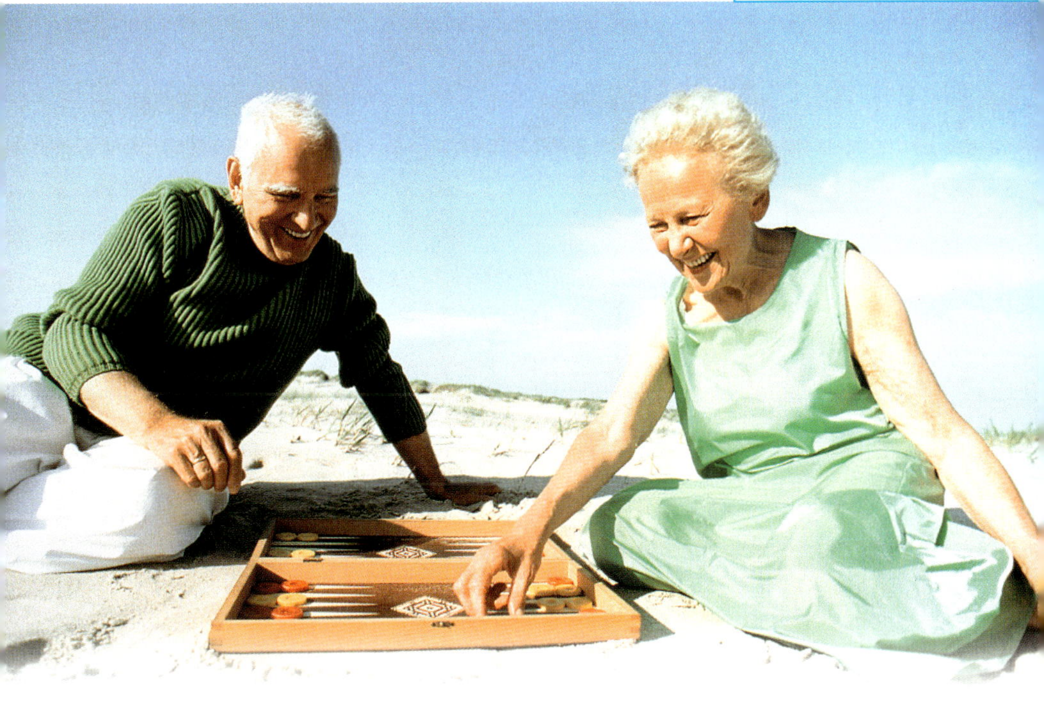

gut zu wissen

Fisch schützt Sie vor Schlaganfällen.
Geistige Leistungsfähigkeit bis ins hohe Alter.

Fisch enthält DHA-Fett für super leistungsfähige Gehirnzellen. Zusätzlich enthält Fisch das EPA-Fett, das wie Aspirin vor Schlaganfällen schützt und die Blutgefäße für die Sauerstoffzufuhr zu Ihren empfindlichen Gehirnzellen offen hält.

Studienteilnehmer	Beobachtungszeitraum	Abnahme der Schlaganfälle	Publikation
79 893 Frauen	14 Jahre	↓ 28% weniger Schlaganfälle bei Frauen, die zweimal pro Woche Fisch essen. ↓ 52% weniger Schlaganfälle bei Frauen, die sehr viel Fisch essen	JAMA, 2001[126]
552 Männer	15 Jahre	↓ 51% weniger Schlaganfälle bei Männern, die regelmäßig Fisch essen	Stroke, 1994[127]

Nur die Hälfte der Herzinfarkte wird durch hohe Blutfette verursacht

Die Erfolgsstory geht weiter.

Der Schutz gegen Schlaganfälle ist noch längst nicht alles: Aspirin und Fisch senken beide die entzündlichen Botenstoffe. »Na und«, sagen Sie vielleicht, »bei Herz-Kreislauf-Erkrankungen geht es doch immer nur um Blutfette.« Weit gefehlt! Schon seit längerer Zeit weiß man, dass nur die Hälfte der Herzinfarkt-Patienten überhaupt hohe Blutfette hat!! Immer mehr wird erkannt, dass eine der Hauptursachen für die Veränderungen an den Blutgefäßen ein entzündlicher Prozess ist. Ein Pingpongeffekt zwischen entzündlichen Botenstoffen, überfleißigen Reparatur- und Immuntruppen und der Gefäßwand, der die so genannten Plaqueablagerungen entstehen lässt.

Fisch: das natürliche Aspirin gegen Entzündungen

Top aktuell: Entzündungen sind eine Hauptursache für Herzinfarkte. Wie funktioniert Aspirin?

Herzinfarkt – also auch eine Entzündungskrankheit? Ja, seit 1997 wissen wir mehr darüber: Männer mit einem hohen Spiegel an Entzündungsbotenstoffen haben dreimal so häufig Herzinfarkte und doppelt so häufig Schlaganfälle wie Männer mit wenigen Entzündungsbotenstoffen. Und das Risiko ist völlig unabhängig von irgendwelchen Blutfetten.[128] Die Einnahme von Aspirin konnte in der Studie das Risiko für Herzinfarkte und Schlaganfälle halbieren. Aber nur bei den Männern, die viele Entzündungsbotenstoffe hatten. Die Männer mit wenigen Entzündungsbotenstoffen profitieren kaum von Aspirin. Sie bekommen meistens nur Magenschmerzen. Aspirin ist also keine Kur gegen Herzinfarkte für jeden, wie es von der Pharmaindustrie gern dargestellt wird. Der Schwerpunkt des Nutzens von Aspirin liegt also vielleicht gar nicht so sehr auf der Blutgerinnung, sondern in der Senkung der Entzündungsbotenstoffe.

Wenig Herzinfarkte und länger leben wie die Japaner? Fischesser produzieren mehr antientzündliche Gewebehormone aus Omega-3-Fetten.

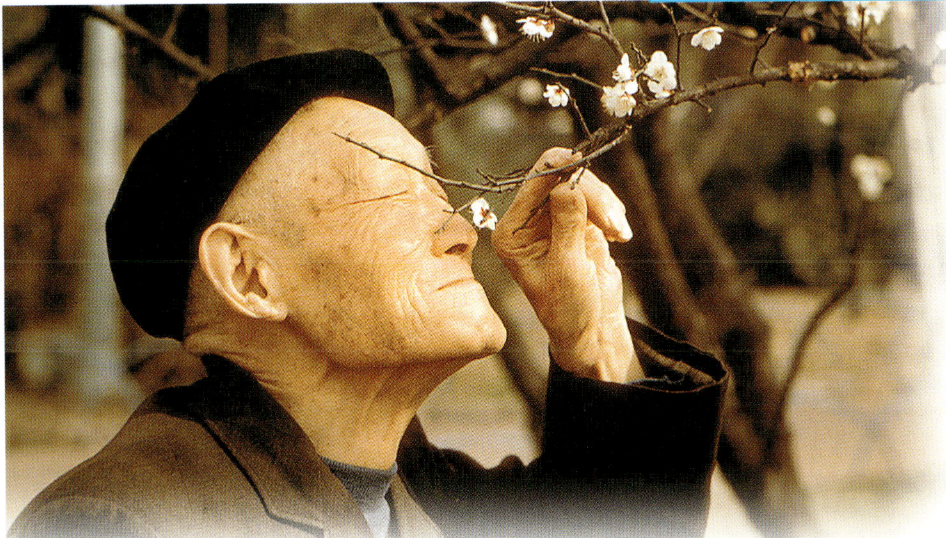

tipp

Sie haben eine Herz-Kreislauf-Erkrankung? – Omega-3-Fette retten Leben

Sie haben schon einen Herzinfarkt gehabt oder haben ein hohes Risiko dafür. Dann gehören die schnell leitenden Omega-3-Fette aus Fisch und Ölen unbedingt auf Ihren Teller. Tödlicher unregelmäßiger Herzschlag und das gefürchtete Kammerflimmern werden verringert und die Sterbehäufigkeit nach Herzinfarkten dadurch halbiert.

Was hat das alles mit Omega-3-Fetten zu tun? Eine ganze Menge, denn Sie können auch mit Omega-3-Fetten die Entzündungsbotenstoffe direkt beeinflussen. Das Fett aus Fischen – das EPA – ist der unmittelbare Baustoff für die entzündungshemmenden Gewebehormone. Wenn Sie also die Entzündungsbotenstoffe mit Fisch senken, vermindern Sie ebenfalls die Häufigkeit von Herz-Kreislauf-Erkrankungen. Das haben auch Studien bewiesen: Fisch senkt tödliche Herzerkrankungen um 30 bis 40 %.

Omega-3-Fette – guter Rhythmus für das Herz

Und es kommt noch besser: Die im Fisch enthaltenen Omega-3-Fette sind sehr leitfähig. Der Herzmuskel braucht eine schnelle und exakte Übertragung von elektrischen Nervenimpulsen, um regelmäßig zu schlagen, d. h. sich zusammenzuziehen und wieder zu

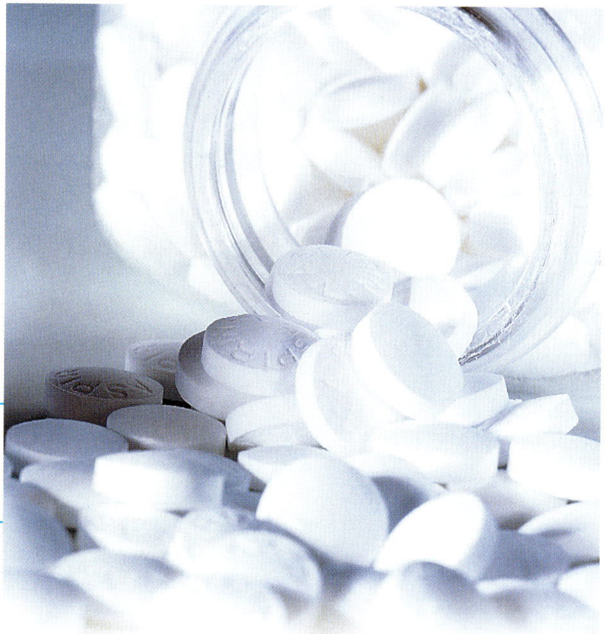

Aspirin gegen Entzündungen. Fisch kann mehr als das und ohne Nebenwirkungen.

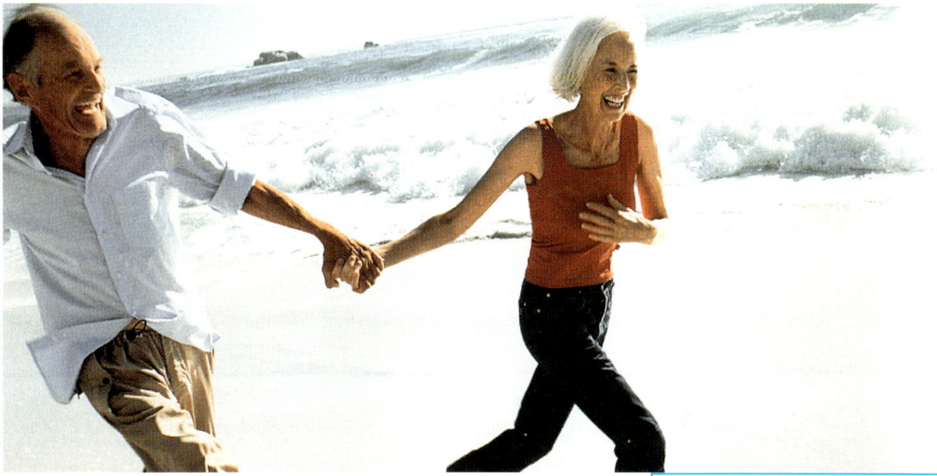

Mehr Freiheit im Alter. Ein gesundes Herz macht unbeschwert.

dehnen. Herzrhythmusstörungen gehören zu den häufigsten Herzkrankheiten und zu den gefürchtetsten Todesursachen. Ein unregelmäßiger Herzschlag oder das Kammerflimmern nach einem Herzinfarkt sind hauptverantwortlich als Todesursache bei 60 % der Patienten direkt nach einem Herzinfarkt!! Das Herz kommt einfach nicht in Gang.

Diesen Tipp bekommen Sie selten vom Arzt

Man weiß noch nicht sehr lange, dass das Risiko für diese tödlichen Rhythmusstörungen um 30 bis 50 Prozent gesenkt wird, wenn gut übertragende Omega-3-Fette in den Herzzellen vorhanden sind![129 130]
Viel zu oft und viel zu schnell werden Medikamente gegen Herzrhythmusstörungen verschrieben, ohne dass von den behandelnden Ärzten überprüft würde, ob dem Körper verschiedene Nährstoffe fehlen. Diese Nährstoffe beeinflussen entscheidend den Herzrhythmus: Magnesium, verschiedene B-Vitamine, Carnitin, Coenzym Q10 und vor allem die Omega-3-Fette.

Kardiologen empfehlen viel zu selten Omega-3-Fette

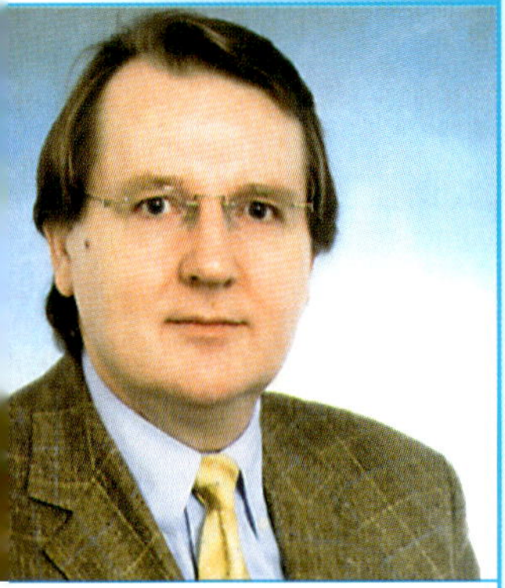

Prof. Werner Richter ist einer der bedeutendsten deutschen Professoren auf dem Spezialgebiet Herz-Kreislauf-Erkrankungen, Fettstoffwechsel und Ernährungstherapien. Er leitet das Institut für Fettstoffwechsel und Hämorheologie.

A. Jopp: *Warum senken die Omega-3-Fette in Fisch die Häufigkeit von Herzinfarkten?*

Prof. Richter: Was ich meinen Patienten heute empfehle, ist, auf eine gute Zufuhr von Omega-3-Fettsäuren bezüglich des Herzens zu achten. Weil wir wissen, dass offensichtlich diese Fettsäuren am Herzmuskel eine stabilisierende Wirkung haben. Das heißt, es gibt wesentlich weniger Herzrhythmusstörungen, die zum Tode führen. Es gibt sowohl Studien mit der Alpha-Linolensäure mit sehr hohen Fallzahlen als auch mit Fischöl, die dies zeigen. Eine Verminderung von tödlichen Ereignissen um 20 % konnte man in diesen Studien feststellen. Und das ist schon eigentlich für ein natürliches Produkt und auch für ein Medikament – das muss man ganz klar sagen – ein großer Prozentsatz. Außerdem werden mit Omega-3-Fettsäuren im Körper so genannte Eicosanoide (Gewebehormone) gebildet, also bestimmte Botenstoffe, die dazu führen, dass Blutplättchen sich weniger verklumpen und dass entzündliche Prozesse günstiger beeinflusst werden können, weil Botenstoffe gebildet werden, die eben nicht so ungünstig sind.

? *Das heißt, man kann Entzündungsbotenstoffe und Gewebehormone mit den verschiedenen Fettsäuren direkt beeinflussen?*

! Ja, das kann man.

? *Es ist immer wieder erstaunlich, welche Wirkung Omega-3-Fette auf Entzündungen, auf die Blutgerinnung und Herzrhythmusstörungen haben. Werden Patienten von behandelnden Ärzten nicht viel zu selten darauf hingewiesen?*

! Ja, das ist sicherlich ein großes Manko, dass die medikamentöse Therapie immer in den Vordergrund gestellt wird und die Ernährung im Hintergrund steht. Und wenn Sie mit

einem Kardiologen über Omega-3-Fettsäuren sprechen, werden Sie häufig feststellen, dass diese noch nie etwas davon gehört haben. Ich denke, da ist ein Umdenken nötig. Wir haben mit den Omega-3-Fettsäuren ja nur ein Lebensmittel von vielen, das günstige Wirkung haben kann.
Da wird sich ein ganz weites Feld in Zukunft eröffnen, in dem sich die Kenntnisse erhöhen. Ich denke, dort ist erheblicher Aufklärungsbedarf für die Ärzte geboten.
Ich empfehle meinen Patienten immer, auf adäquate Mengen von Omega-3-Fetten zu achten. Es ist unschädlich in diesen Mengen und sie können nur den ganzen Nutzen mitnehmen. Das ist in der Form für ein Medikament gar nicht möglich.

? *Brauchen wir mehr Omega-3-Fette? Wie oft sollten wir fetten Seefisch essen?*

! Das ist gar keine Frage. Wir liegen oft im Bereich von 0,2 Gramm pro Tag, und das ist natürlich viel zu wenig. Aus den Studien, die heute vorliegen, scheint es günstig zu sein, mindestens ein Gramm Omega-3-Fettsäuren zu essen, um die günstigen Effekte am Herzen zu bekommen. Wenn ich zum Beispiel Wildlachs nehme, dann sind in 100 Gramm ungefähr vier Gramm Omega-3-Fettsäuren enthalten. Dann müsste ich eine größere Portion von 200 Gramm pro Woche essen. Die meisten anderen Fische haben natürlich viel weniger. Aber ein bis zwei Seefisch-Mahlzeiten mit fettem Fisch würde ich auf jeden Fall empfehlen.

? *Welche Erkrankungen lassen sich durch eine verbesserte Omega-3-Zufuhr eventuell noch beeinflussen?*

! Es gibt natürlich eine ganze Reihe von Erkrankungen, wo man mit Omega-3-Fetten etwas bewirken kann. Überall dort, wo entzündliche Prozesse eine Rolle spielen, denn es werden dann weniger entzündungsauslösende Stoffe gebildet. Bei Rheuma wurde dies immer wieder untersucht und die Ergebnisse sind hier am überzeugendsten.

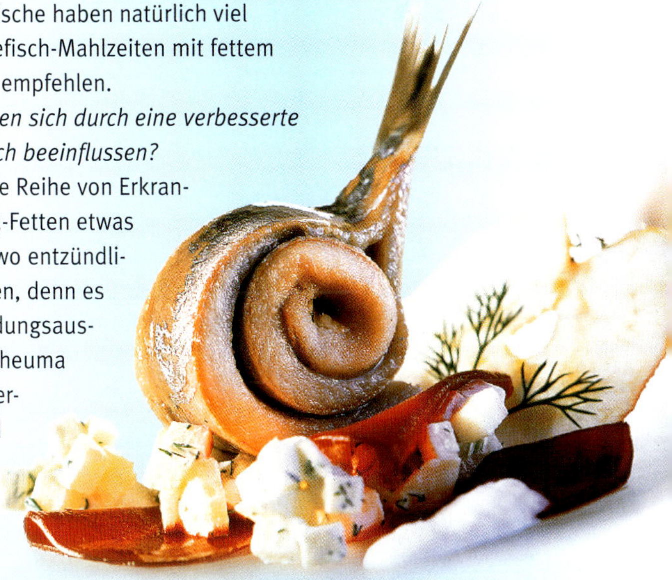

Fisch für ein gesundes Herz und langes Leben

Das ist die Erfolgsstory der Omega-3-Fette aus Fisch: bessere Fließfähigkeit des Blutes, wenig klebrige Blutplättchen, langsame Gerinnung, entzündungshemmende Gewebehormone, schnelle Impulsübertragung für den Herzrhythmus – Fisch hilft an so vielen Stellen,

gut zu wissen

Fisch schützt Sie vor Herzerkrankungen

Studien-teilnehmer	Beobachtungs-zeitraum	Abnahme der Todesfälle durch Herzerkrankungen	Publikation
2777 Männer	20 Jahre	↓ 34% weniger tödliche Herzerkrankung bei Verzehr von Omega-3-haltigem fettem Fisch.	Am J Epidemiology 2000[131]
44 895 Männer	6 Jahre	↓ 26% weniger tödliche Herzerkrankungen von Fischessern im Vergleich zu Nicht-Fischessern.	New England Journal of Medicine, 1995[132]
1822 Männer	30 Jahre	↓ 48% weniger tödliche Herzinfarkte von Fischessern im Vergleich zu Nicht-Fischessern.	New England Journal of Medicine, 1997[133]
852 Männer	20 Jahre	↓ 50% weniger tödliche Herzerkrankungen von Fischessern im Vergleich zu Nicht-Fischessern.	New England Journal of Medicine, 1985[134]
Guter Schutz auch nach Herzinfarkt			
2033 Männer	2 Jahre	↓ 29% weniger Risiko für einen zweiten Herzinfarkt bei der Gruppe, die fetten Seefisch verzehrt.	Lancet, 1989[135]
11 324 Männer	3,5 Jahre	↓ 50% weniger Risiko für einen zweiten Herzinfarkt bei der Gruppe, die fetten Seefisch verzehrt.	Lancet, 1999[136]

damit Ihr Herz gesund bleibt. Daher erstaunt es Sie jetzt auch nicht mehr, dass Fischesser eine so niedrige Herzinfarkthäufigkeit und eine längere Lebenserwartung haben. Japanische Männer leben im Durchschnitt sechs Jahre länger als deutsche Männer. Insbesondere auf der japanischen Insel Okinawa gibt es weltweit die höchste Anzahl an Hundertjährigen.

In vielen Studien wurde nachgewiesen, dass Fisch langfristig Herzerkrankungen senkt. Auch wenn Sie bereits einen Herzinfarkt hatten, wirken Fisch und Fischölkapseln gegen einen weiteren Herzinfarkt. Wir haben einige Studien für Sie zusammengefasst, die zeigen, Fisch ist ein wahres Lebenselexier für Ihre Blutbahnen und Ihr Herz.

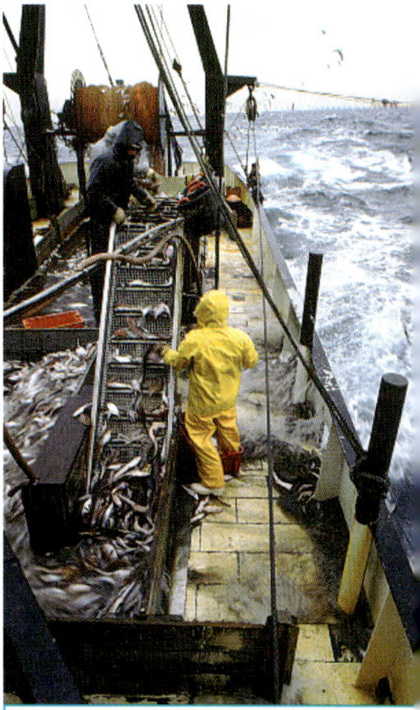

Seefische aus den Polargegenden haben die meisten Omega-3-Fette.

Polarfische haben die meisten Omega-3-Fette

Haben Sie sich eigentlich schon einmal gefragt, warum Fische oder Algen im eiskalten Polarmeer nicht zu Eisblöcken erstarren? Es ist ihre besondere Fettzusammensetzung, die ihnen das Leben in der frostigen Polarregion überhaupt erst ermöglicht. Diese Fische und Algen haben viel Omega-3-Fette: EPA und DHA. EPA verfestigt sich erst bei minus 44 Grad Celsius und DHA erst bei minus 54 Grad Celsius. EPA und DHA sind so genannte hoch-ungesättigte Fette. Sie sind extrem flüssig und ermöglichen es den Körperzellen, sogar bei polaren Temperaturen Nährstoffe auszutauschen und Baustoffe neu zusammenzuschweißen – also zu leben.

Mit gesättigten Fetten, die schon bei Raumtemperatur fest sind, wie beispielsweise Butter, Schweineschmalz oder tropisches Kokosfett, wäre dies nicht möglich. Die künstlichen Transfette sind superfest. Sie

tipp

Magerer Fisch kaum herzgesund!!

Magerer Fisch senkt Herzerkankungen kaum!! Eine Studie aus dem Jahr 2000 belegt es.[137] Von 2777 Männern hatten nur diejenigen, die fettreichen Seefisch aßen, ein Drittel weniger tödlich verlaufende Herzerkrankungen. Die Magerfisch-Esser hatten kaum einen nachweisbaren Schutz aufzuweisen.
Das ist logisch: Nur fetter Fisch enthält viel herzgesunde EPAs.
Einmal pro Woche fettreichen Seefisch essen, das reichte in der Studie schon aus, um das Risiko zu senken. Mageren Fisch zu kaufen, ist so unsinnig wie extra vitaminarmes Obst zu kaufen.

verflüssigen sich erst bei plus 60 bis 70 Grad Celsius. Dadurch blockieren sie den Austausch von Nährstoffen und Botenstoffen, aber der Austausch von Nährstoffen ist gleichbedeutend mit »leben«. Deswegen sind diese künstlichen Transfette auch so schädlich für uns.

Fest und flüssig – Grundvoraussetzung für das Leben

Die Flüssig-fest-Funktion ist ein Spiel der Natur, das sie eingerichtet hat, um optimale Funktionen je nach Klimazone, Körpertemperatur und Aufgabe der Zellen zu erreichen. So hat ein Atlantik-Hering, um sein Überleben zu sichern, mehr hoch-ungesättigte Fettsäuren, EPA und DHA, als ein Hering aus wärmeren oder gar tropischen Gewässern oder aus einem Zuchtbassin. Tiere können wegen ihrer höheren Körpertemperatur wiederum mehr gesättigte Fette haben als Pflanzen. Die höhere Körpertemperatur kann diese Fette flüssig halten. Pflanzen ohne Wärmeproduktion enthalten hauptsächlich ungesättigte Fette und wenige gesättigte Fette nur, um bestimmte Zellstrukturen zu verfestigen. Samen aus Pflanzen, die im Norden wachsen, enthalten einen höheren Prozentsatz mehrfach ungesättigter flüssiger Fettsäuren als dieselben Pflanzen, die im Süden wachsen. Öle aus diesen Pflanzen können Sie deswegen in den Kühlschrank stellen, sie bleiben flüssig.

Im Mittelmeerraum findet man Pflanzen wie Oliven und Avocados, die statt mehrfach ungesättigter Fette hauptsächlich einfach ungesättigte Fettsäuren enthalten. Sie vertragen deswegen auch keine niedrigen Temperaturen. Der Stoffwechsel würde in der Kälte erlahmen. In den Tropen finden Sie sogar Pflanzen, die sehr viele gesättigte Fettsäuren enthalten, aus denen Palmfett und Kokosfett produziert wird. So reguliert die Natur je nach Klimazone und Körpertemperatur bei Pflanzen und Tieren den Grad an festen und flüssigen Fettbestandteilen.

Schnelle Übertragung durch Fett – Gehirn, Nerven, Herz

Im menschlichen Körper brauchen unterschiedliche Organe ganz verschiedene Fette. Denken Sie an das Gehirn und das Nervensystem aus dem letzten Kapitel. Für eine Übertragungsgeschwindigkeit von 300 km/h im Gehirn brauchen Sie ein sehr flüssiges, leitfähiges, aktives Fett. 30 % des Gehirnfetts ist deshalb DHA. Auch das Auge ist für die schnelle Leitung selbst der geringsten Lichtimpulse zum Gehirn auf Omega-3-Fette angewiesen. Eingeschränktes Sehvermögen bei Nacht ist deswegen oft Folge eines Omega-3-Mangels. Ein weiteres Beispiel ist die schnelle Übertragung von Nervenimpulsen an das Herz.

Gehirn, Nerven, Augen und Herz benötigen die leitfähigen Omega-3-Fette. Mit der heutigen Ernährung bekommen Sie viel zu wenig des wertvollen EPA- und DHA-Fettes.

Sie haben eingeschränktes Nachtsehen? Geben Sie Ihren schönen Augen genügend Omega-3-Fette für schnellste Übertragung der Lichtimpulse.

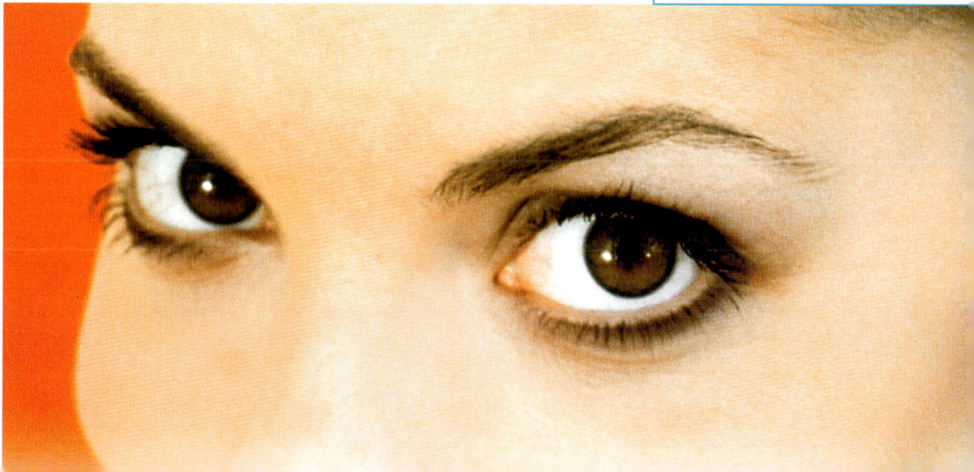

gut zu wissen

Diese Fische haben am meisten gesundes DHA- und EPA-Fett

Je fettreicher, desto besser. Kaufen Sie keinen mageren Seefisch. Magerer Fisch wirkt sich weniger positiv auf die Herzgesundheit aus. Mageren Fisch zu kaufen ist so, als würden Sie absichtlich niedrig-vitaminhaltiges Obst kaufen. Je kälter die Gewässer, in denen der Fisch gefangen wird, desto mehr Omega-3 Fette sind in ihm enthalten. In Meeresfrüchten/Krustentieren (Muschel, Auster, Krebs, Scampi, Garnele, Hummer) ist wenig Omega-3-Fett enthalten, dafür viel schlechtes Cholesterin. Krustentiere gehören zu den cholesterinreichsten Lebensmitteln überhaupt.

EPA und DHA in 100 Gramm Fisch

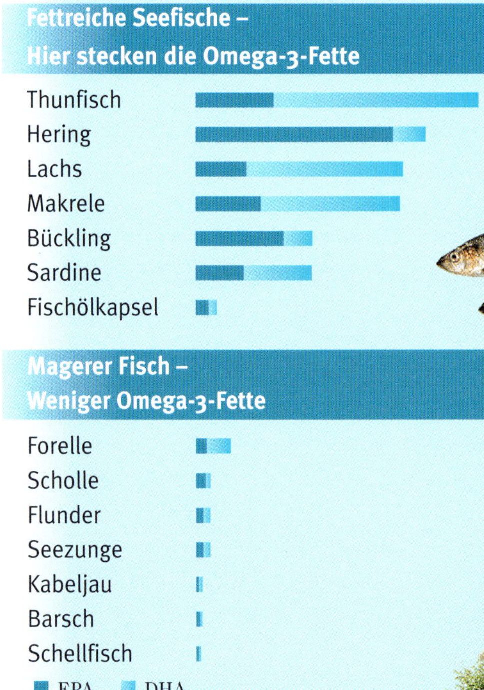
Fettreiche Seefische –
Hier stecken die Omega-3-Fette
Thunfisch
Hering
Lachs
Makrele
Bückling
Sardine
Fischölkapsel
Magerer Fisch –
Weniger Omega-3-Fette
Forelle
Scholle
Flunder
Seezunge
Kabeljau
Barsch
Schellfisch
EPA
DHA

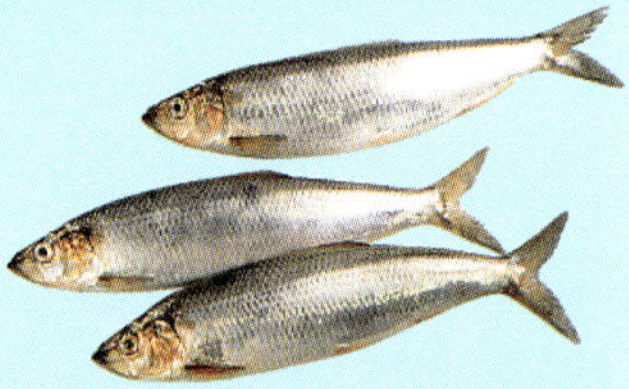

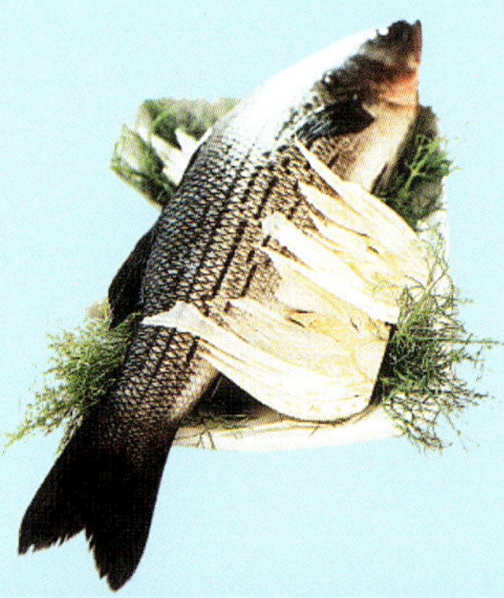

Fisch aus der Konserve – worauf achten?

Omega 3-Fette bleiben auch in der Konserve gut erhalten. Makrele, Hering, Sardine, Thunfisch und Lachs sind hervorragende Omega-3-Lieferanten. Wechseln Sie die Sorten und Geschmacksrichtungen ab. Ein Döschen Fisch in Tomatensoße ist eine wahre Omega-3-Bombe. Ihre Zellen speichern die wertvollen Fette und sie dienen als Lager für die spätere Produktion von Gewebehormonen. Ein- bis zweimal pro Woche fetten Fisch essen und Sie haben Ihre Lager gut gefüllt. Achten Sie aber immer auf Folgendes:

- Fische sollten niemals in Öl eingelegt sein, sondern möglichst in Tomatensoße oder in Wasser. Das Extra-Fett aus der Soße braucht kein Mensch!
- Nur bei Fischen, die in fettfreier Soße oder in Wasser eingelegt sind, können Sie beurteilen, ob der Fettgehalt auf

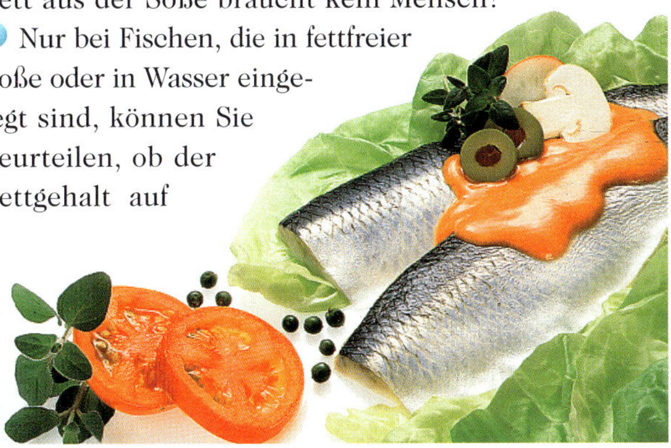

der Dosenaufschrift auch wirklich vom Fisch kommt und nicht von einem Omega-6-Pflanzenöl.
- Kaufen Sie immer den fettreichsten Fisch, in fettfreier Soße. Je fetter, desto besser. Viele Konsumenten kaufen automatisch fettfreie Varianten, weil sie es von anderen tierischen Lebensmittel so gewöhnt sind und über viele Jahre die fettfreie Ernährung von der Werbung als die gesündeste angepriesen wurde. Aber sie wissen es ja inzwischen: Fett ist nicht gleich Fett!

tipp

DHA- und EPA-Fette machen uns leistungsfähig, geistig fit und gesund, ja sogar glücklich!

Einfache Zufuhr: DHA/EPA-Kapseln

Viele Landratten mögen Fisch nicht so gern und schon gar nicht jede Woche eine große Portion. Um die empfohlene Menge von einem Gramm Omega-3-Fett pro Tag zu bekommen, müssten Sie aber eine große Portion (zirka 200 g) fetten Seefisch pro Woche essen.

Trotzdem wäre es schade, wenn Sie auf das wertvolle DHA für Gehirn und Nerven und auf das herzgesunde EPA aus Fisch verzichten würden.

Wenn Sie diese Menge fetten Fisch nicht schaffen, dann sind geschmacksneutrale Fischölkapseln die einfachste Art, trotzdem an die wertvollen DHAs und EPAs zu kommen. Die Kapseln nimmt man am besten vor dem Essen auf nüchternen Magen. Dann hat man nie einen Nachgeschmack. Mit Fischölkapseln halten Sie Gehirn, Herz und Gewebehormone fit.

Fischölkapseln – die einfachste Omega-3-Fett-Quelle.

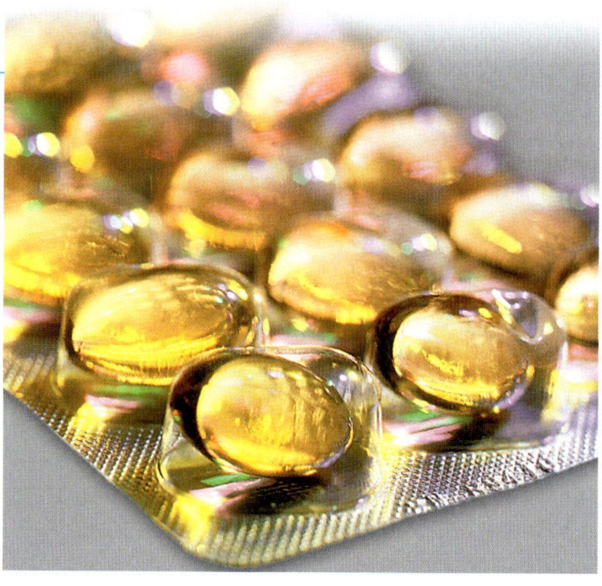

gut zu wissen

Fischölkapseln – Omega-3-Fett-konzentriert

Wer fetten Fisch nicht regelmäßig mag, ist mit Fischölkapseln gut bedient. Fischölkapseln haben gegenüber fettem Fisch kaum gesättigtes Fett und damit auch wenig überflüssige Kalorien. Sie bekommen nur die konzentrierten, wertvollen Omega-3-Fette aus hochwertigem Lachsöl.
Ein weiterer Vorteil ist, dass Produkte aus der Apotheke strengen Schadstoffkontrollen unterliegen. Eventuelle Schadstoffe werden im Produktionsverfahren entfernt.

Worauf sollten Sie bei der Qualität achten?

Der Marktführer verwendet nur Wildlachs, keinen Zuchtlachs zur Produktion.
Zuchtlachs kann durch Getreidefütterung weniger Omega-3-Fett enthalten als Wildlachs, der in den kalten Polarmeeren Omega-3-fetthaltige Nahrung sucht.

Wie sollten Sie die Kapseln aufbewahren?

Bewahren Sie Fischölkapseln immer im Kühlschrank auf. Die Kapseln sind zwar luftdicht verschlossen, aber die hochungesättigten Omega-3-Fette sind sehr empfindlich. Zu Fischölkapseln sollten Sie zusätzliches Vitamin E einnehmen, so bleiben die Fette in der Blutbahn stabiler (siehe nächstes Kapitel ab Seite 208).

Was ist der Unterschied zwischen Fischöl und Lebertran?

Fischöl wird aus dem Fett von Kaltwasserfischen gewonnen. Lebertran dagegen aus Fischleber und enthält extrem viel Vitamin D und A , zwei Vitamine, die leicht überdosiert werden können. Vor allem Schwangere sollten nie Lebertran einnehmen. Fischöl ist dagegen für die Gehirnentwicklung des Kindes wichtig. Lebertran aus Fischleber kann Schadstoffe enthalten, da die Leber das Entgiftungsorgan schlechthin ist. Die Einnahme von Lebertran ist daher heute bedenklich.

Gute Fischölpräparate aus der Apotheke enthalten hochwertige Omega-3-Fette von Wildlachsen der Polarmeere.

special:

Fisch frisch auf den Tisch

SO KAUFEN SIE FISCH EIN

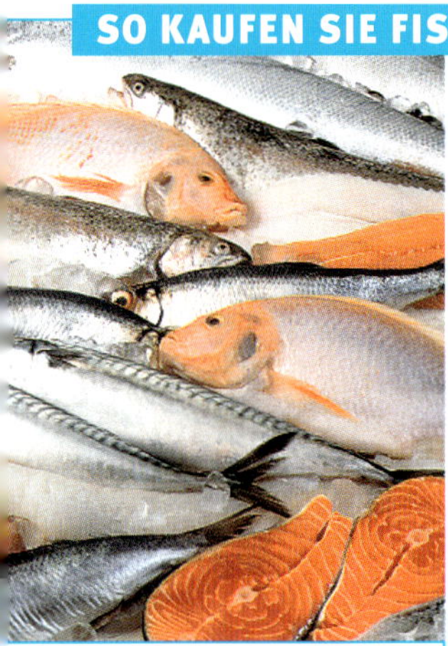

Omega-3-Fette werden ohne Eis schnell ranzig.

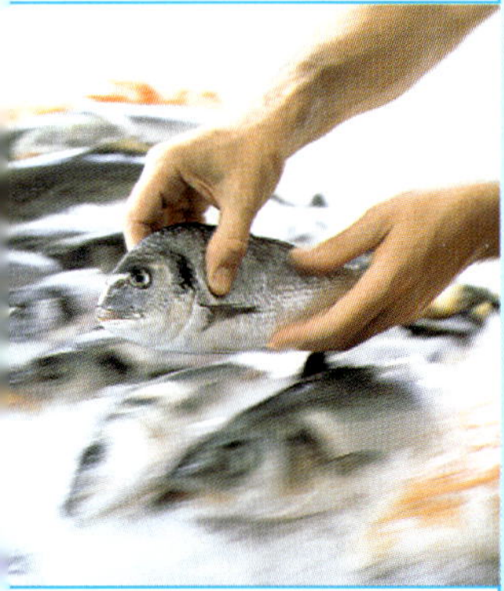

Der Frischetest: Fingerdruck – bei frischem Fisch springt die Druckstelle sofort zurück.

Kaltwasserfische müssen sofort auf Eis. Im Wasser ist wenig Sauerstoff und Wärme. Die hoch-ungesättigten Fette DHA und EPA oxidieren daher schnell, sobald der Fisch aus dem Wasser heraus ist. Fischiger Geruch entsteht nur, wenn die Fette durch Wärme und Sauerstoff ranzig werden. Fisch, der riecht, ist schlechter Fisch.

Bedenken Sie den weiten Weg vom Fang auf dem Meer, der Fischversteigerung, dem Transport zum Fischgroßmarkt, dann zum Fischhändler. Sechs Tage können da leicht vergehen. Nur der frischeste Fisch sollte daher gekauft werden. Am besten nur an Liefertagen ins Geschäft gehen.

Stellen Sie dem Fischhändler Fangfragen

- Fragen Sie nie, ob der Fisch frisch ist. Sie werden darauf immer »Ja« als Antwort bekommen.
- Fragen Sie, an welchen Tagen frische Fische geliefert werden. Sagt der Händler Dienstag und Freitag, bedeutet das, dass es keinen Sinn macht, montags und donnerstags überhaupt Fisch zu kaufen.

So sollte der Fisch im Laden präsentiert sein

- Fische sollten immer auf ausreichend Eis im Geschäft präsentiert sein.
- Tiefgekühlten Fisch immer von tief unten aus der Tiefkühltruhe ausgraben und nicht den ersten Fischkarton von oben nehmen.
- Eiskristalle in der Folie zeigen, dass der Fisch schon einmal angetaut war. Liegen lassen!
- Auftauwasser im Beutel: Lassen Sie den Fisch am besten im Supermarkt.

Frischer Fisch – so sieht er aus

- Die Farbe sollte einheitlich sein. Fisch, der Verfärbungen oder keine einheitliche Farbe hat, ist meist alt.

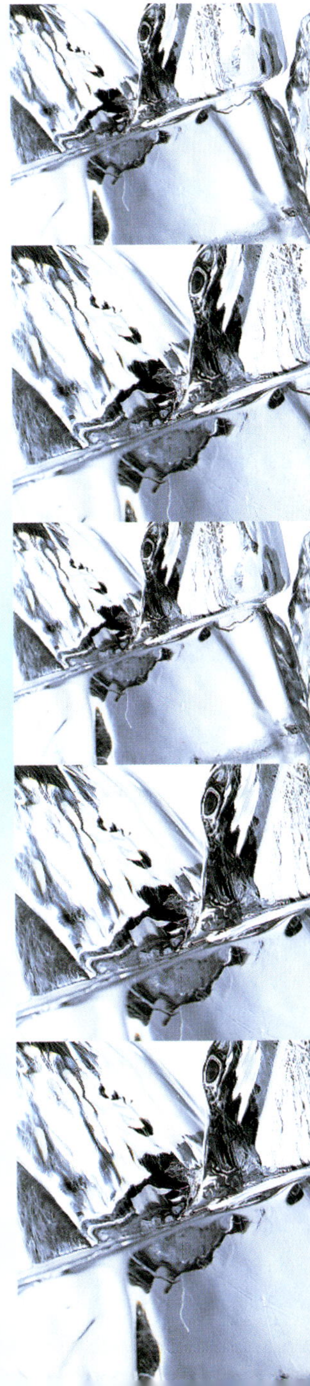

- Wenn Sie mit dem Finger auf den Fisch drücken, sollte die Druckstelle auf dem Fleisch sofort wieder zurückspringen. Bleibt eine Delle, ist der Fisch alt. Wenn Sie teuren Fisch kaufen, lohnt die Investition in eine Packung Einmal-Klarsicht-Plastikhandschuhe. Die meisten Fischhändler lassen Sie dann drücken. Als Experte entlarvt, bekommen Sie von ihm beim nächsten Mal dann vielleicht sofort den besseren, frischeren Fisch ...
- Der Bereich unter den Kiemen sollte tiefrot sein. Hat der Fisch einen grau-braunen Kiemenbereich, ist er alt.
- Ganzer, frischer Fisch sollte feucht, aber nicht glitschig sein.
- Fisch sollte vor allem nie riechen.

Verbrauchen Sie Fisch sofort

- Fisch kann im Sommer schon nach einer halben Stunde im Auto verderben. Eile ist geboten.
- Im Kühlschrank ist es zu warm. Noch einmal einzufrieren ist oft nicht gut für den Geschmack. Am besten wäre die Aufbewahrung in einem Sack voller Eiswürfel.
- Verwenden Sie Fisch an dem Tag, an dem Sie ihn gekauft haben.
- Gefrorener Fisch sollte im Kühlschrank aufgetaut werden.

Gefrorener Fisch – beste Qualität

- »Seegefrosteter« Fisch ist am frischesten. Der Fisch wird schon auf den Booten auf dem Meer zerlegt, ausgenommen, verarbeitet und innerhalb von zwei Stunden schockgefroren. Die Boote sind heute schwimmende Verarbeitungsfabriken. Die gefrorenen Fischblöcke werden später an Land auch nicht mehr angetaut, sondern man schneidet sie in Streifen und verpackt das Fischfleisch in gefrorenem Zustand. Frischer geht es nicht. Bei schockgefrorenem Fisch bleibt das Fleisch fest.
- Langsamere Gefriermethoden zerstören eher die Zellen des Fleischs und beim Auftauen liegt der Fisch dann meist in einer Pfütze mit Auftauwasser.
- »Landgefroren« bedeutet, dass erst bis zu 72 Stunden später der Fisch an Land zerlegt und eingefroren wird.

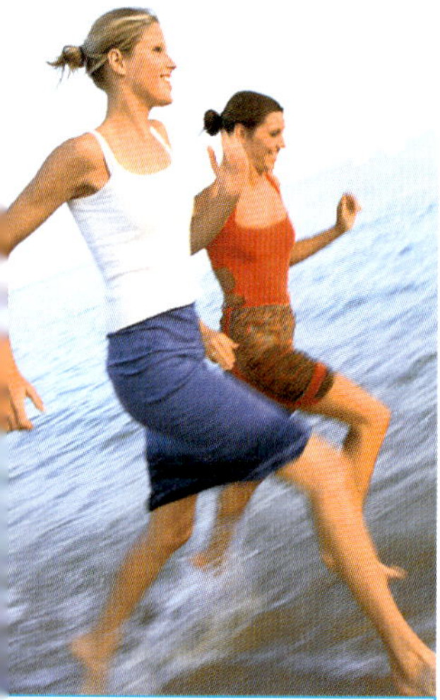

Beim Joggen tief durchatmen. Asthma (Kinder) und Bronchitis (Raucher) kommen bei Fischessern viel seltener vor.

So verhindern Fisch-EPAs Autoimmunerkrankungen

Die entzündungshemmenden Gewebehormone aus dem EPA-Fett vermindern das Auftreten von bestimmten Autoimmunerkrankungen und chronischen Entzündungen. Dies weiß man bereits seit langem aus Bevölkerungsstudien, von den Eskimos und von den Japanern. Neue Studien mit Fischessern weisen diesen Schutz gegen entzündliche Erkrankungen jetzt immer häufiger nach:

- Sie wollen starke, schöne Hände ohne Arthritis bis ins hohe Alter haben: Mit fettreichem Seefisch zweimal pro Woche können Sie die Häufigkeit der Entstehung von Arthritis halbieren.[138 139]
- Kinder, die mehr Fisch essen, haben seltener Asthma.[140]
- Eine Untersuchung an 8960 Rauchern zeigte, dass Raucher, die mehr Fisch essen, zu 44 % seltener eine chronische Bronchitis bekommen und zu 70 % seltener Emphysema haben.[141]

Tauschen Sie öfter Fleisch gegen Fisch aus und vermindern Sie die Einnahme von Omega-6-haltigen Pflanzenölen. Damit haben Sie schon sehr viel für die Verhinderung von Autoimmunerkrankungen getan.

Fisch – Therapie bei Arthritis, Asthma, Lupus, Crohn-Erkrankung, Schuppenflechte

Arthritis[142 143], Schuppenflechte[144], Asthma[145 146], Crohn[147] und entzündliche Darmerkrankungen[148] können sehr erfolgreich mit Fischöl behandelt werden. Fischöl vermindert die Produktion entzüngsfördernder Gewebehormone, die bei allen diesen Erkrankungen beteiligt sind. Wenn Sie bei diesen Krankheiten mit Fischöl therapieren, müssen Sie darauf achten, dass es drei bis sechs Monate dauern kann, bis Sie genügend EPA-Fett in den Fettbaustofflagern der Zellen eingelagert haben, damit sich die Gewebehormone regulieren. Erst müssen die anderen Fette teilweise aus den Zellen verdrängt werden, damit diese nicht länger aktiv zur Produktion von schlechten Gewebehormonen genutzt werden können. Haben Sie also etwas Geduld.

EPA macht gute Gewebehormone fürs Gehirn

Entzündliche Botenstoffe – Ursache von zerstörten Nervenzellen

Entzündungserscheinungen sind nicht nur wichtig für die Entstehung von Herz-Kreislauf-Erkrankungen, sondern wahrscheinlich auch für die Zerstörung von Nervenzellen, dem Abbau der geistigen Leistungsfähigkeit und der Entstehung von Alzheimer.

Zuerst kam man auf diesen Zusammenhang, als man feststellte, dass Menschen, die Aspirin nahmen, auch seltener Alzheimer bekamen. Die entzündungshemmende Wirkung von Aspirin verringert Entzündungsbotenstoffe und entzündungsfördernde Gewebehormone. Die Entzündungen wirken wie ein langsames Nervengift auf die empfindlichen Gehirnzellen. Durch die hohe Zufuhr von Omega-6-Fetten ist die empfindliche Balance der Gewebehormone im Gehirn stark verschoben.

Fisch halbiert das Risiko für den geistigen Verfall bei älteren Menschen durch antientzündliche Gewebehormone.

Wie Sie bereits wissen, wirken die Gewebehormone aus dem EPA-Fett entzündungshemmend. So ist auch zu erklären, warum ältere Menschen, die viel Fisch essen, geschützt sind vor dem geistigen Abbau. Dies haben zwei Studien aus Holland mit älteren Menschen gezeigt.[149] In der Rotterdamstudie mit 5386 Teilnehmern wurde das Risiko für geistigen Verfall um 50 %

vermindert. In der Zutphen-Studie mit 476 älteren Teilnehmern verminderte Fisch das Risiko für geistigen Verfall (Demenz) ebenfalls um 50 %.

Weniger Omega-6-Fette sind gut fürs Gehirn

Omega-6-Fette verdoppelten dagegen in der Studie das Risiko für geistigen Abbau!! Man nimmt an, dass dies an den Entzündungsbotenstoffen liegt, die durch die Omega-6-Fette gebildet werden. Chronische Entzündungen durch Gewebehormone, die aus dem Lot geraten sind, scheinen wie ein Nervengift zu wirken.

Erste Studien: Wirken entzündliche Gewebehormone aus Omega-6-Fetten wie ein Nervengift?

Die langsame Zerstörung des Nervengewebes kann man in die Reihe von entzündlichen Erkrankungen wie Herz-Kreislauf-Erkrankungen, Rheuma, Asthma einreihen. Verwenden Sie keine Omega-6-Pflanzenöle, Margarine, Mayonnaise, Salatdressings und Lebensmittel, die damit vollgesogen sind wie Pommes frites, Chips und Backwaren. Ihr fittes Gehirn wird sich dafür bedanken.

info gesundheit

EPA (hoch-ungesättigtes Omega-3-Fett)

- Vermindert die Klebrigkeit und das Zusammenballen von Blutplättchen
- Verlängert die Gerinnungszeit (Aspirinwirkung)
- Schützt vor Herzinfarkt und Schlaganfall
- Schützt vor Herzrhythmusstörungen und Kammerflimmern, der Haupttodesursache nach Herzinfarkten
- Baustein für entzündungshemmende Gewebehormone
- Vermindert die Häufigkeit von Autoimmunerkrankungen
- Kann über Gewebehormone den Blutdruck leicht senken

info gesundheit

Menschen mit besonderem Bedarf

- [ ] Haben Sie ein erhöhtes Risiko für Herzinfarkt oder Schlaganfall?
- [ ] Hatten Sie schon einen ersten Herzinfarkt?
- [ ] Haben Sie erhöhte Triglyzeride?
- [ ] Haben Sie Polyarthritis und nehmen entzündungshemmende Medikamente?
- [ ] Haben Sie Schuppenflechte?
- [ ] Haben Sie Autoimmunerkrankungen wie entzündliche Darmerkrankungen, Morbus Crohn, Lupus, Asthma, chronische Bronchitis?

Einfluss von ungesättigten Fetten auf die Blutfette

- senkt das ungünstige LDL
- keinen Einfluss auf HDL
- senkt Triglyzeride

gesundheits-check

DHA- und EPA-Mangel

Bekommen Sie genügend EPA und DHA?

- [ ] Essen Sie einmal pro Woche fettreichen Fisch oder Seefischkonserven?
- [ ] Bekommen Sie genügend Alpha-Linolensäure aus Omega-3-haltigen Ölen, aus der zusätzlich EPA und DHA produziert werden kann?

Können die Omega-3-Fette im Körper verwendet werden?

- [ ] Essen Sie viele Omega-6-haltige Pflanzenöle und Margarine, die die Umwandlung von Omega-3-Fetten aus Ölen in EPA, DHA und dann in Gewebehormone behindern?
- [ ] Essen Sie sehr viel Fleisch, Innereien und Wurst mit viel AA-Fett, das die Umwandlung von EPA in Gewebehormone behindert?
- [ ] Essen Sie häufig Lebensmittel mit Transfetten (S. 224), die die Umwandlung in EPA behindern?
- [ ] Trinken Sie viel Alkohol, der den DHA- und EPA-Aufbau blockiert?

Omega-3-Mangel und die Folgen

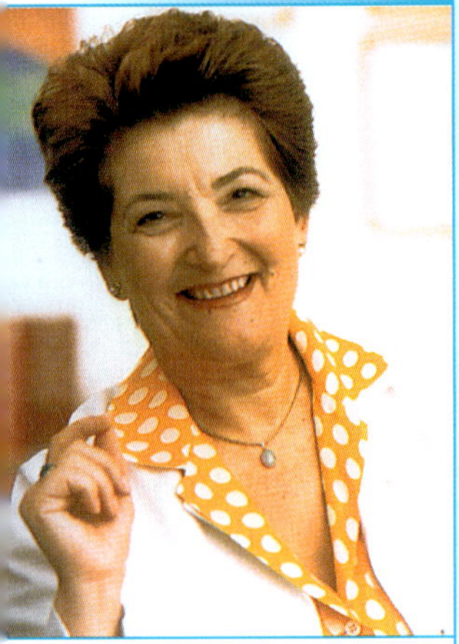

Artemis Simopoulos ist weltweit anerkannte Wissenschaftlerin für Omega-3-Fette. Von 1978 bis 1986 war sie Vorsitzende des Koordinationskomitees für Ernährung am renommierten NIH (National Institute of Health) in den USA. Sie war in unzähligen Delegationen im Auftrag des Weißen Hauses tätig. Über 250 wissenschaftliche Arbeiten wurden von ihr veröffentlicht. Außerdem ist sie Gründerin und Präsidentin des Centers

A. Jopp: *Frau Simopoulos, wenn wir die Ernährung mit Blick auf die Evolution betrachten, wie hat sich die Zufuhr der verschiedenen Fette verändert?*

A. Simopoulos: Sowohl der Gesamt-Fettgehalt als auch die Zusammensetzung der verschiedenen Fettsäuren hat sich über die Jahrhunderte in der Evolution sehr stark verändert. Die rasantesten Umwälzungen fanden aber auf jeden Fall in den letzten hundert Jahren statt. Lassen Sie mich kurz zusammenfassen, was da passiert ist:

Ursprünglich kam fast das gesamte Fett aus der Ernährung, indem man wild lebende Tiere aß und in den Flüssen und Seen fischte. Beides – sowohl Fleisch als auch Fisch – enthielt viel weniger gesättigte Fette als heute.

Zum Zweiten war der Anteil an Omega-6- und Omega-3-Fetten sehr ausgewogen, weil die Tiere in der Wildnis grasten. Dagegen haben die Tiere, die wir heutzutage essen, viel mehr Omega-6- als Omega-3-Fette, da sie mit Getreide gefüttert werden. Getreide enthält hauptsächlich Omega-6-Fette, während in wilden Pflanzen ein ausgewogenes Verhältnis der beiden Fette besteht.

Und selbst im Fisch sehen wir heute Veränderungen: Fische aus Zuchtbecken haben im Vergleich mit wild lebenden Fischen mehr gesättigte Fette, mehr Omega-6-Fette und weniger Omega-3-Fette. Auch hier liegt wiederum die Ursache im Futter. Nun: Die Meere können aber nicht noch mehr überfischt werden. Daher bleiben die Fische aus Aquakultur-Aufzuchten trotzdem eine der besten Omega-3-Fettquellen.

Ähnliche Veränderungen gibt es auch bei Geflügel. Früher, als Hühner einfach im Garten und im Hof herumliefen, haben sie Würmer, Gras und wilde Körner aufgesammelt, die alle drei sehr Omega-3-haltig sind. Auch die Eier von diesen

Hühnern, die selbst ihre Nahrung suchten, hatten ein ausgewogenes Verhältnis von Omega-6- zu Omega-3-Fetten von 1:1. Die Eier von getreidegefütterten Hühnern haben 20-mal soviel Omega-6- wie Omega-3-Fette, ein Verhältnis von 20:1.

? *Warum ist dieses Verhältnis von Omega-6- zu Omega-3-Fetten überhaupt so wichtig?*

! Gut, dass Sie nachfragen. Während der Evolution war das Verhältnis 1:1. Beide – die Omega-6- und die Omega-3-Fette – sind die Vorläufersubstanzen für die Produktion von hormonähnlichen Stoffen – die Eicosanoide oder Gewebehormone. Die Gewebehormone aus den Omega-6-Fetten sind gerinnungsfördernd, lassen die Blutplättchen also schneller zusammenklumpen und fördern Entzündungen. Außerdem fördern sie das Zusammenziehen der Blutgefäße, was den Blutdruck ansteigen lässt. Dagegen sind die Gewebehormone aus den Omega-3-Fetten eher gerinnungshemmend, weniger entzündungsfördernd und entspannen die Blutgefäße. Alle diese Funktionen sind wichtig, aber Sie brauchen beide Fette in einem sehr ausgewogenen Verhältnis. Wenn Sie eine typische westliche Ernährung haben, dann produzieren Sie zu viele Botenstoffe, die zur Blutgerinnung und Blutplättchen-Verklumpung führen und die entzündungsfördernd wirken. Bei vielen chronischen Krankheiten spielt das Übermaß an Gewebehormonen aus Omega-6-Fetten eine zentrale Rolle. Das Schlechteste, was Sie hier anrichten können, ist, sich zusätzlich so zu ernähren, dass diese Gewebehormonproduktion aus Omega-6-Fetten noch gesteigert wird.

? *Können Omega-6-Fette die Produktion von Gewebehormonen aus Omega-3-Fetten blockieren?*

! Ja, was passiert, ist Folgendes: Wenn Sie viele Omega-6-Fette essen, sagen wir aus Maiskeimöl oder Margarine, wird der Stoffwechsel aus Alpha-Linolensäure in EPA und DHA verlangsamt. Der Grund ist, dass für die Gewebehormonproduktion dieselben knappen Produktionsenzyme eingesetzt werden. So blockieren zu viele Omega-6-Fette die gute Weiterverarbeitung der Omega-3-Fette.

for Genetics, Nutrition and Health mit Sitz in Washington. Dass ihr Wirken und ihr Lebenslauf darüber hinaus in elf verschiedenen »Who is Who – Führern« beschrieben ist, gibt Ihnen einen Eindruck von ihrer unermüdlichen Tätigkeit im Dienste der Gesundheitsforschung. Ihr neuestes Buch, für die breite Öffentlichkeit bestimmt, heißt »The Omega-Diet«.

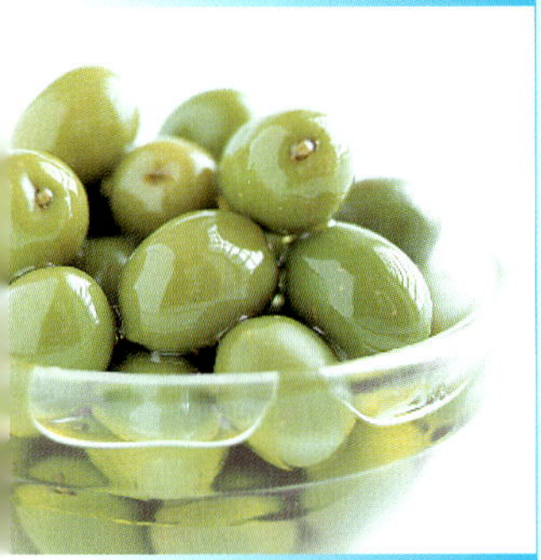

Olivenöl – der natürliche Jungbrunnen für Ihre Lebensadern – von Wissenschaftlern anerkannt und empfohlen.

? *Sollten wir also die Zufuhr von Omega-6-Fetten verringern?*

! Das würde ich eindeutig mit »Ja« beantworten. Verringern Sie die Zufuhr von Omega-6-Fetten und führen Sie wieder mehr Omega-3-Fette zu.

Wie sieht es mit Olivenöl aus? Verringert es auch die Verwendung von Omega-3-Fetten für Gewebehormone?

Olivenöl hat einen hohen Anteil einfach ungesättigter Fette und sehr wenig Omega-6-Fette.

Besonders griechisches Olivenöl enthält am wenigsten Omega-6-Fette. Aus diesem Grund fördert Olivenöl auch eher den Einbau von Omega-3-Fetten in die Zellen. Das Produktionssystem der Enzyme ist einfach frei für die Omega-3-Fette.

? *Sie sind eine der bekanntesten Experten der mediterranen Ernährung. Wie wirkt Olivenöl auf die Blutfette und die Oxidation von Blutfetten?*

! Wenn Sie gesättigte Fette mit Olivenöl austauschen, dann vermindern Sie auf jeden Fall das schlechte LDL, ohne das gute HDL anzutasten. Olivenöl ist tatsächlich das einzige Öl, das in größeren Mengen die guten HDLs nicht verringert. Außerdem stabilisiert es die LDL-Blutfett-Partikel, indem es die Oxidation, also das Ranzigwerden, von LDL-Blutfetten verringert. Sonnenblumenöl dagegen fördert diese Oxidation von LDL-Blutfetten eher. Besonders oxidierte Fette fördern ja die Bildung von Plaqueablagerungen entlang der Blutgefäßwände.

? *Die chronische Entzündung der Blutgefäße scheint einer der Hauptfaktoren bei der Entstehung von Herz-Kreislauf-Erkrankungen zu sein. Welche Rolle spielen die Omega-3-Fette hier?*

! Viele Jahre haben wir die ganze Aufmerksamkeit immer wieder auf die Blutfette und Cholesterin als auslösende Faktoren für Herz-Kreislauf-Erkrankungen gelenkt. Aber die wissenschaflichen Untersuchungen der letzten fünfzehn Jahre hat gezeigt, dass dies nicht stimmt. Es ist nur eine Ursache von vielen. Was passiert, ist Folgendes:

1. Der Auslöser einer koronaren Herzerkrankung ist die Verletzung der Blutgefäße, die Entzündungen hervorruft. Wenn aber Omega-3-Fette in die Wand der Blutgefäße eingelagert sind, sind diese viel biegsamer und weicher. Dadurch sind sie insgesamt weniger verletzungsanfällig.
2. Da Omega-3-Fette antientzündliche Wirkung haben, vermindern sie die Entzündungen der Gefäßwände. Dies wiederum vermindert die Anziehung von weißen Blutkörperchen, Blutplättchen und Wachstumsfaktoren, die alle zusammen später zu Ablagerungen und damit zur Verengung des Gefäßes führen.

? *Welche Rolle spielt die Alpha-Linolensäure sonst gegen Herz-Kreislauf-Erkrankungen?*

! Tiere und Menschen nehmen essenzielle Fette seit jeher mit allen wilden Pflanzen auf. Es macht also schon Sinn zu fragen, was macht die Alpha-Linolensäure denn nun in unserem Stoffwechsel? Nun, sie ist verantwortlich für eine ganze Reihe von Dingen:
Sie vermindert das Gerinnen, also das Zusammenballen oder Verklumpen von Blutplättchen, die die Gefäßwände der Blut-

Alpha-Linolensäure verringert die Klebrigkeit der Blutplättchen untereinander und an den Arterien.

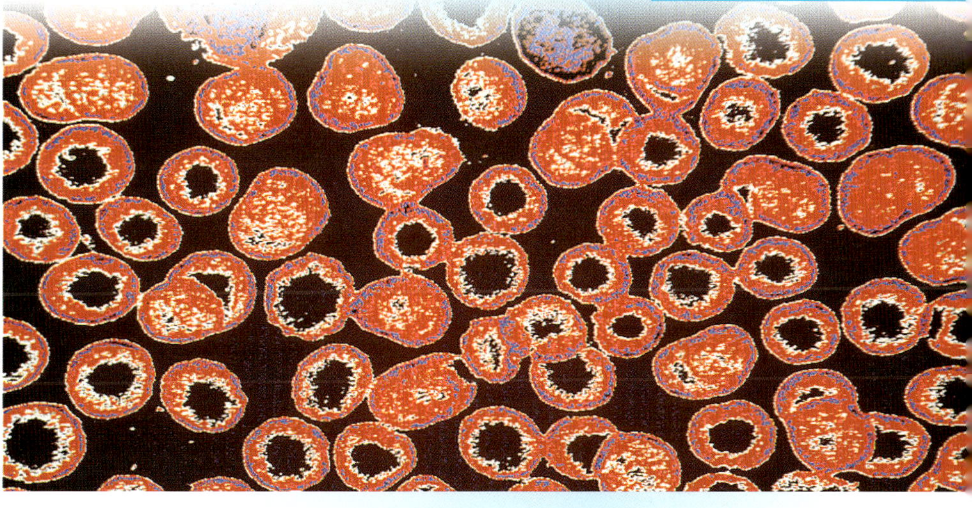

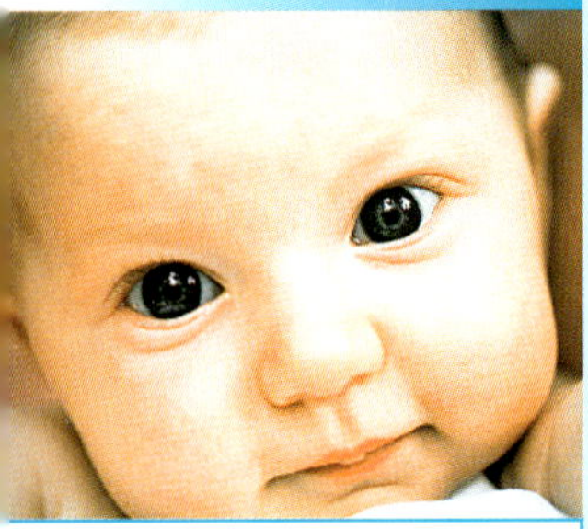

Babys und ältere Menschen brauchen DHA direkt aus der Nahrung.

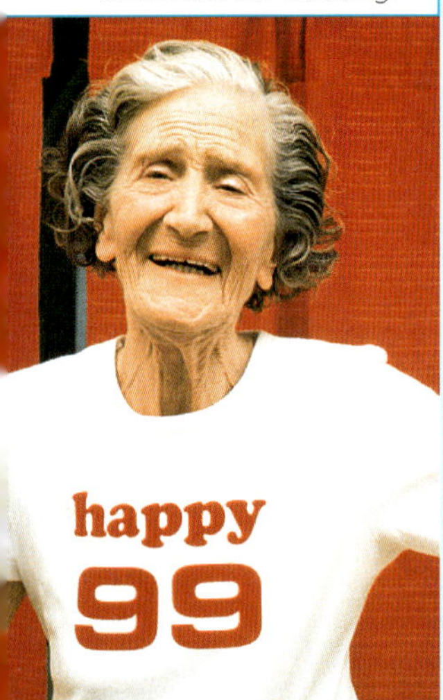

bahnen verletzen. Außerdem verringert sie die Klebrigkeit von Bluttplättchen, die sich mit Plaqueablagerungen verbinden und so zum Arterienverschluss führen können. Alpha-Linolensäure hat also schon für sich allein eine Funktion. Weiter kann sie in EPA und dann in Gewebehormone umgewandelt werden, die antientzündliche Wirkung haben. Das funktioniert am besten mit einer ausgewogenen Ernährung, die ein Verhältnis Omega-6- zu Omega-3-Fetten von 4:1 hat.

? *Nimmt eigentlich die Umwandlung von Alpha-Linolensäure in EPA mit dem Alter ab?*

! Es gibt Menschen, die Probleme mit dem Umwandeln von Alpha-Linolensäure in EPA und DHA haben: Babys zum Beispiel wandeln sehr langsam um. Sie brauchen DHA direkt aus der Nahrung. Deswegen wird DHA heute der Babymilch auch zugesetzt. Bei einigen Diabetikern und Menschen mit hohem Blutdruck und vor allem bei vielen älteren Menschen funktionieren die Enzyme für die Produktion und die Umwandlung in EPA nicht mehr gut. Sie brauchen dann EPA und DHA direkt aus der Ernährung.

? *Werden Omega-3-Fette auch bei anderen chronisch entzündlichen Krankheiten und Autoimmun-Erkrankungen eingesetzt?*

! Durch die antientzündliche Wirkung werden sie bei rheumatischer Arthritis eingesetzt. Die Resultate sind sehr gut. Auch bei Patienten mit manischen Depressionen und bei Frauen mit Depressionen nach der Geburt wird DHA eingesetzt.

Ich glaube, der Grund, warum Omega-3-Fette so gut wirken, ist: Sie waren während der gesamten Evolution Teil jeder einzelnen Zelle. Durch die derzeitige Omega-3-Fett-verarmte Ernährung werden sie uns vorenthalten. Für Menschen, die von ihren Erbanlagen sowieso schon anfällig für entzündliche Erkrankungen sind, ist die derzeitige Ernährung ein Rezept zum Scheitern.

? *Warum ist DHA eigentlich so wichtig für die Entwicklung des Gehirns?*

! DHA ist die Fettsäure im Gehirn, die am meisten vorkommt. Obwohl wir die genauen Mechanismen nicht kennen, wissen wir, dass DHA die Kommunikation der Gehirnzellen untereinander und den Stoffwechsel in den Gehirnzellen beeinflusst. Selbst an der Umsetzung des Erbmaterials ist DHA beteiligt. Kurz gesagt: DHA ist an jedem Schritt des Gehirnstoffwechsels und seiner Funktion beteiligt.

? *Wie können wir denn mehr Omega-3-Fette in die Ernährung bekommen?*

! Sie können zwei- bis dreimal die Woche Fisch essen. Besonders Seefisch aus kalten Gewässern ist Omega-3-haltig. Natürlich würde ich mir auch wünschen, dass die Industrie das Tierfutter verändert, damit Fleisch und Eier wieder ein besseres Verhältnis von Omega-6- zu Omega-3-Fetten bekämen. Es gibt ja inzwischen schon mit Omega-3-Fett angereicherte Eier zu kaufen. Weitere wichtige Omega-3-Quellen sind Lein-, Raps- und Walnussöl. Auch die Verwendung von Leinsamen in Brot und anderen Backwaren ist eine gute Quelle.

Das Gehirnfett DHA beeinflusst den Gehirnstoffwechsel positiv. So bleiben Sie lange geistig fit.

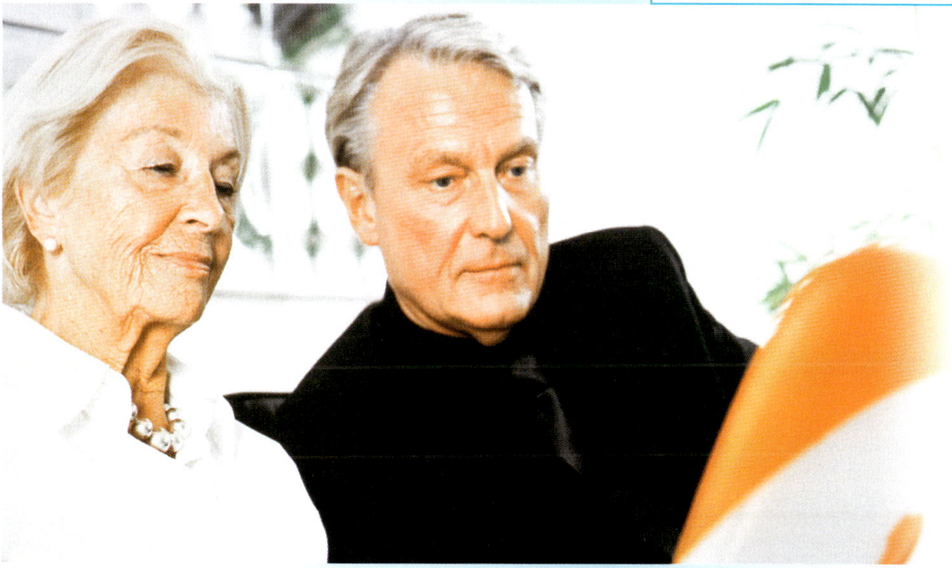

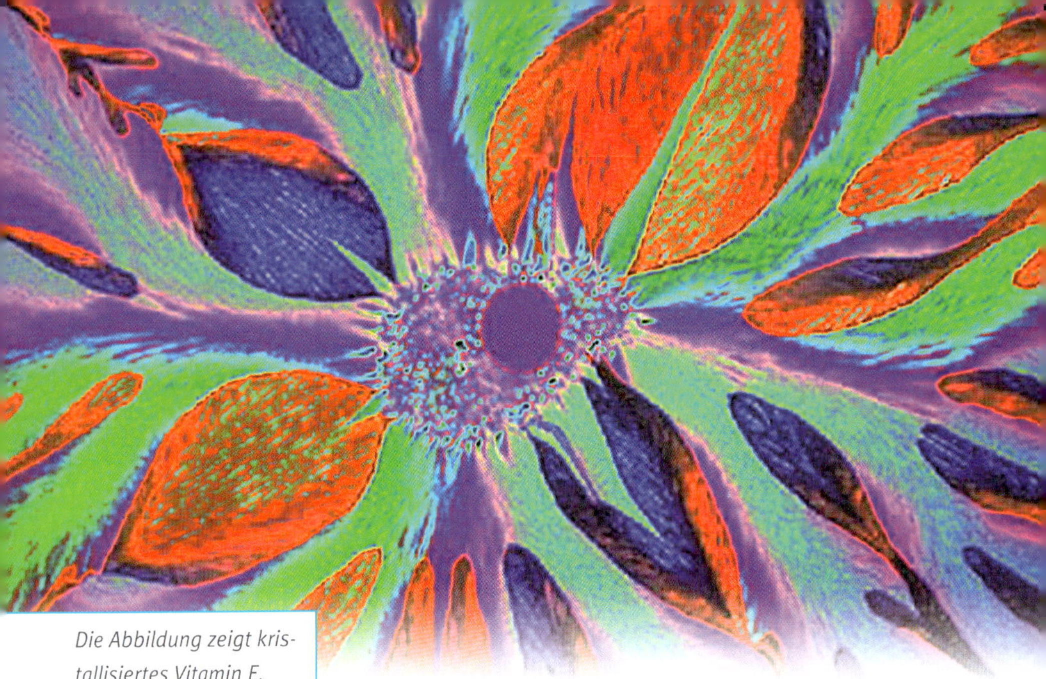

Die Abbildung zeigt kristallisiertes Vitamin E. Das fettlösliche Vitamin E schützt ungesättigte Fette in Zellwänden, Blutbahnen und Gehirn.

Vitamin E und ungesättigte Fette – Gesundheit für Ihre Zellen

Vitamin E und Omega-3-Fett – ein unschlagbares Team

Am besten setzen Sie Vitamin E und ungesättigte Fette immer im Tandem ein. Vitamin E schützt alle ungesättigten Fette vor der Oxidation. Je mehr ungesättigte Fette aus Fisch und Omega-3-Ölen Sie essen, desto mehr Vitamin E brauchen Sie, um die Fette stabil vor Oxidation zu schützen. Die kombinierte Wirkung von beiden zusammen ist jedoch für die Lebensadern unschlagbar. Schauen wir noch einmal auf die Analyse der Studie mit den 76 000 Krankenschwestern. Hier sehen Sie schwarz auf weiß, wie sich Omega-3-Fette zusammen mit Vitamin E auswirken.[150]

- Bei den Krankenschwestern, die die meisten Omega-3-haltigen Öle im Haushalt verwendeten, ging das Risiko für tödliche Herzinfarkte um 43 % zurück.
- Bei den Krankenschwestern unter ihnen, die zusätzlich das meiste Vitamin E einnahmen, ging das Risiko für eine tödliche Herzerkrankung um unschlagbare 64 % zurück!!!

Vitamin E und ungesättigte Omega-3-Fette sind im Team für die Gesundheit Ihrer Lebensadern einfach nicht zu übertreffen!

Vitamin E – das Raketenabfangsystem der Fette

Unsere Nahrung enthält heute mehr als das Doppelte an Fett wie jemals zuvor in der menschlichen Evolution. Damit diese Fettmasse in den Blutbahnen nicht oxidiert, brauchen wir sehr viel Vitamin E.

tipp

Wir essen doppelt so viel Fett wie vor 200 Jahren. Zusätzliches Vitamin E kann diese Fette in den Blutbahnen stabil halten.

Zoomen wir uns doch einfach in eine Ihrer Blutbahnen und schauen wir uns das einmal vor Ort an: Vitamin E wird auf den Fetttransportern HDL und LDL zu den Zellen transportiert, in denen es benötigt wird. Das ist ein schlauer Trick der Natur, denn Vitamin E hält die ungesättigten Fette auf den Fettschiffen stabil. Solch ein Fettschiff besteht aus bis zu 2700 Fettsäuren. 50 % davon sind ungesättigte Fettsäuren, die mit fünf bis sieben Molekülen Vitamin E davor geschützt sind, ranzig zu werden. Diese Vitamin-E-Moleküle operieren wie ein Raketenabfangsystem. Sobald eine Freie-Radikal-Rakete auf ein ungesättigtes Fett zu rast, wird es vom Vitamin E abgefangen.

Je mehr Vitamin E vorhanden ist, desto besser ist die Fettfracht gesichert. Die permanenten Raketenbeschüsse von Freien Radikalen verpuffen wirkungslos.

So haben sechs Studien gezeigt: Je mehr Vitamin E auf den Fettschiffen mitbefördert werden, desto weniger oxidieren diese Fette.[151] Wie Sie bereits wissen, kleben später vor allem die oxidierten Fette an den Arterien fest (siehe Abbildungen Seite 47 und 180).

30 bis 40 % weniger Herzinfarkte – Kardiologen nehmen Vitamin E

So viel Vitamin E brauchen Sie als Minimum!

Mit 100 Milligramm Vitamin E pro Tag über mehr als zwei Jahre konnten in Studien tödliche Herz-Kreislauf-Erkrankungen um 30 bis 40 % gesenkt werden. Vier Studien mit insgesamt 145 000 Personen zeigen dies (siehe Tabelle S. 211). 100 Milligramm Vitamin E pro Tag sollten als Minimum schon eingenommen werden, damit Vitamin E tatsächlich wirkt. Übrigens: Kardiologen (Herzspezialisten) nehmen selbst Vitamin E regelmäßig ein, auch wenn Sie Ihren Patienten dies viel zu selten empfehlen. Eine Umfrage unter den 181 führenden amerikanischen Kardiologen ergab: 39 % der Kardiologen nehmen selbst Vitamin E ein!![152]

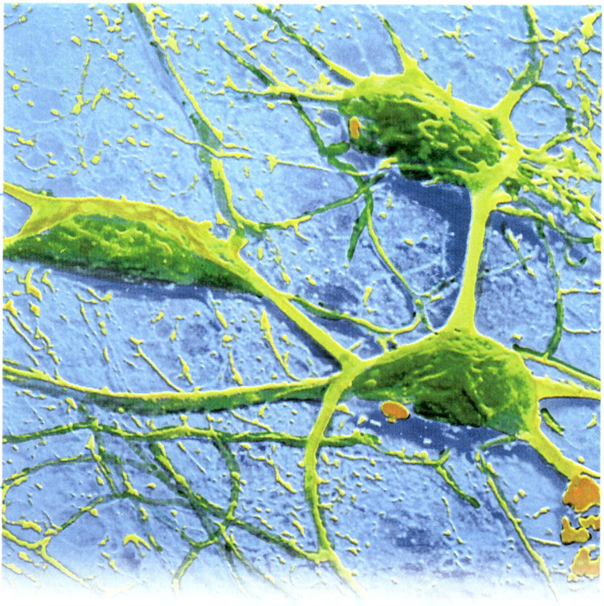

Vitamin E schützt die ölige leitfähige Schicht auf den Nerven und im Gehirn. Die Vitamin-E-Blutwerte von Alzheimerpatienten sind nur halb so hoch wie die von älteren Menschen, die kein Alzheimer entwickeln.

gut zu wissen

Studien-teilnehmer	Beobachtungs-zeitraum		Publikation
Unschlagbares Paar: Omega-3-Fette und Vitamin E zusammen			
76 000 Frauen	10 Jahre	↓ 64% weniger tödliche Herzinfarkte bei hohem Verbrauch Omega-3-haltiger Öle und zusätzlichem Vitamin E.	American Journal of Clinical Nutrition 1999[153]
Omega-3-Fette allein			
76 000 Frauen	10 Jahre	↓ 43% weniger tödliche Herzinfarkte bei hohem Verbrauch Omega-3-haltiger Öle.	American Journal of Clinical Nutrition 1999[154]
Vitamin E allein			
87 245 Frauen	10 Jahre	↓ 41% weniger tödliche Herz-Kreislauf-Erkrankungen gegenüber Studienteilnehmern, die kein Vitamin E einnahmen.	New England Journal of Medicine, 1993[155]
39 910 Männer	4 Jahre	↓ 32% weniger tödliche Herz-Kreislauf-Erkrankungen gegenüber Studienteilnehmern, die kein Vitamin E einnahmen.	New England Journal of Medicine, 1993[156]
5133 Frauen	12 Jahre	↓ 32% weniger tödliche Herz-Kreislauf-Erkrankungen.	American Journal of Epedemiology 1994[157]
11 178 Männer	8 Jahre	↓ 41% weniger tödliche Herz-Kreislauf-Erkrankungen.	American Journal of Clinical Nutrition 1996[158]

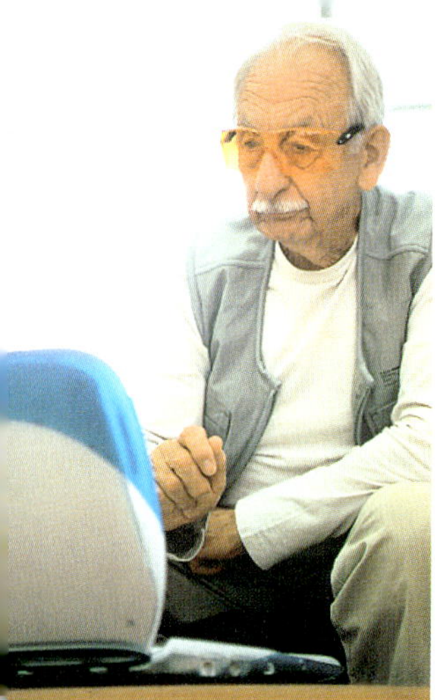

Mit Vitamin E schützen Sie Augen und Nerven, damit Sie bis ins hohe Alter geistig fit bleiben.

Vitamin E schützt ungesättigte Fette in den 70 Billionen Körperzellen

Vitamin E schützt nicht nur die Blutfette. Auch die ungesättigten Fette in den 70 Billionen Zellhüllen des Körpers werden damit geschützt. Ungesättigte Fette machen die Zellhüllen erst so richtig austauschaktiv. Leider sind sie durch den regen Austausch auch anfällig für Freie Radikale. Ohne ausreichend Vitamin E zum Schutz der ungesättigten Fette in den Zellhüllen sind diese wie ein Schweizer Käse schnell durchschossen und lösen sich teilweise auf.

Vitamin E sorgt auch dafür, dass Freie Radikale nicht in die Zellen eindringen und das Erbmaterial schädigen können. Durch Schädigungen des Erbmaterials können Zellen zu Krebszellen entarten. Fakt ist: Jeder dritte Deutsche stirbt an Krebs. Vor allem gegen die häufigsten Krebsarten wie Lungen-, Magen- oder Darmkrebs ist Vitamin E aktiv. Das amerikanische Krebsinstitut empfiehlt deswegen die Einnahme von 100 Milligramm Vitamin E pro Tag zusätzlich zur normalen Ernährung.

Antioxidanzien wie Vitamin E schützen vor Krebs.

Vitamin E schützt die ungesättigten Fette in Nerven, Gehirn, Augen

Vitamin E schützt auch die ungesättigten, schnell leitenden Omega-3-Fette in den Nervenbahnen und im Gehirn. Diese schnell leitenden Fette sind besonders anfällig für Oxidation. Man nimmt an, dass langfristig entstehende neurologische Erkrankungen auch mit einem Mangel an Vitamin E und ungesättigten Fetten zusammenhängen. So wird beispielsweise bei der Alzheimer-Krankheit die ölige Schicht der Gehirnzellen angegriffen. Bei der Parkinson-Erkrankung ist die ölige Schicht der Nerven, die vom Gehirn zu den Muskeln leiten, betroffen. Auch in den Augen kann Vitamin E die schnell leitenden ungesättigten DHA-Fette der 130 Millionen kleinen Lichtstäbchen schützen, die in einer Geschwindigkeit von 300 km/h Informationen zum Gehirn weiterleiten.

Fazit: Die hochaktiven ungesättigten Fette können Ihr Gehirn, die Nervenbahnen und die Zellen leitaktiv und dadurch fit machen. Aber ungesättigte Fette brauchen auch Schutz durch Vitamin E. Setzen Sie die beiden daher immer parallel im Team ein.

tipp

100 Milligramm zusätzliches Vitamin E schützt

Mit 100 mg Vitamin E als Minimum pro Tag können Sie Herz-Kreislauf-Erkrankungen um gut 30 bis 40 % senken.[159] Vitamin E vermindert unter anderem die Oxidation von Fetten in der Blutbahn. 100 mg werden gebraucht, da heute viel mehr Fett in den Blutbahnen transportiert wird als früher. Zusätzlich bleibt noch extra Vitamin E für Zellen, Nerven und Gehirn übrig.

Einkaufstipp: Nehmen Sie nur natürliches Vitamin E. Das ist bis zu 40 % wirksamer als künstliches Vitamin E. Natürliches Vitamin E wird als RRR-alpha-tocopherol auf der Packung ausgezeichnet. Fragen Sie den Apotheker.

Natürliches Vitamin E ist am wirksamsten. Fragen Sie den Apotheker. Schleichwerbung für Ihren Geldbeutel: Schauen Sie doch mal bei ALDI vorbei.

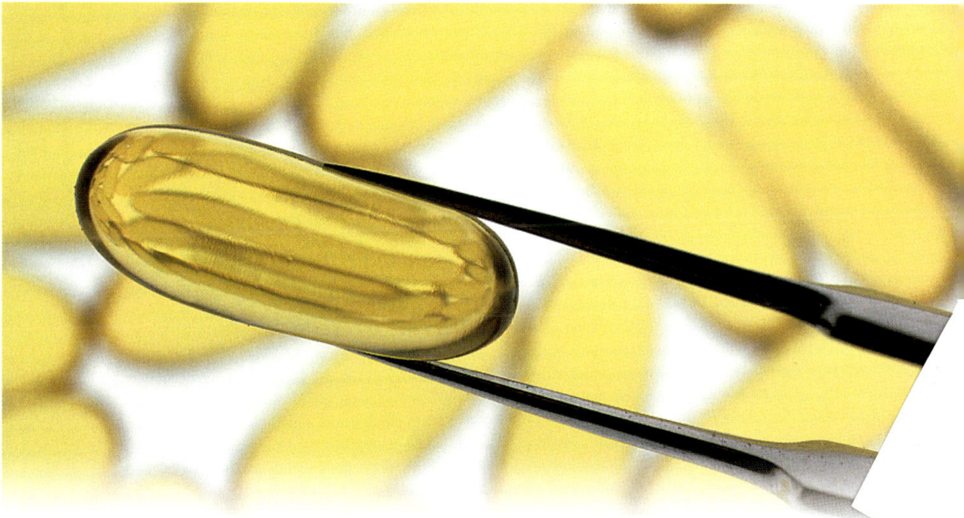

Vitamin E in Öl oder Margarine – keine gute Vitamin-E-Quelle

tipp

Durch den hohen Fettkonsum brauchen wir mehr Vitamin E als je zuvor in der Evolution. Olivenöl hat einen ausgeglichenen Vitamin-E-Gehalt. Es sind die anderen Fette, die Vitamin aufbrauchen. 100 mg zusätzliches Vitamin E empfiehlt das amerikanische Krebsinstitut und 100 mg halbiert auch das Risiko für Herz-Kreislauf-Erkrankungen. Dafür müssten Sie aber 1 Liter Olivenöl täglich trinken. Verlassen Sie sich daher auf Vitamin E Kapseln.

Pflanzenöle sind ein mit ungesättigten Fetten konzentriertes Lebensmittel, dass so in der Natur nicht vorkommt. Erst einmal verzehrt, üben diese Mengen an ungesättigten Fetten in Öl einen enormen Druck auf den Organismus, die Fette in den Blutbahnen überhaupt stabil zu halten. In der Evolution wurden dagegen Kerne, Nüsse und Pflanzen verzehrt.

Obwohl Sie auf den Packungen und in der Printwerbung häufig lesen, dass Öle und Margarine ein guter Vitamin-E-Lieferant seien, bleibt tatsächlich kaum Vitamin E für Ihre Zellen, Ihr Gehirn und Ihre Nerven übrig. Das vorhandene Vitamin E wird zum überwiegenden Teil gebraucht, um die ungesättigten Fette selbst stabil zu halten. Das können Sie in der Tabelle auf der rechten Seite deutlich sehen.

Zusätzlich geht durch die industrielle Pressung von Öl sehr viel an Vitamin E und anderen schützenden Pflanzenstoffen verloren. Während in einer Nuss noch alle Antioxidanzien wie Selen, Zink, Vitamin E und viele Pflanzenstoffe enthalten sind, trifft dies auf Sonnenblumenöl schon nicht mehr zu. Vor allem hochverarbeitete, raffinierte Öle haben diese wichtigen Schutzstoffe verloren und fördern so die Fettoxidation in den Blutbahnen.

Frittieröle – der schädliche Dominoeffekt

Frittieren ist in Mode: Von todfrittierter Petersilie, Frittiergemüse bis hin zu paniertem Fisch und Meeresfrüchten in Frittiermänteln finden Sie diese Kreationen überall, von TV-Kochsendungen bis hin zu Restau-

gut zu wissen

Sie brauchen extra Vitamin E, wenn Sie ungesättigte Fette essen

Je mehr Omega-6- und Omega-3-Fette Sie essen, desto mehr Vitamin E benötigen Sie, um diese ungesättigten Fette im Körper stabil zu halten.

Omega-6-fettreiche Margarine und Pflanzenöle enthalten zwar Vitamin E, dieses wird komplett zur Sicherung der mehrfach ungesättigten Fette gebraucht. Daher ist auch die Werbung Unsinn, die behauptet, dass z. B. Margarine oder Pflanzenöle Vitamin-E-Lieferanten sind. Von den 10 mg Vitamin E in Margarine bleibt nach der Sicherung der ungesättigten Fette null mg übrig für den Schutz von ungesättigten Fetten in Nerven, Gehirn oder anderen Zellen.

Bei Omega-3-fettreichem Fisch, Walnüssen oder Leinöl brauchen Sie sogar zusätzliches Vitamin E, denn die wertvollen Omega-3-Fette oxidieren am leichtesten und brauchen daher das meiste Vitamin E zu Sicherung[160]. Die einfach ungesättigten Fette der mediterranen Ernährung wie Olivenöl oder Nüsse sind am stabilsten und bringen meist etwas frei verfügbares Vitamin E für andere Zellen mit ein.

Wir empfehlen eine zusätzliche Einnahme von 100 mg Vitamin E zum Zellschutz und gegen Herz-Kreislauf-Erkrankungen.

	Vitamin-E-Gehalt (pro 100 g Lebensmittel)	So viel Vitamin E bleibt dem Körper übrig nach der Sicherung der ungesättigten Fette
Fette		
Olivenöl	50 mg	+5 mg
Maiskeimöl	34 mg	+0 mg
Margarine	10 mg	+0 mg
Distelöl	44 mg	-10 mg
Nüsse		
Haselnuss	35 mg	+22 mg
Mandel	35 mg	+18 mg
Walnuss	6 mg	-21 mg
Fisch		
Hering	15 mg	-5 mg
Makrele	12 mg	-2 mg

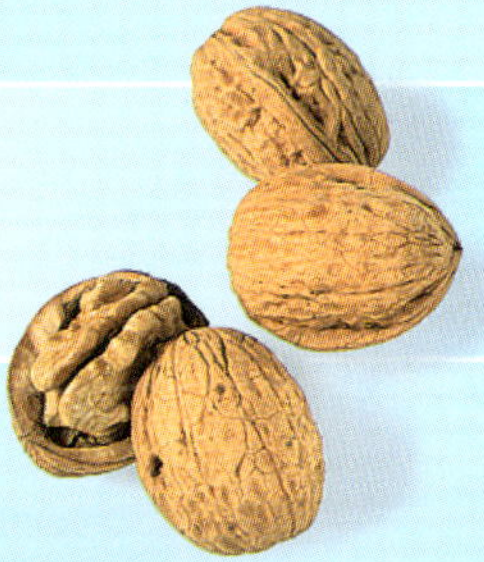

Frittiertes ist oft krebsfördernd. Fettradikale aus ranzigem Frittieröl durchlöchern Ihre Zellen.

rants. Frittieren ist ganz gewiss die unsinnigste Zubereitungsmethode, die je erfunden wurde. Sie macht aus natürlichen Lebensmitteln Kalorienbomben, die zudem mit schädlichen, ranzig schmeckenden Fettradikalen vollgesogen sind.

Frittieröle sind aggressive Vitamin-E-Killer. Besonders in Schnellrestaurants, an Fisch- und Currywurst-mit-Pommes-Buden werden die Öle oft stundenlang erhitzt. Diese ewig erhitzten Fette sind ein explosives, vernichtend schädliches Gemisch aus Fettradikalen, die andere Fette im Körper noch weiter oxidieren lassen. Im Magen und Darm, wo diese Fette als Erstes auf Körperzellen auftreffen, fördern sie Magen- und Darmkrebs. Wie in einer Reihe nacheinander umkippender Dominosteine oxidiert ein Fettradikal den nächsten noch unbeschädigten Fettbaustein in den Zellen, dann den nächsten und so weiter. So lange, bis es irgendwann – hoffentlich – von einem Vitamin-E-Molekül abgefangen wird, damit es keinen weiteren Fettbaustein beschädigen bzw. oxidieren kann. Das Vitamin E ist durch das Binden des Freien Radikals verbraucht. Nach dem Essen eines solchen Radikalgemischs aus Frittiertem sollten Sie am besten sofort zusätzlich Vitamin E einnehmen, um den Dominoeffekt der entarteten Fettradikale zu stoppen.

Frittiertes Gemüse gehört zu den unsinnigsten Zubereitungsmethoden. Es schmeckt meist nach einem ranzigen Fett-Radikal-Gemisch, das ein wahrer Vitamin-E-Räuber ist.

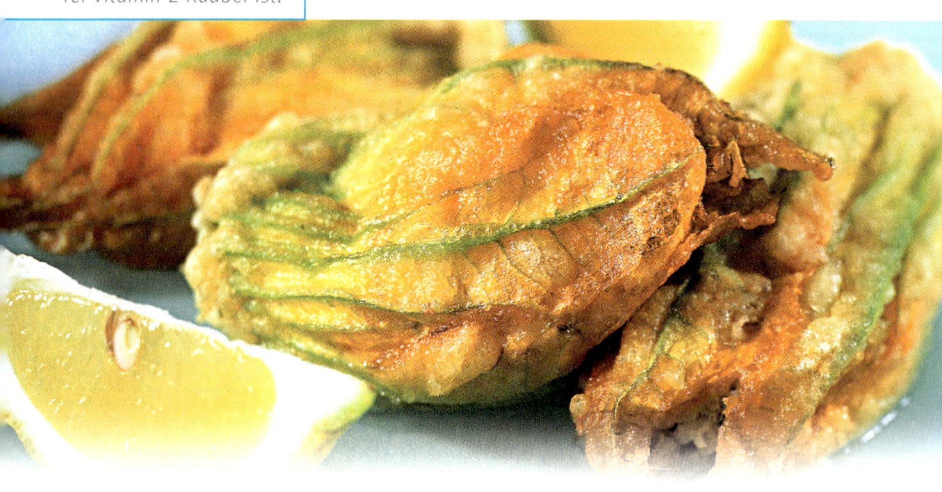

info gesundheit

Vitamin E

- Schützt ungesättigte Fette in Ölen davor, ranzig zu werden
- Schützt ungesättigte Fette in allen Zellmembranen, Gehirn, Nerven, Augen
- Schützt ungesättigte Fette in Blutfetten in den Arterien
- Schützt vor Herzinfarkten und Schlaganfällen
- Schützt vor Krebs

gesundheits-check

Bekommen Sie genügend Vitamin E?

- [ ] Brauchen Sie mehr Vitamin E, da Sie viele ungesättigte Fette aus Pflanzenölen, Walnüssen, Fisch oder Fischölkapseln essen?
- [ ] Essen Sie in Schnellrestaurants und Kantinen Frittiertes mit vielen oxidierten Fettsäuren? Dieses Fett-Radikal-Gemisch braucht viel Vitamin E auf.

Menschen mit besonderem Bedarf

- [ ] Rauchen Sie?
- [ ] Haben Sie hohe Blutfette?
- [ ] Haben Sie eine Herz-Kreislauf-Erkrankung?
- [ ] Haben Sie Diabetes?
- [ ] Leiden Sie an degenerativen Nervenerkrankungen (Alzheimer, Parkinson)?
- [ ] Sind Sie über 65 Jahre alt?

transfette – die killerfette

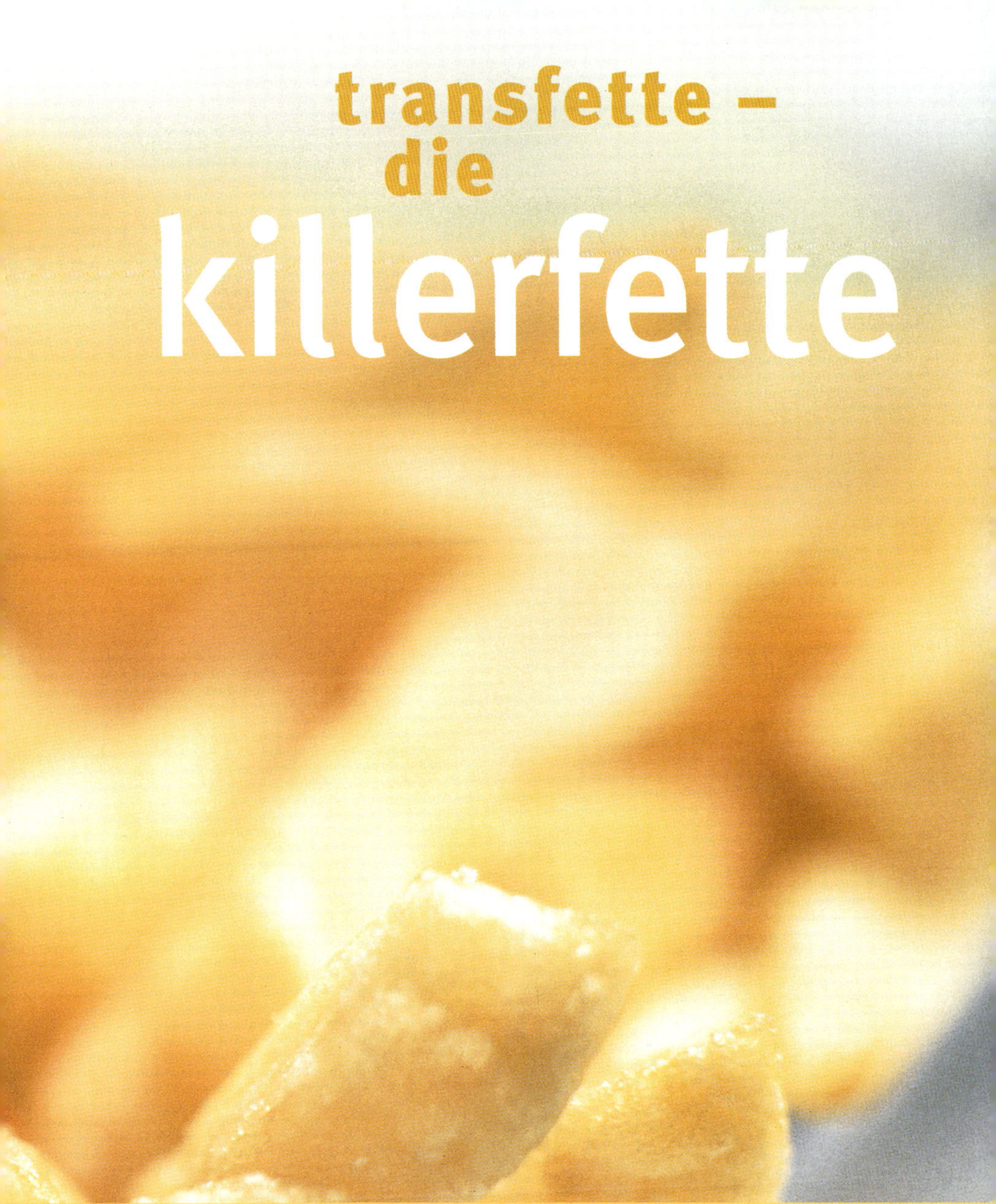

Der Skandal: Schon minimale Mengen an Transfetten erhöhen das Risiko für Diabetes um ein Drittel und verdoppeln das Risiko für Herz-Kreislauf-Erkrankungen. Der Transfettgehalt in Produkten ist das bestgehütete Geheimnis der Lebensmittelindustrie. Warum ruiniert der Industriefettschmodder Ihre Gesundheit? Experten warnen seit Jahren vor diesen Killerfetten. Wo sind Transfette enthalten? Welche Produkte sollten Sie boykottieren?

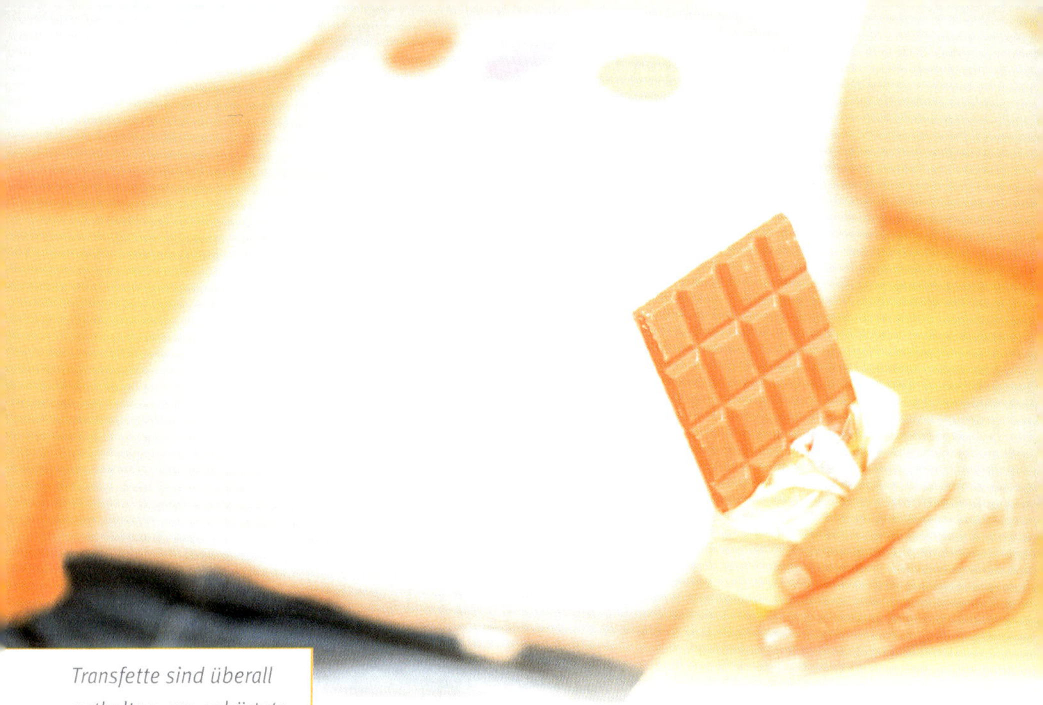

Transfette sind überall enthalten, wo gehärtete pflanzliche Fette eingesetzt werden.

Killerfette sind versteckt in vielen Produkten

Transfette sind chemisch veränderte entartete Fette, die bei der industriellen Härtung von pflanzlichen Ölen ungewollt anfallen. Transfette sind DIE Killerfette überhaupt. Es gehört zu den größten Lebensmittelskandalen, dass Transfette praktisch völlig unkontrolliert tagtäglich in unsere Ernährung eingeschleust werden.

Diese entarteten Fette sind bei Körpertemperatur noch fest, können aber beim Stoffwechsel wegen ihrer chemischen Ähnlichkeit mit den essenziellen, flüssigen, pflanzlichen Fetten verwechselt werden.

So schaden Transfette.

- Transfette werden in die Zellhüllen eingebaut und machen sie hart und inflexibel.
- Transfette behindern den Umbau von Omega-3-Fetten zu den wichtigen Gewebehormonen.

- Transfette beeinflussen die Blutfette negativer als jedes andere Fett. Sie steigern nicht nur das schlechte LDL, sondern senken außerdem noch das herzschützende HDL. So schlecht wirkt kein anderes Fett auf die Blutfette.

So unfassbar es sich liest, aber nur 2 % mehr von diesem Industriefettschmodder in der täglichen Ernährung – und das sind gerade einmal 30 Kalorien – verdoppeln das Risiko von tödlichen Herz-Kreislauf-Erkrankungen und erhöhen das Diabetesrisiko um 36 %. Kein anderes Fett hat derart fatale Auswirkungen auf Ihre Gesundheit.

Skandal: keine Packungsangaben über Killerfette

Nicht deklarierte Killerfette: Einer der größten Lebensmittelskandale.

Das Ungeheuerlichste an diesem Skandal ist: Transfette müssen weder auf der Verpackung angegeben werden, noch gibt es irgendwelche festgelegten Obergrenzen. Wie irreführend ist hier der viel verwendete und als besondere Auszeichnung gedachte Hinweis auf der Packung »unter ständiger Kontrolle eines staatlich geprüften Lebensmittelchemikers«. Natürlich wird nur das geprüft, was deklariert werden muss. Der Transfettgehalt in Lebensmitteln gehört dagegen zu den bestgehüteten Geheimnissen der Lebensmittelindustrie. De facto können Sie davon ausgehen, dass in sämtlichen Produkten, in denen teilweise gehärtete pflanzliche Fette enthalten sind, zugleich auch unkontrollierbare Mengen an Transfetten versteckt sind: in Backwaren, Berlinern, Croissants, Plätzchen, Blätterteigmischungen, Fertiggerichten, Paniermasse auf tiefgefrorenen Hähnchen- und Fischfilets, in Chips, Schokoladenbrotaufstrichen, Pommes frites, Tiefkühlpizzen und harter Margarine zum Backen und Braten.

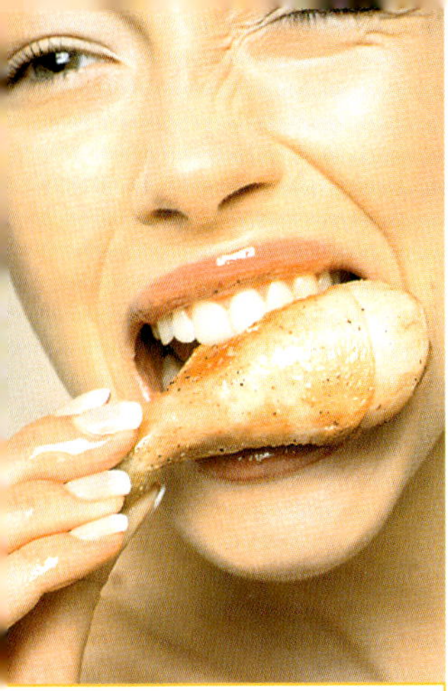

Fertig paniertes Hühnchen. Unbekannter Transfettgehalt je nach Marke zwischen 12 bis 57 %.

Wie viel? Angaben darüber liegen nur hochspezialisierten Laboren oder jenen universitären Forschungseinrichtungen vor, die gerade einmal einige Lebensmittelmarken untersucht haben.

Bis an die Öffentlichkeit dringen diese Zahlen leider recht selten.

Transfette – kein Verbraucher weiß wie viel

Systematisch wird der Transfettgehalt in Lebensmitteln des täglichen Gebrauchs von der Industrie heruntergespielt. So behauptet das Margarine-Institut (das Sprachrohr der deutschen Margarineindustrie), deutsche Margarine enthielte heute nur 1 % Transfette. Tatsächlich waren es bei einem Test von neun bekannten Margarinemarken im Jahr 2000 im Durchschnitt 5 % Transfette. Eine Marken-Backmargarine enthielt sogar 19 % Transfette. In den 80er-Jahren hatten sich immer mehr Verbraucher von Margarine abgewandt. Es hatte sich herumgesprochen, dass Margarine vielleicht doch nicht so gesund sei. Deshalb sah die Industrie sich genötigt, zumindest den Transfettgehalt in Margarine innerhalb von zehn Jahren von 21 auf 5 % zu senken.[161] Das ist erfreulich und entspricht dem Transfettgehalt von Butter. Margarine im Kühlregal ist – dem Konsumentendruck sei Dank – daher heute gesünder als vor zehn Jahren.

Verbraucherboykott erfolgreich: Margarine enthält heute weniger Transfette.

Völlig anders sieht es noch bei dem billigen Industriefettschmodder in vielen Lebensmittelprodukten aus, die hemmungslos mit gehärteten pflanzlichen Fetten vollgestopft werden. Der Transfettgehalt variierte zum Beispiel in siebzehn getesteten Cracker-Marken zwischen 23 und 51 %.[162] In Nuss-Nougatcreme von 1 bis 12 %[163], bei Kartoffelchips von 1 bis 25 %, bei Berlinern zwischen 4 und 41 %. Kein Konsument, der im Supermarkt zu diesen Produkten greift, kann

Keine Transfett-Entwarnung für andere Produkte.

wissen, wie viel vom Transfettschmodder in einem Produkt enthalten ist und letztendlich in den Blutbahnen und in den Zellen landet.

Hier sind Transfette enthalten

Wenn Sie sich den Transfettgehalt von besonders belasteten Produkten anschauen (siehe Seite 224), verstehen Sie, dass Durchschnittswerte gar nichts aussagen. Die eine Plätzchensorte kann 1 % Transfette haben, die Sorte daneben im Regal aber 46 %. Deswegen lässt sich überhaupt nicht zuverlässig berechnen, wie viel schädliche Transfette wir uns mit unserer Ernährung tatsächlich zuführen. Trotzdem wird immer wieder gern behauptet, dass Transfette nur 2 % der Ernährung ausmachen. Tatsächlich ist dieser Wert aber schöngerechnet. Je nachdem, welche Marke Sie kaufen, kann sich die Zufuhr bis zum 20-fachen unterscheiden.[164]

Transfettzufuhr der Deutschen wird schöngerechnet.

Der Käufer der »falschen« Marken X hat halt Pech gehabt, aber auch keine Wahl durch eine aufklärende Packungsaufschrift.

Ohne diese genauen Angaben kann niemand wissen, wie viel Transfette in einem Produkt enthalten sind. Eine solche Verpackungsaufschrift wird seit Jahren von vielen Experten gefordert, bislang ohne Erfolg. Die einzige Möglichkeit, die verbleibt, ist, Lebensmittel, die teilweise gehärtete Fette enthalten, nicht zu kaufen und somit zu boykottieren. Auch dieses Mal ist wieder das Fußetrampeln der Konsumenten notwendig, damit die Industrie sich bewegt und diese gesundheitsschädlichen Produkte aus den Regalen kommen. Auf Gewinnverlust reagiert die Industrie empfindlich und zumindest die Produzenten mit unbedenklichen Waren werden dies auf der Packung schnell ausloben.

Unser Aufruf: Boykottieren Sie Produkte mit gehärteten Pflanzenfetten, bis diese genau deklariert werden!!

gut zu wissen

Killerfette – boykottieren Sie die Produkte

Keiner weiß, wie viel des entarteten Industriefettschmodders in unseren Lebensmitteln lauert. Durchschnittswerte sagen wenig aus, denn die einzelnen Marken unterscheiden sich zu stark im Transfettgehalt. Das können Sie in Spalte drei »von – bis« sehen.
Lassen Sie Produkte mit teilweise gehärteten Fetten am besten im Regal stehen.

Anzahl der Marken/ Produkte [165]	**Durchschnittsgehalt an Transfetten im Fettanteil der getesteten Produkte**	**Transfettgehalt von – bis**
3 Salatcroutons Marken	42 %	23 – 52 %
14 Cracker Marken	40 %	24 – 51 %
16 Pommes frites Marken	38 %	5 – 57 %
16 Fertig- und Bratensaucen Marken	33 %	2 – 60 %
13 Donuts (Berliner) Marken	30 %	4 – 43 %
3 Kuchenmischungen Marken	30 %	28 – 30 %
19 Plätzchen Marken	23 %	1 – 46 %
8 Panierte Hühnerbrüste Marken	27 %	12 – 57 %
3 Croissants Marken	18 %	6 – 41 %
6 Toastbrote Marken	18 %	1 – 35 %
7 Müsliriegel Marken	11 %	5 – 22 %
9 Schokoriegel Marken	9 %	1 – 36 %
10 Harte Backmargarine Marken[166]	6 %	1 – 20 %
9 Schokobrotaufstrich Marken[167]	6 %	1 – 11 %
9 Sonnenblumenmargarine Marken[168]	5 %	2 – 6 %
6 Kartoffelchips Marken	5 %	0,4 – 25 %

Gehärtete Fette: lange Lager- und Regalhaltbarkeit

Für die Industrie sind gehärtete pflanzliche Fette wegen ihrer langen Haltbarkeit interessant. Sie setzt gehärtete Fette in fast allem ein: von der Büchsensuppe über Fertigbackmischungen bis hin zu getrockneten Produkten und Backwaren, weil dieses Fett nicht schlecht oder ranzig wird und die Produkte damit ohne Geschmacksverlust lange im Regal haltbar sind.

Gehärtetes Fett gibt Schokoriegeln die Festigkeit, in Gebäck ist es billiger Butterersatz, in Konserven schafft es einen sämigen Geschmack, in Kartoffelchips lässt sich damit der knackig-crispe Effekt herstellen, in gefrorenen Pommes frites wird das Fett beim Auftauen nicht flüssig. Warum selbst noch in Tiefkühlgemüse gehärtete Fette reingestopft werden, ist rätselhaft. Es sollte doch jeder selbst entscheiden können, welches Öl man später über das Tiefkühlgemüse gibt.

Lesen Sie aufmerksam die Inhaltsangabe auf Verpackungen. Sie werden erstaunt sein, in wie vielen Produkten Sie teilweise gehärtete Fette entdecken. Wenn diese nicht als »gehärtete Fette« deklariert werden, steht meist einfach unschuldig »pflanzliche Fette« auf der Verpackung. Das macht sich besser, denn pflanzliche Fette haben einen guten Ruf beim Verbraucher.

Lange Regalhaltbarkeit mit gehärteten Fetten ist gut fürs Geschäft, aber auf keinen Fall für Ihre Gesundheit.

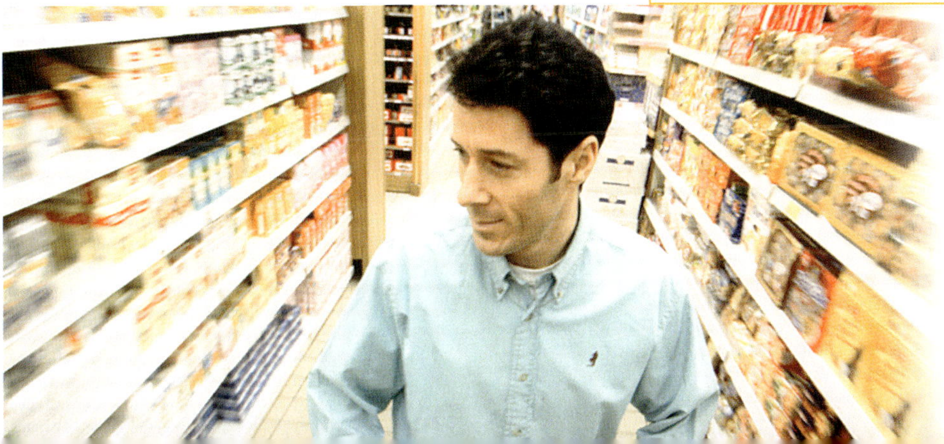

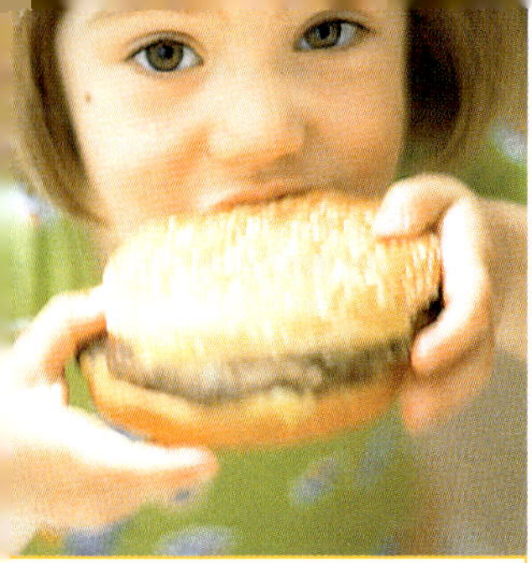

Die Rechnung wird später beglichen. Fast Food – gesundheitsschädliches Transfett- und Radikalegemisch aus dauererhitztem Frittieröl. Die erste Millionenklage eines Herzinfarktpatienten wurde 2002 in den USA gegen die größte Hamburger Kette eingereicht. Klagebegründung: Die Fast-Food-Kette hätte vor den versteckten Fetten warnen müssen.

tipp

So vermeiden Sie Transfette

- Der Transfettgehalt ist nie auf Verpackungen deklariert. Gehen Sie deshalb immer davon aus, wenn teilweise gehärtete Fette oder pflanzliche Fette enthalten sind, dass unterschiedlichste Mengen an Transfetten und anderen chemisch veränderten Fettmolekülen enthalten sind.
- Nur wenn tatsächlich als Verkaufsargument »enthält keine Transfette« ausgelobt wird, sind diese wirklich nicht enthalten.
- Vermeiden Sie unbedingt frittierte Lebensmittel in Fast-Food-Restaurants und Imbissstuben. Dort werden Frittieröle stundenlang dauererhitzt und es entsteht ein giftiges Fettgemisch aus Transfetten und Fettradikalen.
- Falls Sie selbst frittieren, schütten Sie das Öl danach immer weg.
- Spülen Sie Pfannen immer nach dem Braten und benutzen Sie das Fett kein zweites Mal.
- Kaufen Sie nie harte Margarine. Je weicher, desto weniger Transfette sind in der Regel enthalten. Besser Sie kaufen Reform-Margarine, auf der ausdrücklich vermerkt ist: »ungehärtet und nicht umgeestert«.
- Kaufen Sie vorzugsweise naturbelassene Öle. In erhitzten und desodorierten Ölen – hier werden unerwünschte ranzige Gerüche entfernt – können Omega-3-Fette zu Transfetten degeneriert sein.[169] [170] Natives Olivenöl Extra oder Öle im Reformhaus sind naturbelassen und kaltgepresst.

Entartete Fette – so entstehen sie

Gehärtete Fette werden industriell aus pflanzlichen Ölen hergestellt, indem man sie über sechs bis acht Stunden zwischen 150 und 240 Grad Celsius erhitzt. In diesem Prozess entsteht eine große Zahl von Fettmolekülen, die so in der Natur überhaupt nicht vorkommen. Von vielen dieser entarteten Fette weiß man noch nicht genau, wie sie im Körper reagieren. Die fatalen Folgen der Transfette kennt man dagegen aus Studien sehr genau. Sie sind schädlicher als gesättigte tierische Fette.

Bilder sagen mehr als tausend Worte:

Gute Fette sind flüssig und kleben nicht

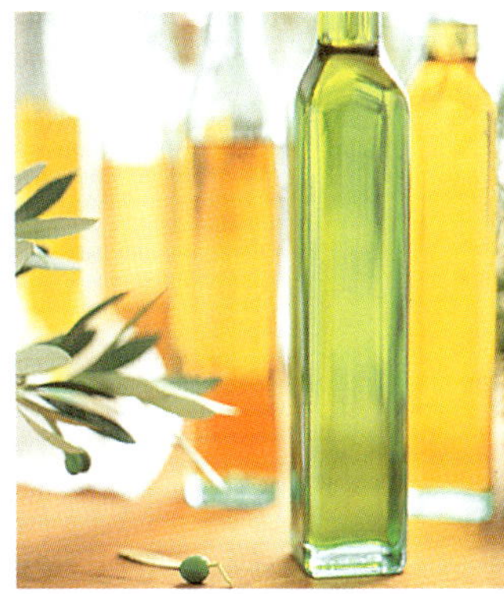

Was ist nun das Schädliche an den Transfetten? Wie funktionieren diese Fette?

- Die Transfette sind, genau wie tierische Fette, eine feste und klebrige Masse.
- Die ungesättigten Fette sind antiklebrig, sie stoßen sich ab und sie sind flüssig.

Bilder erklären hier mehr als tausend Worte. Wenn Sie sich die Fettmoleküle anschauen, werden Sie sofort verstehen, warum die verschiedenen Fette so unterschiedliche Auswirkungen in Ihrem Körper haben. In der Abbildung sehen Sie je drei ungesättigte Fettmoleküle eines Pflanzenöls nebeneinander.

	Drei Omega-6-Fettmoleküle	*Drei Omega-3-Fettmoleküle*
	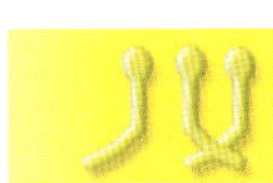	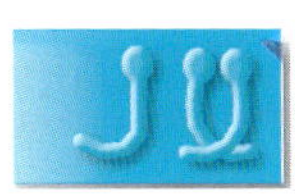
Schmelzpunkt	-5 Grad Celsius	-12 Grad Celsius
Eigenschaft	nicht klebrig	antiklebrig
Struktur	gebogen	stark gebogen

Was sehen Sie? Alle ungesättigten Fettmoleküle sind so stark gebogen, dass man sie nicht wie Bauklötze nebeneinander aufreihen könnte. Die einzelnen ungesättigten Fettmoleküle stoßen sich regelrecht voneinander ab. Genau das ist wichtig in den Blutbahnen. Ungesättigte Fettmoleküle ballen sich nicht zusammen und verklumpen nicht. Sie verstopfen deswegen keine Blutbahnen und auch keine Zellhüllen. Die Omega-6-Fette werden überhaupt erst bei Temperaturen von minus fünf Grad Celsius fest. Die Omega-3-Fette brauchen noch mehr Platz, da sie noch gebogener und deswegen flexibler sind. Sie sind noch weniger klebrig und können dadurch kaum irgendwo festkleben. Sie gefrieren erst bei minus zwölf Grad Celsius. Sie können und sollten diese Pflanzenöle deshalb auch immer im Kühlschrank aufbewahren.

Transfette sind fest und klebrig im Körper

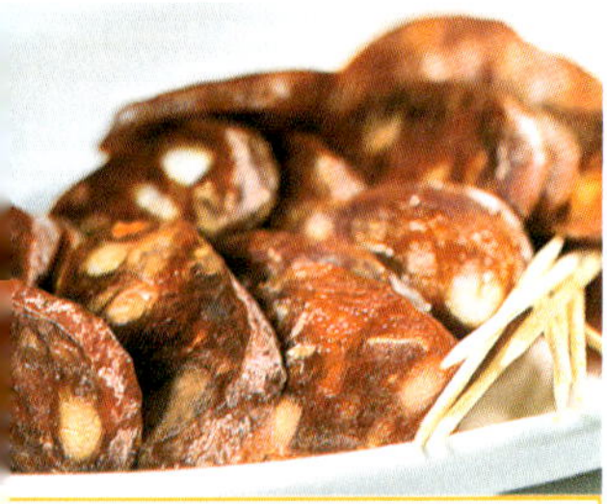

Gesättigte Fette wie Schweineschmalz oder Wurst sind bei Raumtemperatur fest. Öle sind dagegen bei Raumtemperatur flüssig.

Nun schauen Sie sich dagegen ein gesättigtes Fett oder das entartete Transfett eines gehärteten Pflanzenöls an. Diese Fettmoleküle sind gerade und lassen sich deswegen schön wie Bauteile nebeneinander aufreihen. Im Körper werden sie daher auch als Bauteile, bei denen Festigkeit gefragt ist, eingesetzt. Die Fettmoleküle kleben förmlich aneinander und leider auch an allem anderen, mit dem sie in Kontakt kommen.

	Drei gesättigte Fettmoleküle	*Drei Transfettmoleküle eines gehärteten Pflanzenfetts*
	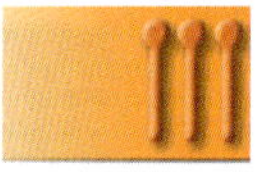	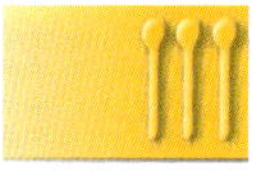
Schmelzpunkt	44 Grad Celsius	70 Grad Celsius
Eigenschaft	klebrig	klebrig
Struktur	gerade	gerade

Gesättigte Fette werden erst bei 44 Grad Celsius flüssig, Transfette oft erst bei 70 Grad Celsius. Nun stellen Sie sich Ihre Zellwände vor. Die Zellwände werden so fest und undurchlässig, dass Nährstoffe schlechter durch sie hindurch in die Zelle kommen. Oder stellen Sie sich diese klebrige Masse in Ihren Blutbahnen vor, wenn diese mit riesigen Mengen Fett aus Wurst, Käse, Sahne und Transfetten aus Fertigprodukten und Frittiertem überschwemmt werden. Leicht pappen diese Fette überall an. Ihre Blutplättchen werden klebrig, weniger biegsam, weniger fließfähig und die Blutfette steigen an.

Halten Sie die Blutbahnen fit – So halbieren Sie Ihr Risiko für Herz-Kreislauf-Erkrankungen

Als Marika Rökk mit 83 Jahren jeden Abend in Budapest in der »Gräfin Mariza« über die Bühne wirbelte, verdankte sie dies ihren jungen Blutbahnen. Auch Sie sind so jung, wie Ihre 240 000 Kilometer langen Blutbahnen es sind. Dieses Verkehrssystem, das Ihren

Marika Rökk bei einem TV-Auftritt.
Sie sind so alt wie Ihre Blutbahnen. Bleiben Sie ohne Transfettschmodder jung bis ins hohe Alter.

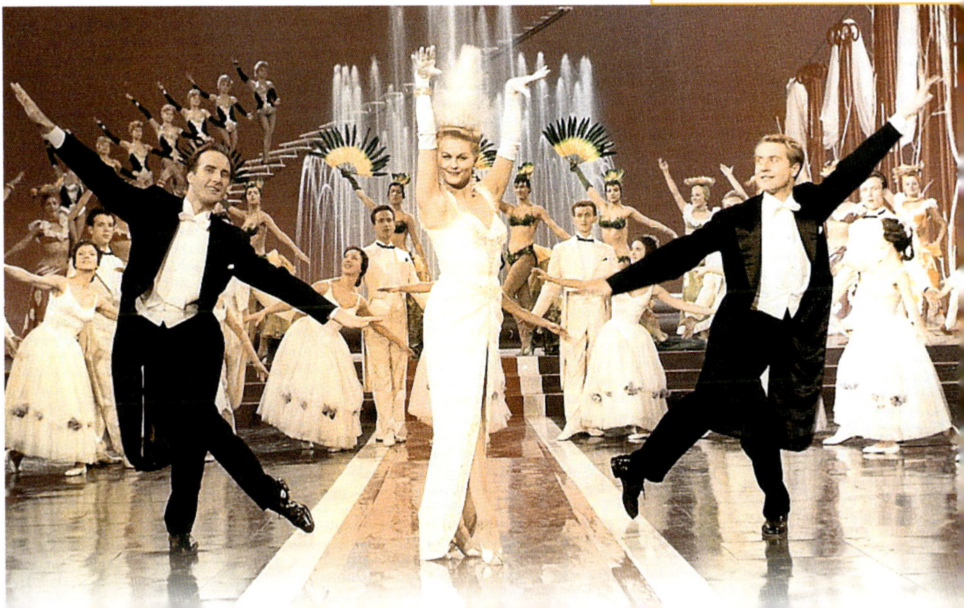

tipp

Bleiben Sie jung und fit. Essen Sie naturbelassene Öle und Lebensmittel und fallen Sie nicht auf verdummende Werbung für hochverarbeitete Lebensmittel mit angeblich glücklichen Menschen herein. Und wenn Ihnen die Produkte noch so angepriesen werden: Schokoriegel machen nicht längerfristig »...mobil, bei Arbeit, Sport und Spiel«.

Körper durchzieht und Nährstoffe und Sauerstoff überall hintransportiert, ist Ihr Jungbrunnen für Ihre 70 Billionen Körperzellen. Mit Transfetten und gesättigten Fetten ruinieren Sie Ihre Lebensadern.

Wie wirkt sich dies nun auf das Altern Ihrer Blutbahnen aus? Haben Sie unsere Krankenschwestern schon vermisst? Hier ein weiteres Ergebnis aus der Harvard-Studie: Wenn Sie 2 % klebrige Transfette gegen ungesättigte, flüssige, antiklebrige Fette aus Ölen austauschen, sinkt das Risiko für eine Herz-Kreislauf-Erkrankung um satte 56 %.[171] Praktisch bedeutet das: Statt einer Portion McTransfett-Pommes oder Chicken Nuggets greifen Sie lieber mal zu einem Salat mit Hühnerbrust und Olivenöldressing.

Transfette – je mehr und je länger, desto schlechter für Sie

So ruinieren Transfette Ihre Gesundheit.

Die Studien zeigen, warum Experten immer wieder fordern, dass Transfette auf den Produkten ausgewiesen werden sollten, und warum wir Ihnen empfehlen, Produkte mit gehärteten Fetten zu boykottieren und im Regal stehen zu lassen. Je mehr Transfette Sie essen, desto höher ist Ihr Risiko für Herz-Kreislauf-Erkrankungen. Und je länger Sie Transfette gegessen haben, desto stärker steigt Ihr Risiko an. Das ist logisch: Die Blutbahnen setzen sich ja über die Jahre langsam zu. Zwei Beispiele für die Langzeitwirkung von Transfetten stammen aus den Harvard-Studien:

Nach sechs Jahren war das Risiko für eine Herz-Kreislauf-Erkrankung bei 43 757 Studienteilnehmern erst um 36 % höher. Im Vergleich dazu lag es in der Studiengruppe mit den Krankenschwestern nach 14 Jahren aber schon um 98 % höher. Fazit: Je länger und je mehr Sie vom Transfettschmodder in die Blutbahnen bringen, desto schneller altern diese.

Wir sind uns sicher: Während Gesundesser mit hoher Wahrscheinlichkeit mit achtzig Jahren noch ihre Bahnen im 100-Meter-Becken ziehen können, sieht man nebenan im Nichtschwimmerbecken die dicke fettverstopfte Fast-Food-Generation fleißig bei den Reha-Übungen nach dem ersten Schlaganfall. Zu Leistungskraft und Lebensfreude gehört eben Gesundheit bis ins hohe Alter.

gut zu wissen

Je mehr und je länger Sie Transfette essen, desto höher ist Ihr Risiko für Herz-Kreislauf-Erkrankungen.

Studien-teilnehmer	Beobachtungs-zeitraum	Risiko durch 2 % Transfette	Risiko eines sehr hohen Transfett-verzehrs	Publikation
21 930 Männer	6,1 Jahre		↑ 39% mehr tödliche Herzinfarkte bei Teilnehmern, die die meisten Transfette essen, im Vergleich zu denen, die am wenigsten Transfette essen.	American Journal of Epidemiology 1997[172]
667 Männer	10 Jahre	↑ 28% mehr Risiko für Herz-Kreislauf-Erkrankungen durch 2 % mehr Transfette.	↑ 100% mehr Herz-Kreislauf-Erkrankungen bei Teilnehmer, die die meisten Transfette essen, im Vergleich zu denen, die am wenigsten Transfette essen.	Lancet, 2001[173]
43 757 Männer	6 Jahre	↑ 36% mehr Risiko für Herz-Kreislauf-Erkrankungen durch 2 % mehr Transfette.		Britisch Journal of Medicine, 1996[174]
80 082 Frauen	14 Jahre	↑ 93% mehr Risiko für Herz-Kreislauf-Erkrankungen durch 2 % mehr Transfette.		American Journal of Epidemiology 1997[175]

Halten Sie die Zellwände fit

Jede Zelle wird von einer Membran oder Hülle umgeben, die, vereinfacht dargestellt, aus verschiedenen Fetten besteht. Die Baublöcke dazu kommen aus Ihrer Ernährung. Wenn man die Zellwände analysiert, kann man recht genau nachvollziehen, was Sie in den letzten sechs Monaten gegessen haben. Je nachdem, welches Fett eingelagert ist, ist diese Zellhülle flüssiger oder fester, transportaktiver oder weniger transportaktiv, besser für den Stoffwechsel geeignet oder verstopft wie ein volle Autobahn. Ungesättigte Fette machen die Zellhüllen eher flüssig und durchlässig, Transfette und gesättigte Fette machen die Zellhüllen eher fester. Je durchgängiger die Zellen sind, desto aktiver können sie Nährstoffe wie Zucker, Mineralien, Vitamine und Spurenelemente einschleusen. Also alles, was die Zelle zum Überleben braucht. Auch Hormone und Transportvehikel, die diese Stoffe transportieren, können besser an die Zellen andocken, wenn die Zellen nicht durch Transfette verfestigt sind.

Übergewicht, Zucker und Transfette sind Verursacher von Diabetes. Transfette verhärten die Zellmembranen. 35 % der fettsüchtigen Kinder haben die Vorstufe zu Typ-II-Diabetes, die sonst erst im Alter auftritt. Bewegung steigert den Fettabbau und vermindert das Übergewicht.

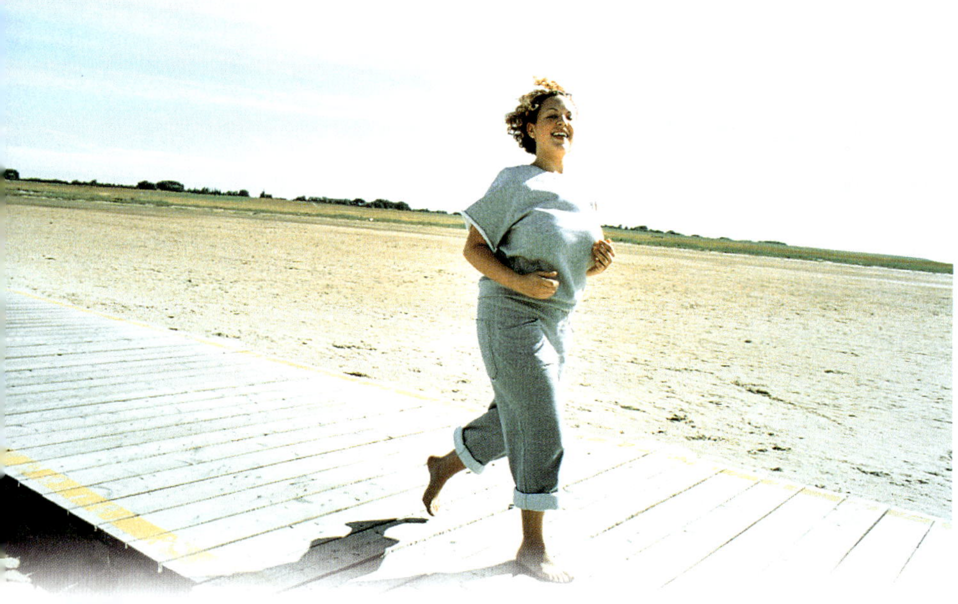

Diabetes und Transfette

Die festen Zellhüllen sind mit ein Grund, weshalb Menschen, die viel Transfette essen, Diabetes bekommen. Das Hormon Insulin, das Zucker als Energie in Ihre 70 Billionen Zellen packt, braucht durchlässige Zellhüllen. Jede Veränderung oder Verhärtung der Zellhüllen ist tendenziell ungünstig für die Fähigkeit des Insulins, Zucker in die Zellen zu bringen.[176 177 178] Je mehr harte Transfette in Ihren Zellen eingebaut werden, desto schlechter funktioniert das Hormon Insulin.[179] Es wird zwar viel Insulin produziert, aber es kann seine Funktion nicht optimal erfüllen. Man nennt dieses Phänomen Insulinresistenz. Daraus entwickelt sich später Diabetes – die Zuckerkrankheit. Der Körper schafft es nicht mehr, genügend Zuckermoleküle aus der Blutbahn in die Zellen zu bringen. Die meisten wissen, dass eine zuckerreiche Ernährung langfristig zu Diabetes führt. Ganz neu dagegen ist, dass auch verschiedene Fette am Diabetesrisiko beteiligt sind.

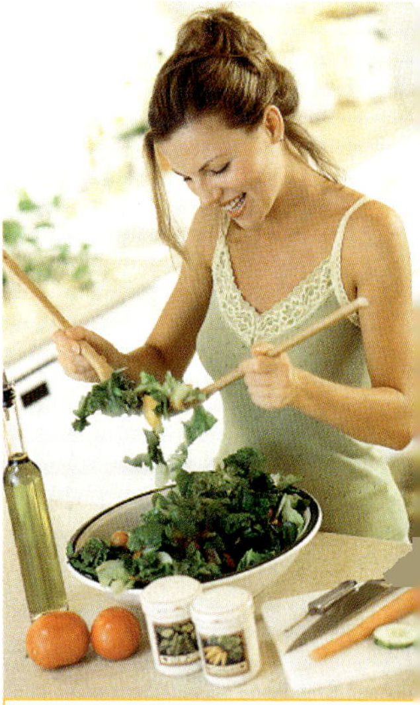

Öle halten Ihre Zellmembranen flexibel und senken Ihr Risiko für Diabetes.

Diabetesrisiko und Transfette

Wie erging es den 84 000 Krankenschwestern, die teils mehr, teils weniger Transfette gegessen haben? Sie erinnern sich: Für 2 % mehr verzehrte Transfette steigt das Risiko für Diabetes um 36 %. Bei den Krankenschwestern, die übergewichtig waren und wenig Sport trieben, um Fett zu verbrennen, stieg das Diabetesrisiko sogar um satte 82 %. Dies wurde bei 1237 Krankenschwestern beobachtet, die viel Transfette aßen und am wenigsten Sport trieben. Wenn Sie keinen Sport treiben und Übergewicht haben, dann sollten Sie hochverarbeitete, gehärtete Fette rigoros in Ihrer Ernährung streichen. Mit einem Ölwechsel machen Sie Ihre Zellhüllen wieder fit und transportaktiv!!

gut zu wissen

So erhöhen Transfette Ihr Risiko für Diabetes

Studienteilnehmer	Beobachtungszeitraum	2 % mehr Transfette	Frauen mit höherem Diabetesrisiko, die viele Transfette essen	Publikation
84 204 Frauen	14 Jahre	↑ **36%** erhöhtes Risiko für Diabetes bei einem Verzehr von 2 % mehr Transfetten	Frauen, die übergewichtig sind, die weniger Sport treiben, mehr Alkohol trinken oder eine Familiengeschichte für Diabetes haben, sind besonders anfällig für Diabetes, wenn Sie Transfette essen. ↑ **82%** erhöhtes Risiko für übergewichtige Frauen, die wenig Sport treiben. ↑ **60%** erhöhtes Risiko für Frauen mit höherem Alkoholkonsum. ↑ **51%** erhöhtes Risiko für Frauen mit einer Familiengeschichte für Diabetes.	American Journal of Clinial Nutrition 2001[180]

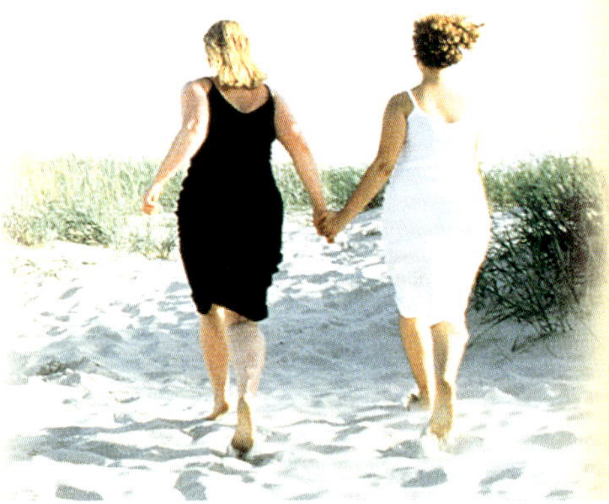

Das sollten Sie tun

Wenn Sie statt der festen Transfette flüssige, ungesättigte Öle essen, sinkt Ihr Diabetesrisiko erheblich. Durch die flüssigeren Zellwände können leichter Nährstoffe wie Zucker hindurchkommen. In der Studie mit den 84 000 Krankenschwestern wurde berechnet, wie viel dabei für Sie herausspringt, wenn Sie 2 % Transfette (das entspricht einer Portion Pommes frites) pro Tag aus Ihrer Ernährung verbannen.[181]

- 2 % weniger Transfette senken Ihr Risiko für Herz-Kreislauf-Erkrankungen um 53 % und das Diabetesrisiko um 40 %, wenn Sie statt dessen ungesättigte Fettsäuren aus Ölen essen. Ein Beispiel: Statt Pommes frites nehmen Sie einen Salat mit einem Öldressing zu Ihrem Steak. Oder statt zu einem Berliner mit Frittieröl oder Plätzchen mit gehärteten Fetten greifen Sie zwischendurch lieber zu Walnüssen, die viel ungesättigte Fette enthalten.
- Ein um zirka 28 % geringeres Diabetesrisiko springt dabei raus, wenn Sie sich komplexe Kohlenhydrate statt Transfette auf den Teller laden. Also statt Trans-Pommes-frites nehmen Sie Folienkartoffeln, Vollkornreis, Nudeln oder Vollkornbrot. Oder statt Plätzchen mit gehärteten Fetten essen Sie lieber einen Apfel zwischendurch.
- 2 % weniger Transfette lassen sich leicht bewerkstelligen, wenn Sie die transfetthaltigen Produkte kennen. Gesündere naturbelassene Lebensmittel und Öle halten Ihre Zellen gesund und flexibel. Vitamine, Mineralien und Ballaststoffe bekommen Sie gleich gratis dazu.

Einfach: Schon täglich eine Portion Trans-Pommes-frites weniger halbiert Ihr Risiko für Herz-Kreislauf-Erkrankungen und Diabetes.

info gesundheit

So wirken Transfette

- Machen die Blutplättchen wenig biegsam und fließfähig
- Machen Blutfette klebrig
- Erhöhen das Risiko für Herz-Kreislauf-Erkrankungen
- Fördern die Arterienverkalkung
- Verhärten die Zellmembranen
- Erhöhen das Diabetesrisiko
- Behindern die Verwertung von essenziellen Fetten
- Blockieren die Umwandlung von Omega-3-Fetten in Gewebehormone

Einfluss von Transfetten auf die Blutfette

- Erhöhen das ungünstige LDL
- Senken das gute HDL
- Verschlechtern das Verhältnis LDL zu HDL!!

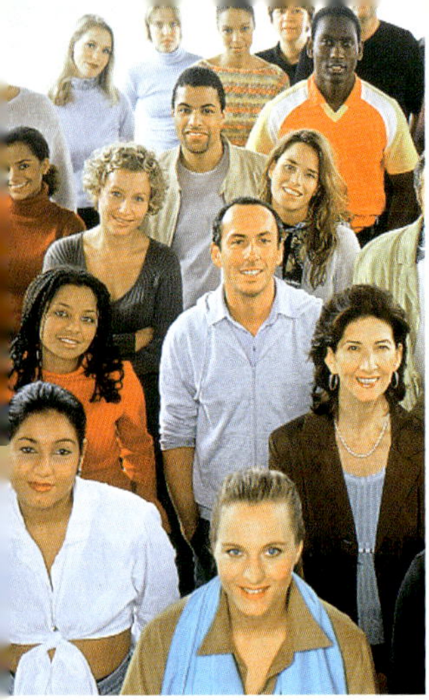

Die Harvard-Studien

Wie erging es 167 000 Menschen in den letzten 14 Jahren? Welche Ernährung hält gesund, welche macht krank?

116 000 Krankenschwestern zwischen 34 und 55 Jahren und 51 500 Männer in professionellen Gesundheitsberufen wurden ausgewählt, um an zwei Langzeitstudien teilzunehmen. Es wurden nur Teilnehmer in die Studie aufgenommen, die keine Herz-Kreislauf-Erkrankung, kein Diabetes oder Krebs bei Studienbeginn hatten. Wie ein roter Faden ziehen sich diese beiden Studiengruppen durch dieses Buch: Wie erging es diesen Menschen? Welche Krankheiten bekamen Sie? Woran starben Sie? Was hat das Ganze mit Ihrer Ernährung zu tun? Was hielt diese Männer und Frauen gesund und was machte sie krank?

Warum wählte man Männer in professionellen Gesundheitsberufen und Krankenschwestern?

Die Teilnehmer aus diesen Berufen können am exaktesten über Diagnosen und Krankheiten berichten und sind den Umgang mit Fragebögen gewohnt.

Wie wurde die Ernährungsweise bei ihnen festgestellt?

Die Ernährung dieser Menschen wurde im Vier-Jahres-Abstand mit einem umfangreichen Fragebogen erhoben, der zuletzt über 116 Fragen zur Ernährung und weitere separate Fragen zu Rauchen, Sport und anderen Lebensgewohnheiten enthielt.

Wie genau stimmte der Fragebogen mit der Ernährung des/der Einzelnen überein?

Kann denn ein Fragebogen überhaupt die Ernährungsgewohnheiten exakt abbilden? Ja. Schauen Sie auf ein Beispiel aus dem Fett-Fragenteil: In dem Fragebogen wurde ausgewertet, wie häufig Nüsse, Eier, Salatsoßen, Wurstwaren, Fleisch, Öl, Butter und Margarine-Markenprodukte etc. gegessen wurden. Wie und womit gebraten wurde. Mittels einer Computer-Datenbank, Produktanalysen von Laboren und Inhaltsangaben der Markenhersteller wurden die genauen Fettzusammensetzungen errechnet. Da unser Körpergewebe immer ein Spiegelbild unserer Ernährung ist, wurden zusätzlich Fettgewebeproben von den Teilnehmern entnommen. So ergab sich, dass die Auswertung der Fragebögen sehr gut die Ernährung widerspiegelten.

Wir sind, was wir essen. Fettgewebeproben und Fragebögen stimmen überein.

Wie kommt man zu den Ergebnissen?

Woher weiß man, dass zum Beispiel die Ursache der Herzinfarkte in den tierischen Fetten und nicht am Rauchen lag? Bei insgesamt 116 000 Krankenschwestern kann man leicht alle Raucherinnen von der Auswertung ausschließen und bei den anderen nach den Zusammenhängen zwischen tierischen oder pflanzlichen Fetten und Herzinfarkt auswerten. Man kann diese Kreise immer enger ziehen, bis man schließlich zu einem aussagefähigen Ergebnis kommt. Nur mit einer derartig riesigen Studiengruppe, deren Teilnehmer ausreichend nach ihrem individuellen Lebensmittelkonsum eingeteilt werden können, kann man solche Fragestellungen auswerten. Die Ergebnisse der Studien der Harvard School of Public Health haben daher einen ganz herausragenden Stellenwert.

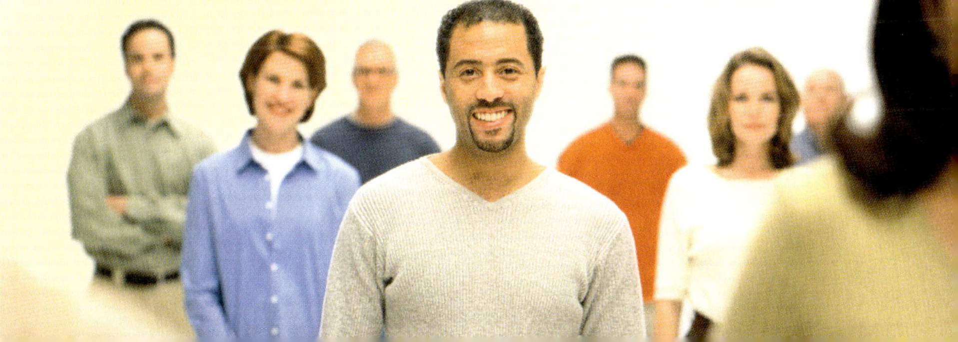

So erging es 167 000 Menschen in den letzten 14 Jahren

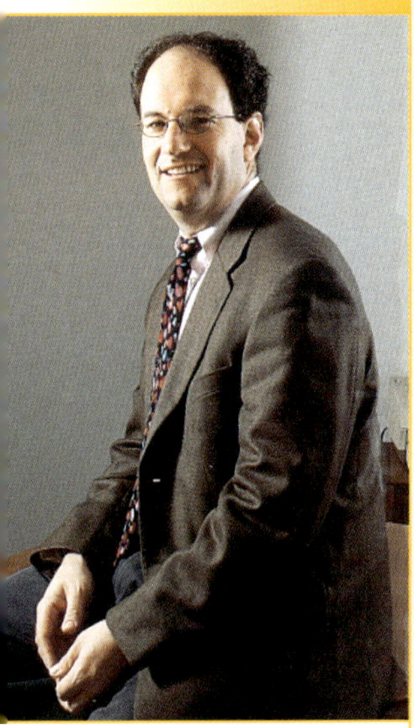

Professor Dr. Eric Rimm ist Professor für Ernährung und Epidemiologie an der renommierten Harvard School of Public Health. Er ist einer der führenden Wissenschaftler in der Nurses-Health-Studie (Krankenschwestern-Studie) und der Health-Professional-Studie. Er gilt als einer der größten Experten auf dem Gebiet von Herz-Kreislauf-Erkrankungen,

Die Harvard-Studien

A. Jopp: Professor Rimm, die Studien mit Krankenschwestern und Männern in professionellen Gesundheitsberufen sind die größten und längsten prospektiven Studien, die je durchgeführt wurden. Was ist das Besondere an diesen beiden Studien?

Prof. Rimm: Es gibt natürlich mehrere große Studien über chronische Krankheiten, aber die »Nurses-Health-Studie« und die »Health-Professional-Studie« sind zahlenmäßig die größten und die längsten Studien, die mit hoher Genauigkeit und Sorgfalt die Ernährung erhoben haben und diese in Vier-Jahres-Zyklen immer neu erheben. Das erlaubt uns, die Analysen immer auf den neuesten Stand zu bringen und Ernährungsveränderungen in die Auswertung mit einzubeziehen.

? *Wie viele Wissenschaftler, Statistiker und ständige Mitarbeiter arbeiten an diesen beiden Studien?*

! Die »Nurses-Health-Studie« läuft seit 1976 und wurde 1986 mit 116 000 Krankenschwestern verlängert. Die »Health-Professional-Studie« läuft seit 1989 mit 51 529 Männern aus professionellen Gesundheitsberufen. Zwischen 15 und 20 Mitglieder aus der Fakultät der Harvard Medical School, sechs bis acht Statistiker, 30 bis 40 ständige Mitarbeiter, 20 Studenten und zehn Doktoranden arbeiten schätzungsweise in der Studie oder an den Daten.

Transfette vermeiden

? *Transfette erhöhen das Risiko für Herz-Kreislauf-Erkrankungen erheblich. Was haben Sie in den Studien festgestellt?*

! Transfette können das Risiko für Herz-Kreislauf-Erkrankungen erheblich erhöhen, selbst bei einer sehr durchschnittlichen Zufuhr, wie sie bei der allgemeinen Bevölkerung in den USA üblich ist. In unseren Studien hat sich das Risiko für Herz-Kreislauf-Erkrankungen bei Personen mit der höchsten Zufuhr verdoppelt, im Vergleich zu Menschen, die am wenigsten Transfette essen (siehe Tabelle Seite 231).

? *Warum sind Transfette so schädlich?*

! Selbst verglichen mit gesättigten Fetten haben Transfette die schlechteste Wirkung auf die Blutfette: Sie steigern das schlechte LDL-Cholesterin und senken das gute HDL-Cholesterin. Darüber hinaus steigern sie die Triglyzeride leicht. Zusätzlich kann der Einbau von Transfetten in die Zellmembranen (Zellhüllen) auch die Kommunikation zwischen den Zellen behindern.

? *2001 wurde eine neue Studie zu Diabetes und Transfetten von Ihrer Gruppe veröffentlicht. Was waren die Ergebnisse?*

! Wir haben in dieser Studie festgestellt, dass die schlechte Wirkung von Transfetten weit über die Wirkung auf die Blutfette hinausgeht. Bei 2 % mehr Transfetten steigt das Risiko für Diabetes um 40 %. Das ist recht beachtlich, denn der durchschnittliche Verzehr von Transfetten in den USA liegt zwischen 1 und 5 % der Gesamtenergiezufuhr.

? *Wieso führen Transfette zu Diabetes?*

! Wie bereits gesagt, werden Transfette in die Zellmembranen eingebaut und wirken sich dort negativ auf die Insulin-Andockstellen und auf die Insulinsensitivität aus. Dadurch

Vitamin E und Antioxidanzien. Professor Rimm arbeitet insbesondere in der Forschung der vorbeugenden Wirkung von Ernährung und Herz-Kreislauf-Erkrankungen.

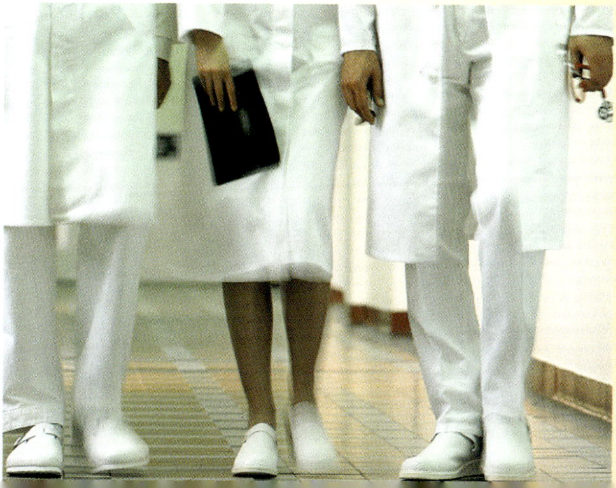

arbeitet das Insulin weniger effizient, um den Zucker in die Zellen zu packen. In unserer Studie und in einigen anderen Studien steht daher eine höhere Transfettzufuhr mit einem höheren Risiko für Typ-II-Diabetes in Verbindung.

? *Wo sind Transfette enthalten?*

! Da gehärtete Pflanzenfette das Ranzigwerden von Fetten in Produkten vermindern und dadurch die Regalhaltbarkeit verlängern, finden sich Transfette in einer Vielzahl von Produkten. Gehärtete Fette sind enthalten in Brot, Kuchen, Crackern, Plätzchen, Riegeln und in Lebensmitteln, die frittiert oder hochverarbeitet sind. Am schlimmsten ist, dass viele Schnellrestaurants teilweise gehärtete Fette benutzen, um Gerichte herzustellen oder zu braten und zu frittieren. In den USA sind McDonald's und Burger King Hauptlieferant für die Zufuhr von Transfetten.

So vital und schlank sind Junk-Food-Esser nur wenige Jahre. Höheres Risiko für Diabets und Herz-Kreislauf-Erkrankungen sind programmiert.

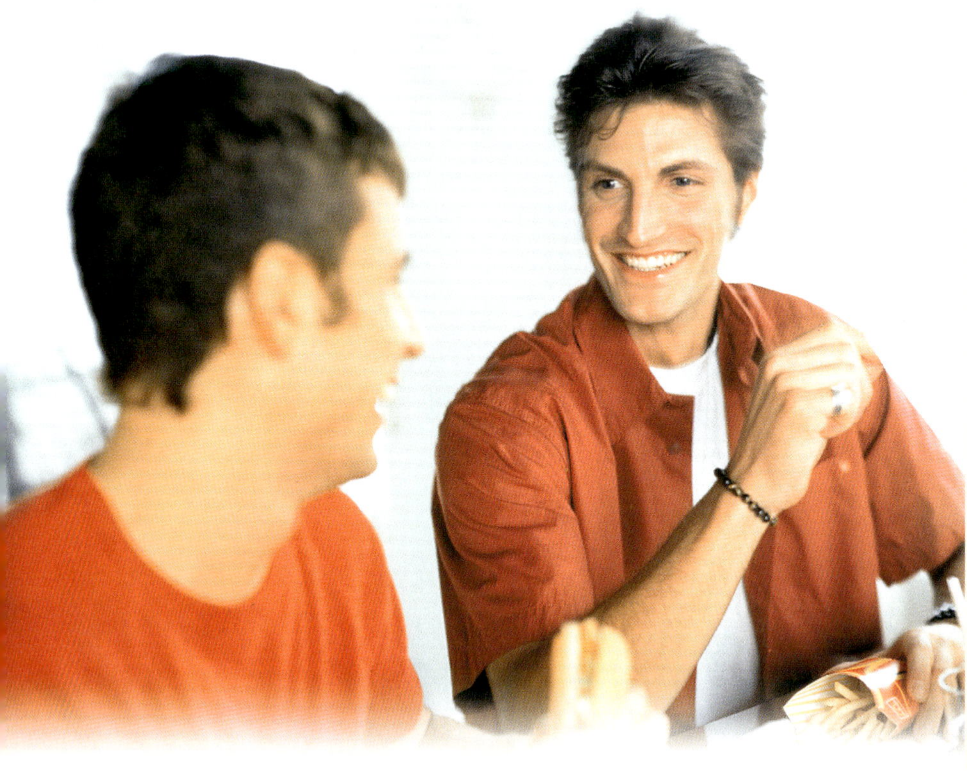

Omega-3-Fette, Alpha-Linolensäure und Herzinfarkte

? *Ihre Gruppe hat 1999 eine Studie über Alpha-Linolensäure-haltige Öle und Herzinfarkte veröffentlicht. Wie haben Alpha-Linolensäure-haltige Öle das Risiko verringert?*

! In unserer Studie über Alpha-Linolensäure bei Krankenschwestern haben wir bei denjenigen Frauen, die am meisten Alpha-Linolensäure gegessen haben, eine erhebliche Verringerung des Risikos von tödlichen Herzinfarkten festgestellt. Wir haben die Frauen, je nach Zufuhr, in fünf Gruppen eingeteilt. Die 20 % der Frauen mit der höchsten Zufuhr hatten ein um 45 % niedrigeres Risiko, an einer tödlichen Herzerkrankung zu sterben, als die 20 % der Frauen mit der niedrigsten Zufuhr.

Wir haben keinen starken Zusammenhang zwischen nichttödlichen Herzinfarkten und Alpha-Linolensäure festgestellt. Das deutet darauf hin, dass Alpha-Linolensäure vor allem auf die Blutgerinnung und bei Herzrhythmusstörungen wirkt, was beides für das Überleben bei Herzinfarkten wichtig ist. Viele Studien deuten darauf hin, dass Alpha-Linolensäure das gefährliche Kammerflimmern nach einem Herzinfarkt vermindert (Erklärung siehe Seite 184). Auch andere Studien haben einen Zusammenhang von Alpha-Linolensäure-haltigen Lebensmitteln – wie Rapsöl, Sojaöl und Nüssen – und einem niedrigeren Risiko für tödliche Herzerkrankungen gefunden.

? *Was waren denn ganz praktisch die Alpha-Linolensäure-haltigen Lebensmittel in der Studie?*

! Die hauptsächlichen Lieferanten von Alpha-Linolensäure waren Pflanzenöle aus Salatsoßen und Mayonnaise. Vor allem haben die ungehärteten Öle den höchsten Alpha-Linolensäure-Gehalt. Es ist traurig, aber Härtung, Raffinierung und Verarbeitung von Pflanzenölen eliminieren die Alpha-Linolensäure fast vollständig.

? *Sollten wir mehr Alpha-Linolensäure-haltige Lebensmittel in der täglichen Ernährung zu uns nehmen?*

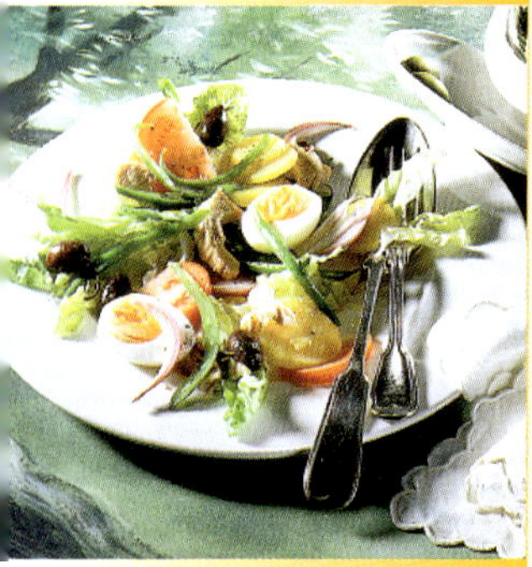

! Ja, im Großen und Ganzen sollte eine höhere Zufuhr von Omega-3-Fetten unterstützt werden. Fisch, Nüsse, Alpha-Linolensäure-haltige Pflanzenöle wie Raps- und Sojaöl müssten Teil einer gesunden Ernährung sein. Ein einseitiger sehr hoher Konsum z. B. von Omega-3-Fett-haltigen Ölen sollte allerdings vermieden werden. Die Balance ist immer wichtig.

Omega-3-Fette – Fisch und Herz-Kreislauf-Erkrankungen

? *Ihre Gruppe hat eine Studie zu Fischverzehr und Herz-Kreislauf-Erkrankungen und im Jahr 2001 eine weitere zu Fischverzehr und Schlaganfall veröffentlicht. Was waren die Ergebnisse dieser Studien?*

! Ähnlich wie bei Alpha-Linolensäure, stellen wir bei höherem Fischverzehr immer wieder ein niedrigeres Risiko für Herz-Kreislauf-Erkrankungen und Schlaganfälle fest. Vor allem fette Fische wie Makrele, Thunfisch und Lachs tragen am meisten zu dieser Risikominderung bei, da sie am meisten Omega-3-Fette enthalten. Ähnliche Ergebnisse hat man in vielen anderen großen Studien in Europa und weltweit gefunden. Wir dachten zuerst, dass wir über unsere enorme Mengen an Nährstoffdaten der Teilnehmer noch andere Nährstoffe herauskristallisieren könnten, die für die positive Wirkung verantwortlich sind. Aber selbst nachdem man die Wirkung von allen möglichen anderen Nährstoffen in die Analyse einbezieht, finden wir immer noch ein 30 bis 50 % niedrigeres Risiko für Herzkrankheiten bei Fischverzehr. In vielen Fällen braucht man nur zwei- bis dreimal pro Woche Fisch zu essen, um genügend Omega-3-Fette in die Blutfette einzubauen (siehe Tabelle Seite 192).

? *Warum sind Omega-3-Fette so wichtig?*

! Omega-3-Fette sind nicht nur für verbesserte Blutfettwerte wichtig, sondern auch für die Gewebehormone, die Entzündungsprozessen entgegenwirken.

Vitamin E, Fette und Herz-Kreislauf-Erkrankungen

? *Dr. Rimm, Sie sind einer der weltweit anerkannten Experten auf dem Gebiet Vitamin E, Blutfette und Herz-Kreislauf-Erkrankungen. 1993 haben Sie eine Studie veröffentlicht, die eine Risikoverminderung für tödliche Herz-Kreislauf-Erkrankungen von 34 Prozent bei Frauen und 30 Prozent bei Männern zeigt. 1999 haben Sie wiederum eine größere Risikominderung von Alpha-Linolensäure in der Kombination mit Vitamin E gezeigt. Wie arbeiten Vitamin E und ungesättigte Fette zusammen?*

! Die Zusammenhänge zwischen Vitamin E und Herz-Kreislauf-Erkrankungen sind sehr kompliziert, da es viele Kontroversen auf diesem Gebiet gibt. 1993 haben wir gezeigt, dass 100 Milligramm zusätzliches Vitamin E täglich Herz-Kreislauf-Erkrankungen stark vermindern. Die Rolle von Vitamin E bei der Risikominderung von Herz-Kreislauf-Erkrankungen kann man am ausgeprägtesten sehen bei Patienten ohne vorbestehenden Erkrankungen. Da Vitamin E ein Antioxidanz ist und ein ungesättigtes Fett wie Alpha-Linolensäure sehr leicht oxidiert, kann man annehmen, dass der Einzelne mehr von ungesättigten Fetten profitiert, wenn ausreichend Antioxidanzien im Blut zirkulieren und so die ungesättigten Fette vor der Oxidation geschützt sind.

Gesunde Ernährung und Lebensfreude – das ist kein Widerspruch.

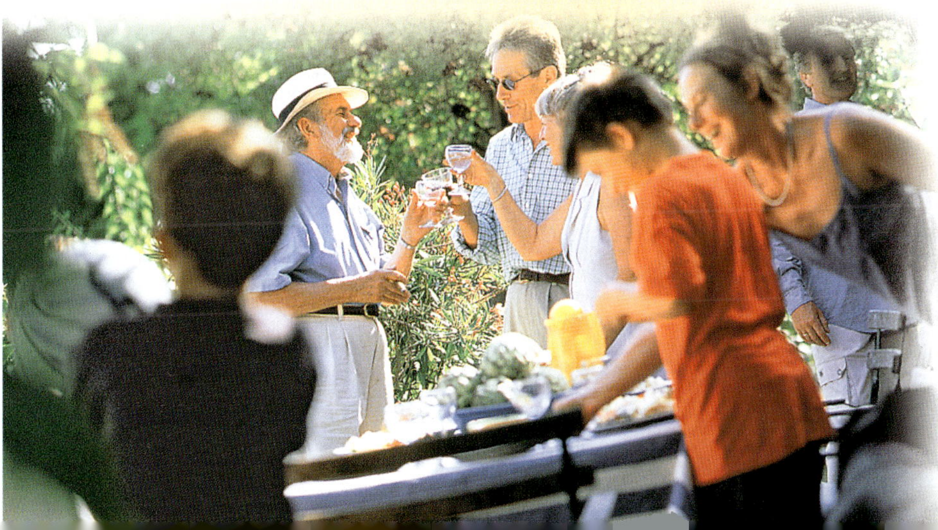

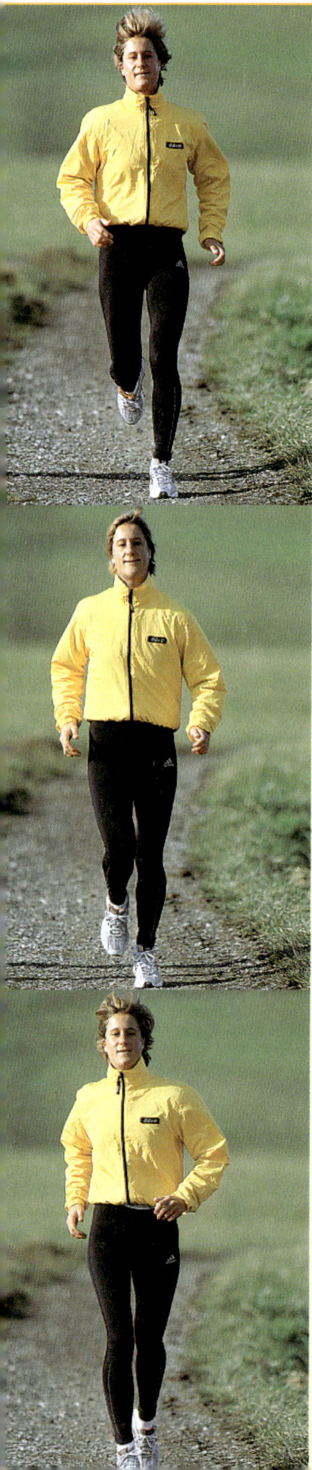

Keine gehärtete Margarine

Sollte man linolsäurehaltige Margarine gegen Rapsöl- oder Olivenölmargarine austauschen?

Im Moment enthalten viele Margarinesorten in den USA noch erhebliche Anteile gehärteter Fette. Ich rate deswegen: Es ist das Beste, alle Formen von gehärteten Fetten aus der Ernährung zu entfernen.

Insgesamt kommt es auf die Gesamtfettzufuhr an, nicht nur auf die Margarine. Wenn jemand gern Margarine isst, die sehr linolsäurehaltig ist, dann sollte er zum Ausgleich als Öle eben hauptsächlich Raps- und Olivenöl verwenden, die viele einfach ungesättigte Fette enthalten.

80 % der Herz-Kreislauf-Erkrankungen und Diabetes können vermieden werden

Um wie viel könnte man Herz-Kreislauf-Erkrankungen und Diabetes mit einem gesunden Lebensstil verringern?

Unsere Studien zeigen, dass Teilnehmer, die einen gesunden Lebensstil haben und Sport treiben, die wenige Transfette und gesättigte Fette essen, die ausreichend Folsäure (Vitamin B9) und Ballaststoffe bekommen, das Risiko für Diabetes und Herz-Kreislauf-Erkrankungen um 82 Prozent senken können, verglichen mit Teilnehmern, die sich schlecht ernähren.

Eier – besser als ihr Ruf

Lange wurden Eier wegen des hohen Cholesterinanteils schlecht gemacht. Fördern Eier wirklich Herz-Kreislauf-Erkrankungen?

Wenn Sie Eier mit anderen Lebensmitteln wie z. B. Speck essen, die viel an gesättigten Fetten enthalten, können Eier natürlich ungünstig sein. Aber in unseren Daten und in denen von anderen Studien konnte ein Ei am Tag überhaupt nicht mit Herz-Kreislauf-Erkrankungen in Verbindung gebracht werden. Obwohl Eier moderat zur Cholesterinzufuhr beitragen, stehen Sie aber nicht mit hohen Cholesterinblutwerten in Verbindung. Eier sind eine hervorragende Eiweißquelle und enthalten wichtige Vitamine.

Nüsse schützen

? *Mehrere Studien mit Nüssen zeigen eine starke Verminderung für Herz-Kreislauf-Erkrankungen. Wie waren die Ergebnisse in der Studie mit 86 000 Krankenschwestern?*

! Viele Studien zeigen, dass Menschen, die viele Nüsse essen, seltener Herz-Kreislauf-Erkrankungen bekommen. In der Studie mit den Krankenschwestern haben wir festgestellt, dass täglich eine Handvoll Nüsse das Risiko für Herz-Kreislauf-Erkrankungen um 35 % senkt, im Vergleich zu den Teilnehmerinnen, die selten Nüsse essen. Diese Wirkung blieb auch stabil erhalten, selbst wenn man eine Vielzahl verschiedener Lebensstile und Ernährungsformen in die Analyse mit einbezogen hat.

? *Was ist das Spezielle an Nüssen?*

! Nüsse sind eine hervorragende Quelle für Alpha-Linolensäure (Walnüsse) und für gesunde Fette, wie einfach gesättigte Fette. Nüsse enthalten außerdem Selen, Zink und Arginin, einen Eiweißbaustein, der, über Zwischenprodukte, wichtig für die Gefäßerweiterung ist und die Blutgerinnselbildung vermindert.

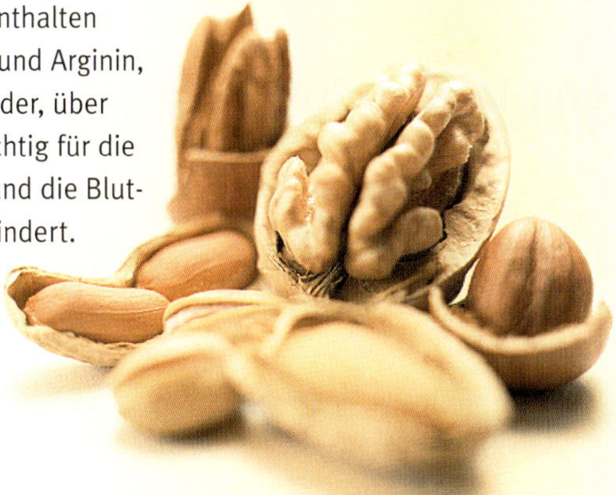

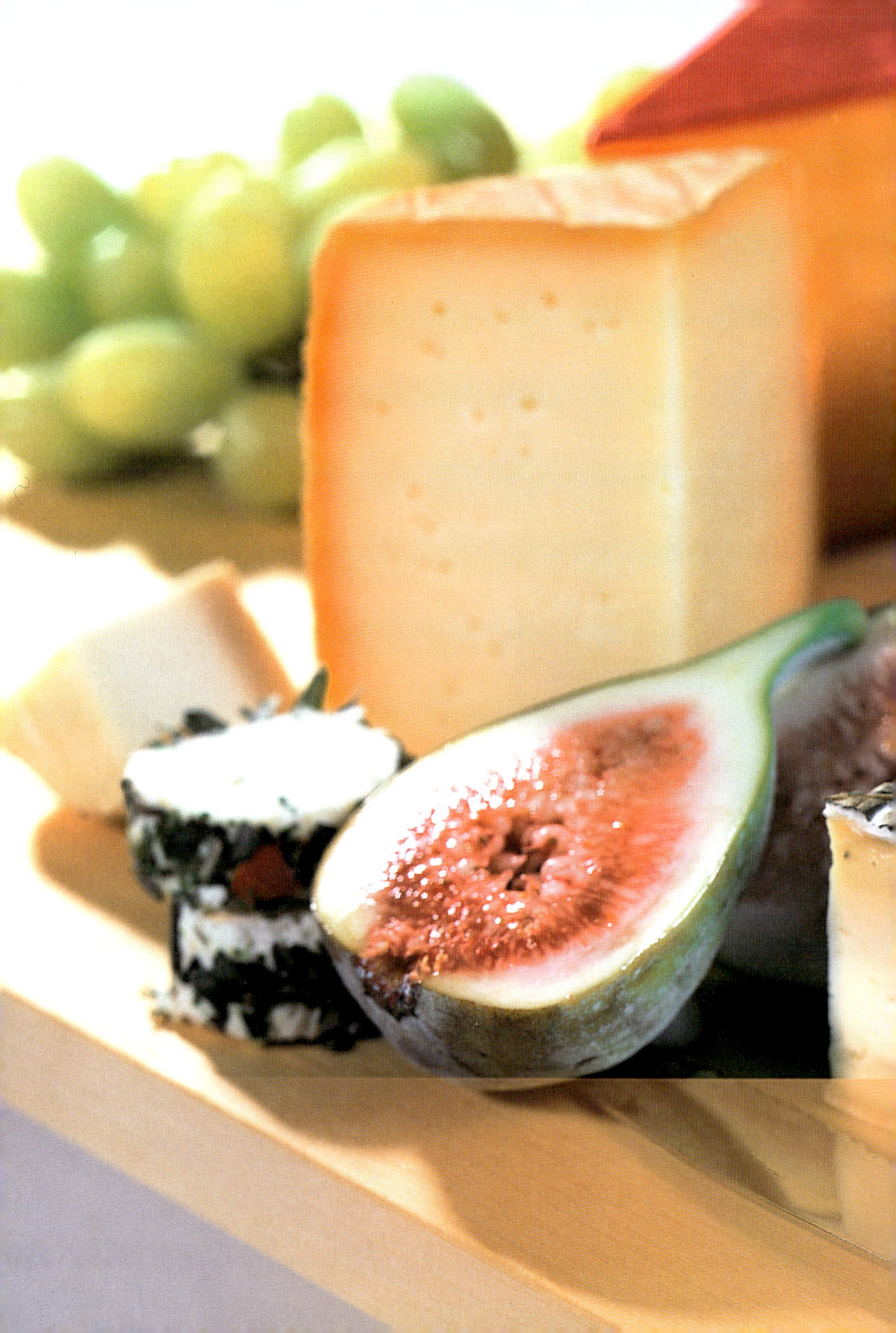

gesättigte fette

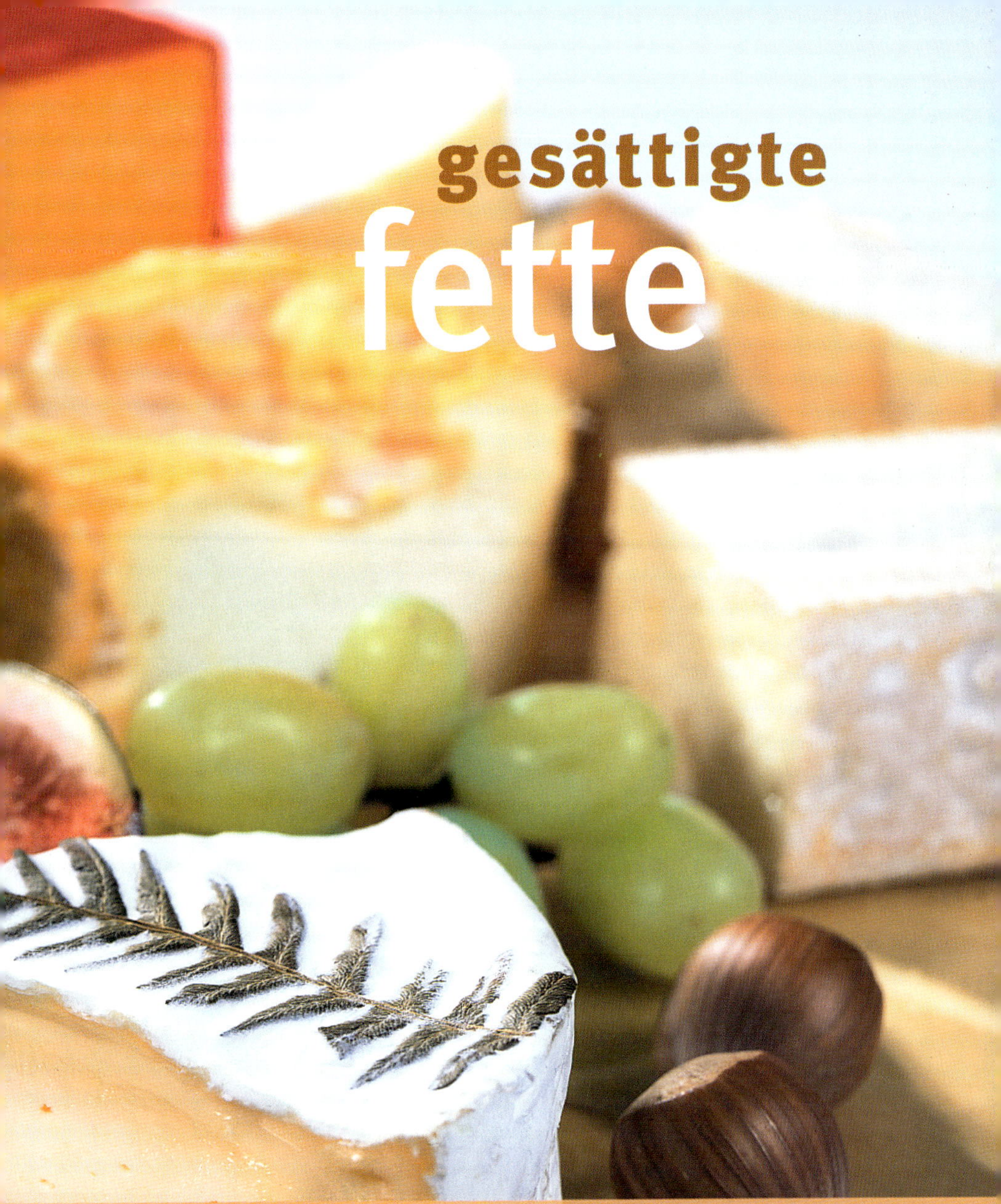

Gesättigte Fette sind unnötige Kalorien, die dick machen. Sie überschwemmen die Blutbahnen mit klebrigen Fetten und erhöhen das Herzinfarktrisiko. Mit etwas Kreativität machen Sie dem langweiligen Käse-Wurst-Alltag und fetten Sahnesoßen ein Ende und finden genussvolle Alternativen. Außerdem: Wie machen Sie Ihre Fettverbrennung fit und verbrennen Fettringe zu Energie? Wie kann Ihnen das Fetttaxi Carnitin dabei helfen?

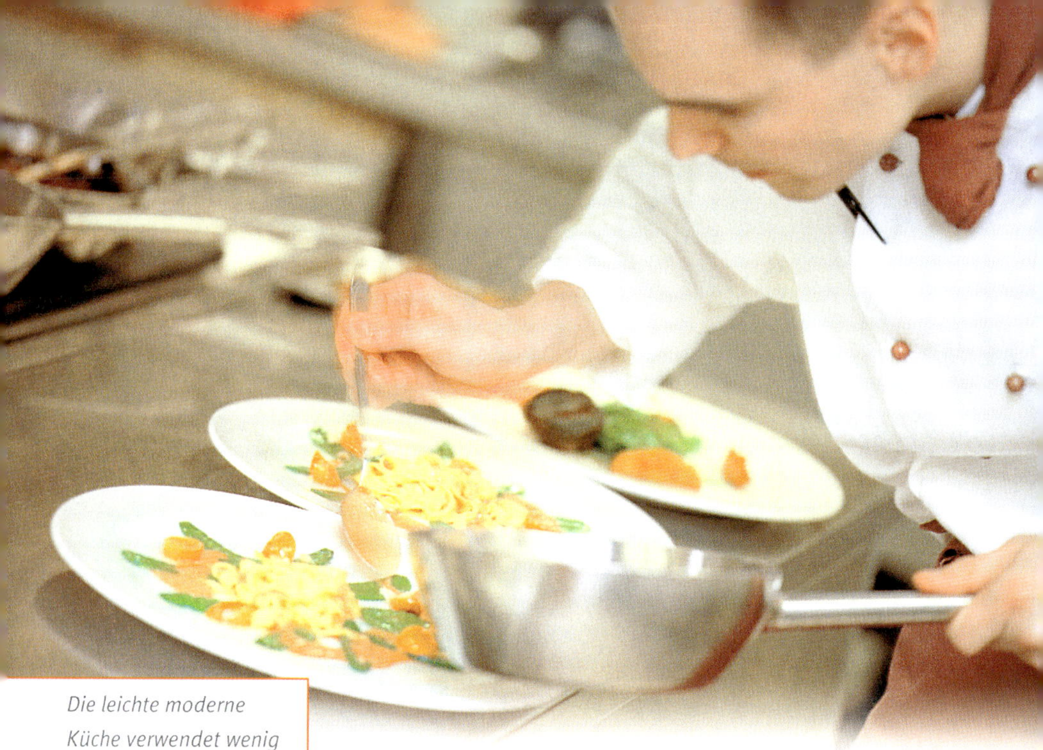

Die leichte moderne Küche verwendet wenig gesättigte Fette. Nicht jede Soße muss mit Butter oder Sahne aufgebläht werden.

Vermindern Sie den unnötigen Fettschmodder

Bleiben Sie schlank

Kamera ab: Ein TV-Koch mit deutlich erkennbaren, erheblichen Fettpölsterchen gibt gerade mit Schwung großzügig Butter in eine sahnige Bratensoße hinein, mit verzücktem Lächeln in die Kamera als Ausdruck allerhöchsten Hochgenusses. Wer denkt schon an Übles dabei? Entweder kennt er es nicht anders oder er tut gerade so, als gäbe es keine andere Möglichkeit, Soßen zu binden und schmackhaft zu machen.

Wir haben nachgerechnet: Nur ein gehäufter, zusätzlicher Esslöffel Butter täglich zu Ihrer normalen Kost hat so viele Kalorien, dass Sie am Ende eines Jah-

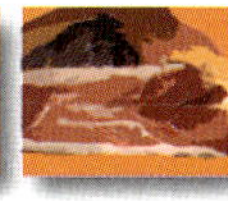

res unglaubliche dreizehn Kilo mehr auf die Waage bringen! Das wollen Sie nicht. So viel ist klar.

Sie wollen schlank bleiben? Dann streichen Sie diesen unnötigen, gesättigten Fettschmodder, wo immer es geht, aus Ihrer Ernährung. Mit gesättigten Fetten bieten Sie Ihrem Körper nichts anderes an als unnötige Kalorien. Und gesättigte Fette machen heute 60 % der Kalorien aus Fetten aus, die wir essen. Die Tabelle auf Seite 250 zeigt Ihnen, in welchen Nahrungsmitteln gesättigte Fette enthalten sind.

60 % aller Fette die wir essen, sind ungesunde gesättigte Fette.

gut zu wissen

Gesund und schlank bis in hohe Alter

So vermindern Sie die gesättigten Fette

Sie wollen schlank, länger gesund und fit bleiben?
Dann vermindern Sie die tierischen gesättigten Fette und wechseln auf eine mediterrane Ernährung.
Die gesättigten Fette der Deutschen[182] kommen zu

- 20 % aus Wurstwaren
- 20 % aus Butter
- 18 % aus Milchprodukten
- 5 % aus Fleisch

Weniger Wurst, Butter und Käse und mehr fettarme Milchprodukte, dann haben Sie schon 60 % weniger gesättigtes Fett in der Nahrung. So bleiben Sie ohne Probleme schlank, senken die Blutfette und halten Ihre Blutbahnen jung bis ins hohe Alter. Auf der folgende Seite ist ein Übersicht des Fettgehaltes häufig verwendeter tierischer Lebensmittel, die viele gesättigte Fette enthalten.

Diese Fette sollten Sie reduzieren!

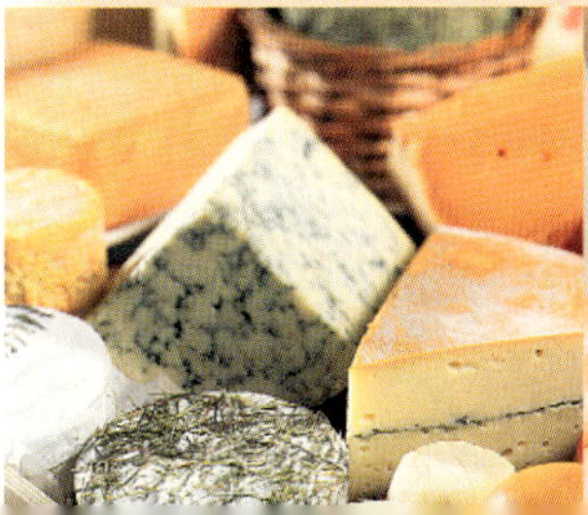

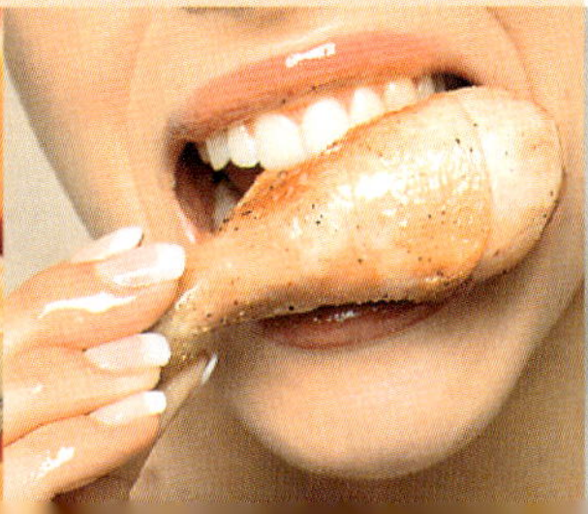

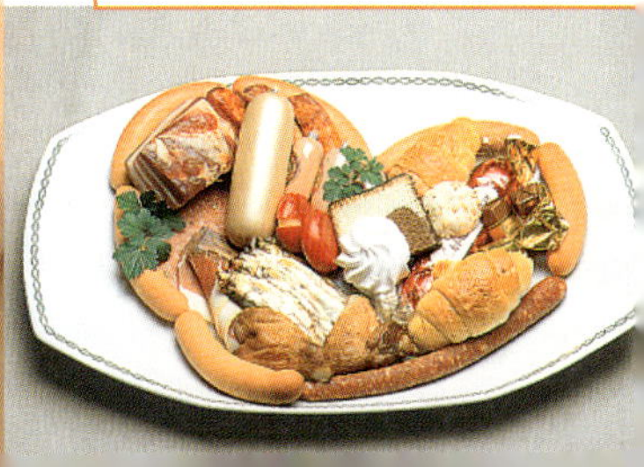

gut zu wissen

Hier stecken gesättigte Fette

Fettanteil in Prozent Wurst/Fleisch		Fettanteil in Prozent Käse/Milchprodukte	
Speck	89 %	Butter	80 %
Salami	49 %	Camembert	50 %
Mettwurst	45 %	Butterkäse	50 %
Cervelatwurst	42 %	Emmentaler	45 %
Leberwurst	41 %	Gouda	45 %
Hammelkotelett	32 %	Edamer	40 %
Bratwurst	32 %	Gorgonzola	32 %
Mortadella	32 %	Sahnequark	30–45 %
Fleischwurst	27 %	Crème fraîche	30 %
Frankfurter Würstchen	24 %	Sahne	30 %
Geflügelleberwurst	22 %	Quark Vollfett	20 %
Hammelkeule	18 %	SahneJogurt	10 %
Schweinekotelett	9 %	Kaffeesahne	10 %
Rinderrippe	8 %	Handkäse	10 %
Putenwurst	5 %	Vollmilch	3,5 %
Roastbeef	3,8 %	Fettarmer Jogurt	1,5 %
Kalbskotelett	2,6 %	Fettarme Milch	1,5 %
Kalbsfilet	1,6 %	Magerquark	0,5 %
Hühnerbrust	1 %	Buttermilch	0,5 %
Putenbrust	1 %		

Dicke Menschen werden schneller krank

Kaum jemand nimmt dreizehn Kilo in einem Jahr zu. Im Durchschnitt aber nehmen die Deutschen ein Kilo im Jahr zu, weswegen jeder fünfte Deutsche schwer übergewichtig und jeder zweite zu dick ist. Gesättigte Fette sind dabei das Hauptübel. Sie sollten diese so schnell wie möglich vermindern.

Was bedeutet dick und übergewichtig? Sie können dies selbst berechnen mit dem Body Mass Index. Je höher der BMI ist, desto schlechter wirken Sie nicht nur im nächsten Sommer am Strand. Wie es in Ihrem Körper aussieht, ist eigentlich viel interessanter.

Ein hoher BMI lässt die Hormonproduktion, zum Beispiel des Testosterons, abfallen, die Lust auf Sex lässt nach.

Außer den Fitness- und Erotikfaktor beeinflusst ein hoher BMI Ihre Gesundheit aber vor allem langfristig: Die Risiken für Diabetes, Herz-Kreislauf-Erkrankungen und hohen Blutdruck vervielfachen sich.

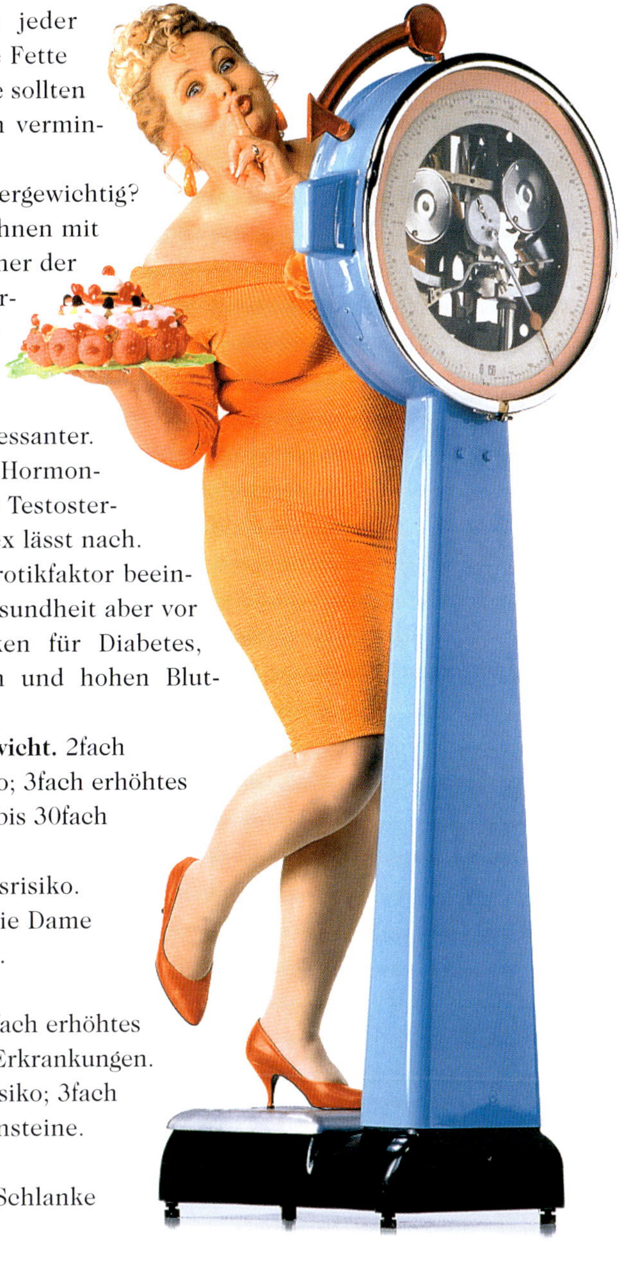

- BMI 32: **Mehr als Übergewicht.** 2fach erhöhtes Schlaganfallrisiko; 3fach erhöhtes Bluthochdruckrisiko; 20- bis 30fach erhöhtes Diabetesrisiko.
  Neu: 3fach erhöhtes Krebsrisiko.
  Mit diesen Risiken muß die Dame auf der Waage wohl leben.

- BMI 28: **Übergewichtig.** 2fach erhöhtes Risiko für Herz-Kreislauf-Erkrankungen. 7fach erhöhtes Diabetesrisiko; 3fach erhöhtes Risiko für Gallensteine.

- BMI 21: **Normalgewicht.** Schlanke Menschen leben länger.

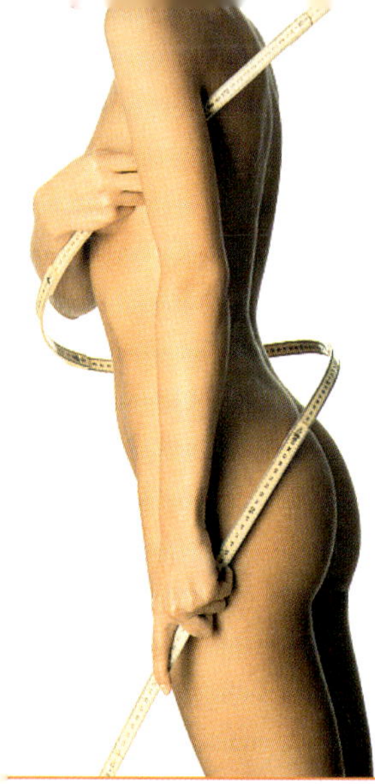

Bleiben Sie schlank, vermindern Sie die unnötigen gesättigten Fette. Übergewicht führt nicht nur zu Herz-Kreislauf-Erkrankungen, Diabetes und hohem Blutdruck, sondern auch zu Krebs.

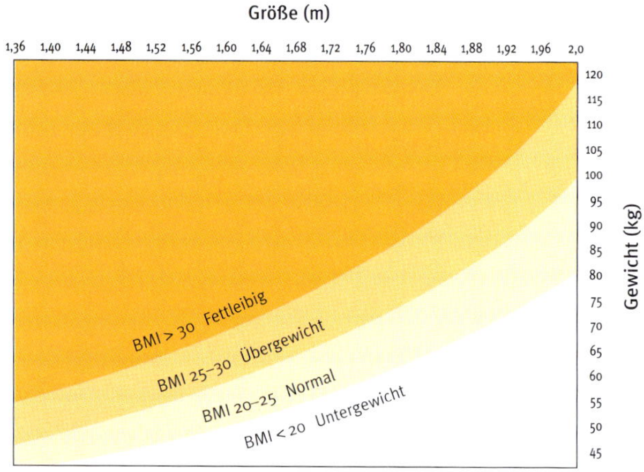

Ist Ihr BMI zu hoch?

So berechnen Sie Ihren Body Mass Index (BMI)

$$\frac{\text{Gewicht}}{(\text{Körpergröße x Körpergröße})} = \text{BMI}$$

Zum Beispiel:

$$\frac{80 \text{ kg}}{(1{,}70 \text{ m x } 1{,}70 \text{ m})} = \text{BMI } 28$$

Ihre BMI

BMI 20–25: normal
BMI 25–30: Übergewicht
BMI 30–35: fettleibig

Essen Sie mehr Geflügel und weniger rotes Fleisch

Fettes Fleisch liegt meist wie ein Stein im Magen und verursacht Sodbrennen, wegen der aggressiven Verdauungssäfte, die Sie zur Fettverdauung brauchen.

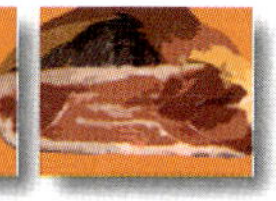

Ein Schmorbraten verlässt den Magen oft erst nach Stunden! Nach solch einem Mahl können Sie fürs Erste ein unbeschwingtes Lebensgefühl, einen scharfen Geist und wirkliche Erotik vergessen. Sie werden träge, leicht müde und sind beschäftigt mit längerem Verdauen.

Tauschen Sie doch rotes Fleisch und Schweinefleisch öfter mal gegen Huhn und Pute aus. Geflügel gehört zu den fettärmsten Fleischsorten. Dadurch liegt es nicht so schwer im Magen wie fettes Fleisch. Achten Sie aber darauf, vor allem die Haut beim Geflügel zu entfernen. Dort sitzt das meiste Fett. Abgesehen von der Haut aber ist die Fettzusammensetzung von Geflügel viel günstiger als Rind- oder Schweinefleisch. Huhn hat im Verhältnis weniger gesättigte Fette und mehr ungesättigte Fette.

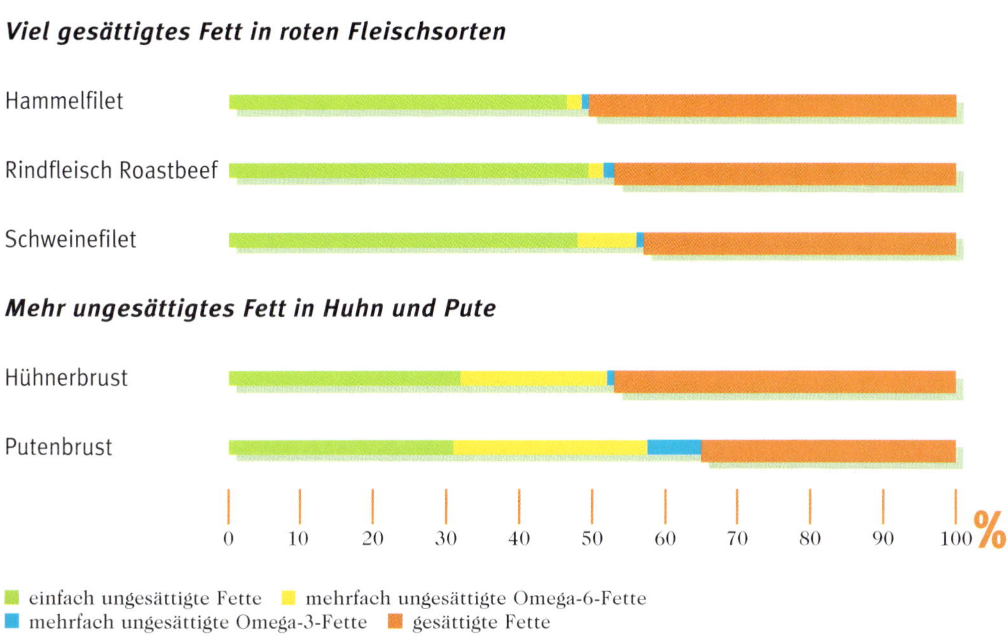

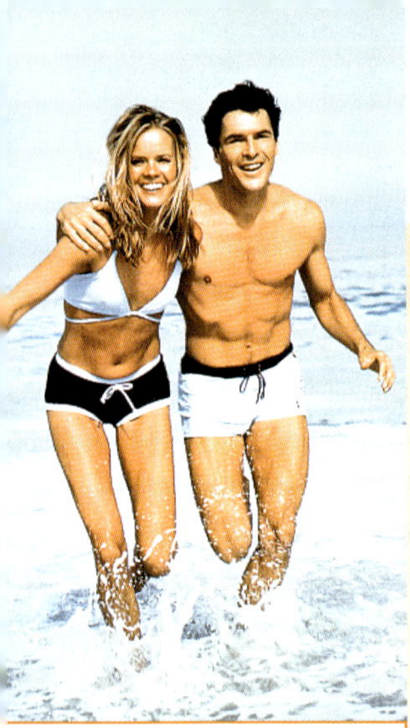

Beherzigen Sie diese zehn Tipps für ein gesundes, schlankes Leben.

SO VERMEIDEN SIE GESÄTTIGTE FETTE

Die zehn besten Tipps

Hier noch mehr Tipps, wie Sie beim täglichen Essen gesättigte Fette vermeiden:

- Schneiden Sie die Fettränder an Fleisch und an Koteletts ab.
- Fettränder an Schinken tragen kaum zum Geschmack bei und sollten auf dem Tellerrand landen.
- Greifen Sie zu bei fettarmen Wurstsorten wie rohem Schinken oder Putenbrust. Sie enthalten nur ein bis drei Prozent Fett.
- Vermeiden Sie Sahnesoßen aller Art. Eine Jogurtsoße im Salat mit etwas gesundem Pflanzenöl ist genauso sämig wie eine Sahnesoße, die nur so vor gesättigtem Fett strotzt.
- Sahnesoßen an Fleisch lassen sich durch andere Varianten austauschen: Orangensoße, Kräuter-Jus, Currysoßen, Tomatensoßen ... Mit etwas Kreativität oder einem guten Kochbuch lassen sich tausend Rezepte ohne Sahnesoßen und Schmand zaubern.
- Creme-Suppen sind der Fluch aus jeder Kantine. Da wird eine schmackhafte Karottensuppe oder Linsensuppe gekocht, und: »Flatsch!!« wird das Ganze mit Sahne aufgemuppft. Der Eigengeschmack jeder Gemüsesuppe wird systematisch zugekleistert und zur Sahnepampe degeneriert. Fett hebt hier keineswegs den Eigengeschmack, wohl aber Ihr Gewicht.
- Streichen Sie Sahnejogurt und kaufen Sie cremig gerührte Jogurts, diese schmecken cremig ohne das Fett.
- Warum immer zu Sahnequark mit zehn Prozent Fett greifen? Mit Jogurt angerührter Magerquark enthält nur 0,5 % Fett. Er wird als »Creme Quark« deklariert. »Creme Blanche« mit einem Prozent Fett ist eine geschmackliche Variante.

gut zu wissen

- Vermeiden Sie naturbelassene Ökomilch mit 3,9 % Fett. »Öko« mit Fett ist ungesünder als andere, fettarme Milch. Glauben Sie uns, Sie gewöhnen sich schnell an 1,5 bis 2 % Milchfett.
- Dosenmilch für den Kaffee mit 30 % Fett kann leicht durch normale Milch ersetzt werden
- Haben Sie schon einmal Jogurt in die Sahne für Ihren Kuchen untergehoben? Der Genuss ist ganz ähnlich, nur der Fettgehalt sinkt von 30 % auf 15 %. Sie können dann auch beherzter mit Appetit beim Kuchen zulangen und brauchen nicht mehr so reuevoll an Ihre Speckpölsterchen zu denken.
- Essen Sie nicht die Haut von Geflügel mit. Dort sitzt das meiste Fett.

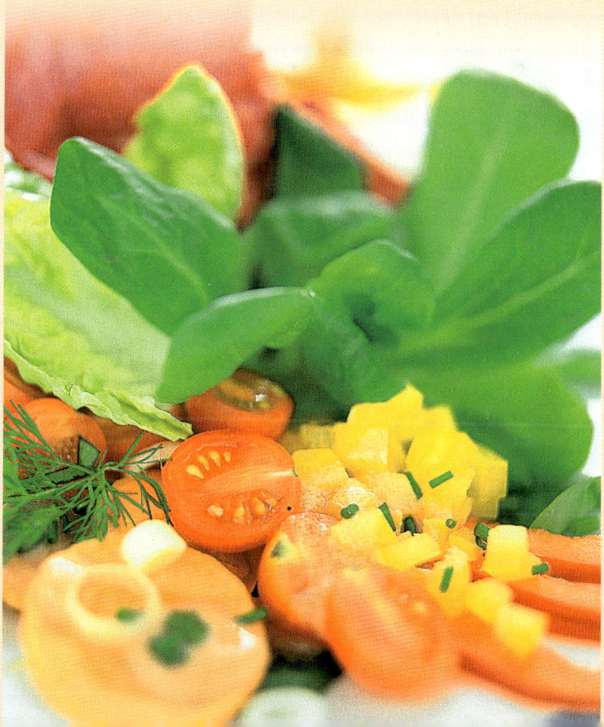

tipp

Ohne Reue genießen: Rapsöl mit Buttergeschmack statt Butter

Ersetzen Sie die gesättigten Fette von Butter durch die einfach ungesättigten Fette und Omega-3-Fette von Rapsöl mit Butteraroma! Albaöl, schwedisches »Butteröl«, ist ein schonend gepresstes Rapsöl mit perfektem Butteraroma. Es enthält 61 % einfach ungesättigtes Fett und zusätzlich 10 % Omega-3-Fette. Außer Leinöl ist Rapsöl daher das beste Öl für die seltenen Omega-3-Fette (Rezepte siehe Seite 64). Viele französische Krankenhäuser setzen inzwischen das schwedische Rapsöl mit Butteraroma ein. Geschmack und Gesundheit für die französischen Gourmet-Patienten.
Momentan können Sie Albaöl nur direkt bestellen (siehe Seite 274).

Gesättigte Fette sind fest und kleben

gesundheits-check

Menschen, die besonders wenig gesättigte Fette essen sollten

- ☐ Rauchen Sie?
- ☐ Haben Sie hohe Blutfette?
- ☐ Haben Sie eine Herz-Kreislauf-Erkrankung?
- ☐ Haben Sie Diabetes?

Die meisten gesättigten Fette sind bei Raum- oder Körpertemperatur fest. Das ist auch nützlich: Butter bindet die Zutaten von Kuchen und Plätzchen zusammen und macht sie nach dem Backen fest. Tropische Fette können Schokolade so viel Festigkeit geben, dass ein Schokoriegel Ihnen nicht in der Hand schmilzt. Viele dieser gesättigten Fette werden erst bei 70 Grad Celsius flüssig. Im Mund schmecken diese Fette deswegen auch nicht ölig-fettig und man nimmt sie auch nicht als Fett wahr. Es sind trickreich versteckte Fette.

Gesättigte Fette kleben förmlich aneinander und bilden feste Fettklümpchen. Das liegt daran, dass die gesättigten Fette gerade Moleküle sind, die sich wie Legosteine aneinander reihen und setzen lassen. Sie werden deshalb im Körper auch als Baustoffe, z. B. für die Zellwände, verwendet. Und für einen Kuchen ist dies ebenfalls gut. Aber im Körper, wo Zellen und Nährstoffe biologisch aktiv fließen müssen, ist ein Zuviel dieser Fette mit ihren festen Eigenschaften sehr ungünstig. Die enormen, gesättigten Fettmengen, die die Blutbahnen der Durchschnittsdeutschen überschwemmen, machen die Zellmembranen fest und lassen Nährstoffe schlechter herein, die Körperzellen leiden Mangel. Das Blutfett steigt an, die Blutplättchen werden klebrig, und an den Arterienwänden sammelt sich Fett an, der Beginn einer Arterienverkalkung mit all ihren negativen Effekten auf die Gesundheit wird eingeleitet.

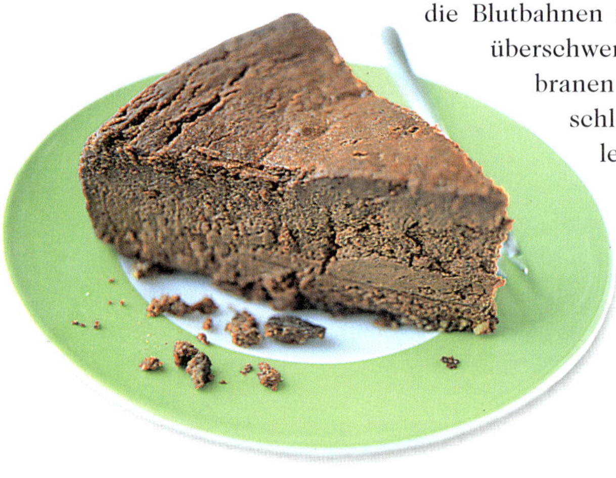

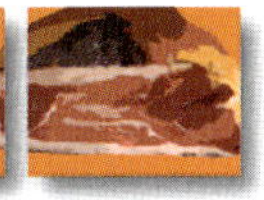

Wie viel Fett ist egal! Der Austausch von gesättigten Fetten lohnt

Haben Sie sich schon gefragt, wie es den 80 000 Krankenschwestern mit den Fetten aus der Nahrung erging? Raten Sie mal: Wie viel Fett sie insgesamt gegessen haben – also ob mehr oder weniger Fett –, spielte keine Rolle für die Häufigkeit von Herz-Kreislauf-Erkrankungen. Nun, das wird Sie am Ende dieses Buches nicht erstaunen, wo Sie so viel über gesunde Fette gelernt haben.

Aber wenn nur 5 % der aufgenommenen gesättigten Fettkalorien – aus Butter, Käse, Wurst oder Vollmilch – ausgetauscht wurden gegen gesunde, ungesättigte Fette – aus Ölen, Olivenölmargarine und Lebensmitteln, die wenig gesättigte Fette haben, wie Magermilch, Putenwurst oder Sülze – dann gingen Herz-Kreislauf-Erkrankungen um 40 % zurück![183]

5 % weniger gesättigtes Fett könnten Herz-Kreislauf-Erkrankungen um 40 % senken.

info gesundheit

Gesättigte Fette

- Hauptenergieträger der Deutschen: 60 % des Gesamtfettverzehrs besteht aus ungesunden, gesättigten Fetten
- fördern Herz-Kreislauf-Erkrankungen
- machen die Blutplättchen klebrig
- führen zu Ablagerungen an den Arterien
- verhärten Zellmembranen
- erhöhen das Gesamtcholesterin

Einfluss von gesättigten Fetten auf die Blutfette

↑ steigern das ungünstige LDL
↓ einige gesättigte Fette können das gute HDL senken[184]
↑ ungesättigte Fette können auch die Triglyzeride erhöhen[185]

special:

gegen den Käse-Wurst-Butter-Alltag

DIE ELF BESTEN BROTAUFLAGEN

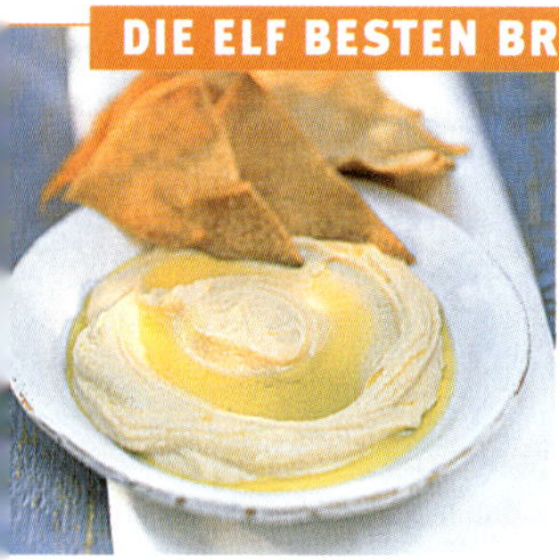

Hummos aus Kichererbsen für jeden Tag

Hummos wird überall im Nahen Osten gegessen und hält seit kurzem einen Siegeszug durch die Supermärkte vieler nordeuropäischer Länder. Hülsenfrüchte werden überall im mediterranen Raum gegessen und sind ausgesprochen gesund. Weichen Sie 250 g Kichererbsen über Nacht ein und kochen Sie diese, bis sie weich sind. Fügen Sie zwei Teelöffel Cumin, Pfeffer, zwei Knoblauchzehen, zwei Teelöffel Zitronensaft und zwei Löffel des Kochwassers hinzu und mixen das Ganze mit dem Pürierstab durch. Als Brotaufstrich oder Gemüse-Dip ist es eine Delikatesse. Lassen Sie Ihrer Phantasie freien Raum und versuchen Sie andere Geschmacksrichtungen mit Curry, Paprika, Chili oder Koriander.

Gut fürs Herz
Knoblauch hemmt das Verklumpen der Blutplättchen und kann das LDL-Cholesterin um bis zu 10 % senken.

Baba Ganoush

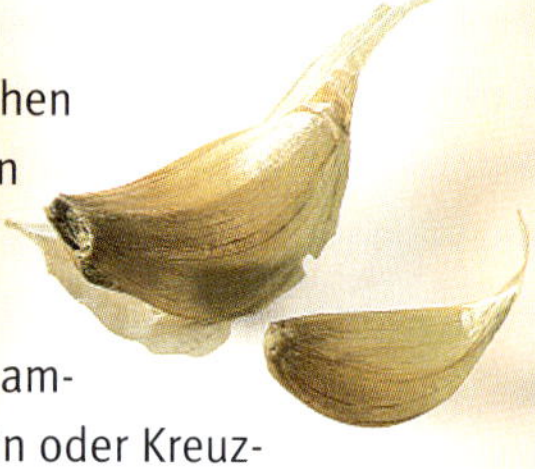

stammt auch aus der libanesisch-türkischen Küche. 500 g Auberginen werden im Ofen geröstet. Löffeln Sie das Fleisch aus der Schale heraus und mixen Sie es mit drei Knoblauchzehen, vier Esslöffeln Sesammus, dem Saft einer Zitrone, etwas Cumin oder Kreuzkümmel und einem Teelöfel Salz. Idealer Brotaufstrich, der sich im Kühlschrank einige Tage hält.

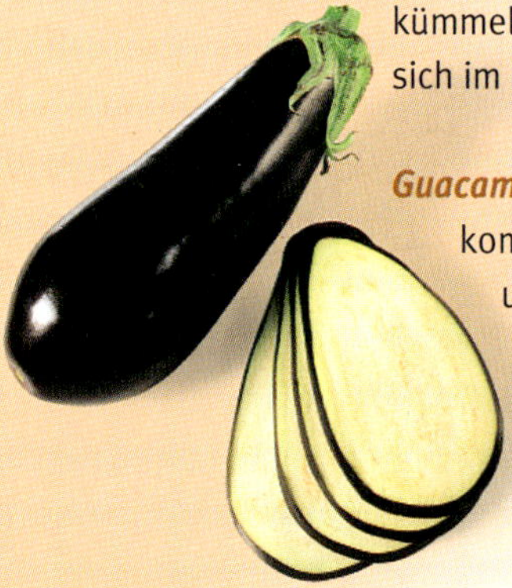

Guacamole

kommt aus der mexikanischen Küche. Reich an einfach ungesättigten, gesunden Fetten. Nehmen Sie zwei reife Avocados, den Saft von zwei Zitronen oder Limonen, etwas frischen Chili oder Chilisoße, drei Frühlingszwiebeln und pürieren Sie das Ganze mit dem Pürierstab.

Gemüse-Kräuter-Auflage

Gemüse auf dem Brot mit einem ganz leichten Öl-Dressing. Gutes Öl schmeckt nie neutral, sondern nach den Ursprungspflanzen. Dies können u. a. sein Walnüsse, Leinsamen, Weizenkeime, Oliven. Nur industriell hochverarbeitetes Öl hat keinen Eigengeschmack mehr. Kaltgepresste, nicht raffinierte Pflanzenöle geben Tomaten eine leichte Extranote. Gewürze und frische Kräuter liefern zusätzliche Variationsmöglichkeiten und Vitamine, Mineralien und Spurenelemente mit.

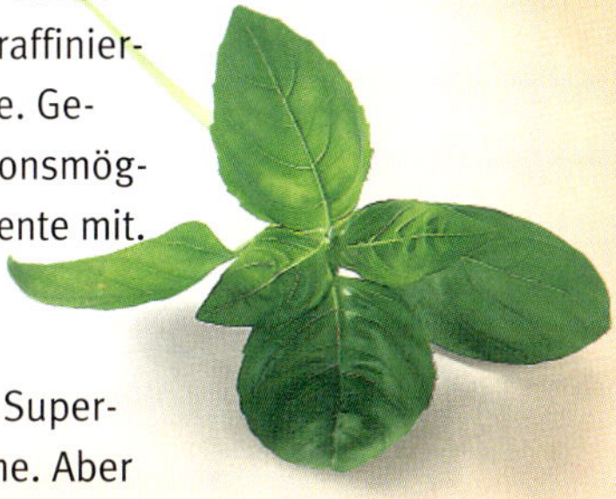

Frischkeim-Jogurt-Curry

In kleinen Schälchen findet man Sie immer öfter im Supermarkt. Kressekeime, Mungobohnenkeime, Sojakeime. Aber was stellt man damit an? Haben Sie die Keime schon mal als Brotauflage benutzt? Machen Sie die Keime mit einem Jogurt-Leinöl-Zitronen-Dressing an. Leinöl enthält 60 % Omega-3-Fettsäuren. Das ist gutes Fett für Ihre Zellen und Ihre Blutbahnen. Auf dem Brot geben die Keime einen frischen Geschmack, der jede trockene Wurst übertrifft und das Brot richtig saftig macht.

Tartar

Da staunen Sie, oder? Mageres Hackfleisch enthält nicht nur Eiweiß und Vitamin B12 sondern auch wenig Fett. Mit Gewürzen und eventuell mit Kapern angemacht ist dies eine der wenigen gesunden Brotauflagen mit Fleisch.

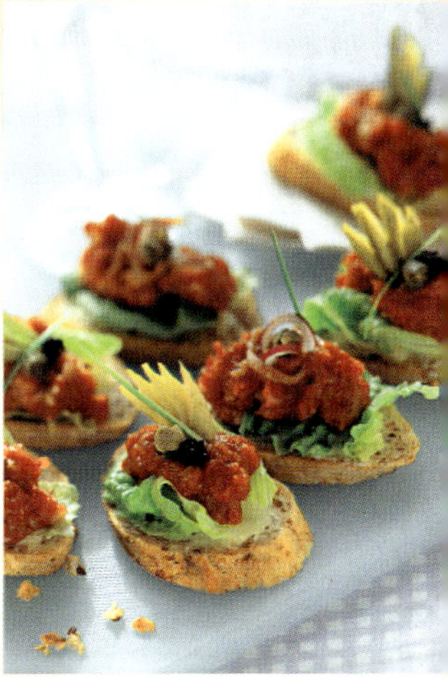

Fische

Fett ist gesund, besonders bei Seefisch. Je fettreicher der Fisch, desto besser für Ihre Gesundheit, denn nur in fettem Seefisch sind die Omega-3-Fettsäuren enthalten. Und wenn es die Konserve sein soll: Es gibt so viele verschiedene Fischkonserven (ohne Öl) als alternative Brotauflage, dass Sie mindestens für jede Woche des Jahres eine andere aussuchen könnten.

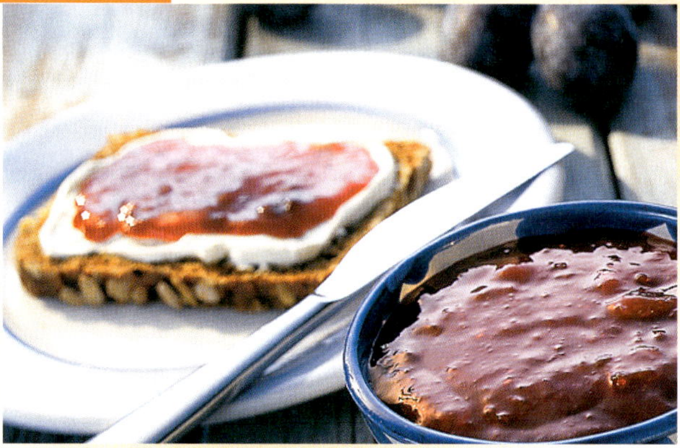

Quark und Marmeladen

Morgens ein Brötchen mit Marmelade. Warum Butter darauf? Vor allem bei Brot, das älter ist als einen Tag, bringt Butter nicht genug Feuchtigkeit mit. Quark ist hier viel saftiger. Ein Quarkbrot oder Frühstücksbrötchen mit Marmelade. Sie werden die Butter schon sehr bald nicht mehr vermissen.

Quark – Königin der Nährstoffe

Quark ist eines der eiweißreichsten Lebensmittel. Quark hat dreimal so viel Eiweiß für ihre Muskeln wie zum Beispiel Milch oder Jogurt. Außerdem enthält es Calcium für die Knochen. Was bringt dagegen Butter: gesättigtes Fett, keine Vitamine, keine Mineralien oder Spurenelemente. Butter bringt nichts außer Hüftspeck.

Wieder zum Quark: Von Gewürz, Curry, frischen Paprikas, Tomatenmark bis hin zu Kräutern – Sie können so ziemlich alles unter Quark mischen. Machen Sie es vor allem selbst. Es braucht nicht viel Zeit. Die Fertigzubereitungen enthalten aus völlig unerfindlichen Gründen meist 10 bis 20 Prozent unnötiges Fett. Kaufen Sie eine mit Jogurt schon cremig gerührte »Magerquarkzubereitung«. Nicht die festen

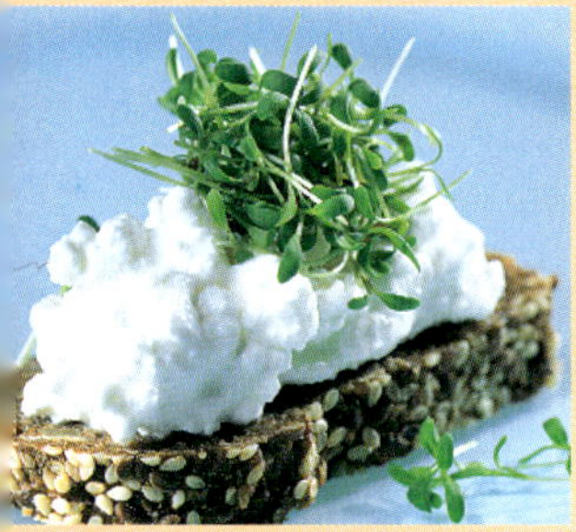

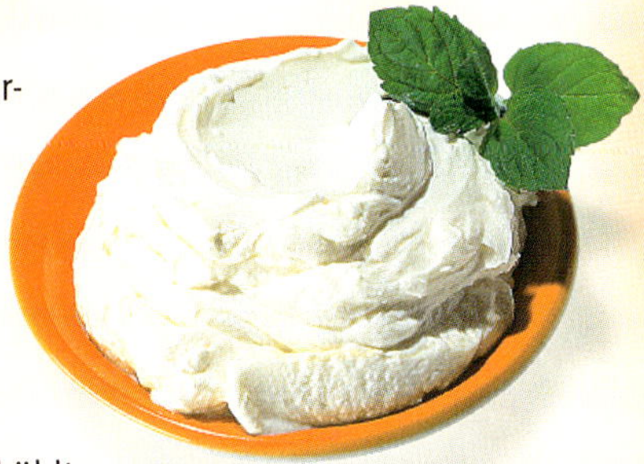

Quarksorten, sie lassen sich schlecht verarbeiten. Geben Sie aus dem Tiefkühlfach einfach ein Päckchen gefrorener Kräuter dazu. Die gibt es in allen Variationen: Mit und ohne Zwiebeln, Dill, Petersilie, Schnittlauch, 7-Kräuter-Mischung, Kräuter der Provence: Jede dieser Kräutermischung ist heute tiefgekühlt verfügbar. Etwas Salz und Pfeffer dazu. Umrühren. Fertig. Sie haben so in maximal 30 Sekunden Ihren eigenen frischen Kräuterquark. Und das Beste daran: Sie können den Gehalt an gesättigten Fetten selbst bestimmen!! 0,2 % statt 10 bis 20 % Fettgehalt. Frische Kräuter enthalten alle möglichen Mineralien und Spurenelemente.

Tzaziki

Tzaziki kennen Sie sicher vom Griechen oder Türken »um die Ecke«. Leider wird dies in Deutschland oft mit sehr fetten Milchprodukten hergestellt. Wenn Sie Tzaziki selbst herstellen, können Sie selbst bestimmen, wie viel Fett und Knoblauch reinkommt. Es ist nicht schwer: Nehmen Sie Magerquark und etwas Jogurt, reiben Sie eine Salatgurke hinein, pressen Sie Knoblauch und fügen Sie Salz, Pfeffer, Zitronensaft und etwas Olivenöl dazu. Fertig.

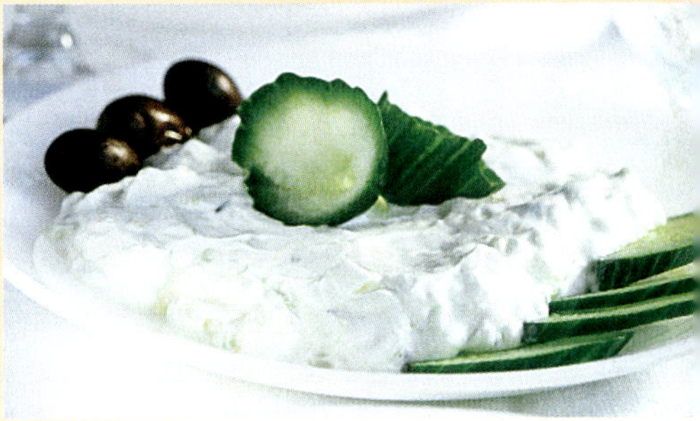

Grüne Soße

Nicht nur in Frankfurt wird sie gemacht. Die Kräutermischung gibt es inzwischen oft frisch oder tiefgekühlt zu kaufen. Sie nehmen die Kräuter mit Zitronensaft, etwas Olivenöl, Salz und Pfeffer und pürieren das im Mixer. Dazu gekochte, klein geschnittene Eier (eventuell nur das fettlose Eiweiß) und Jogurt mischen. Übrigens: zu Lachs eine Köstlichkeit.

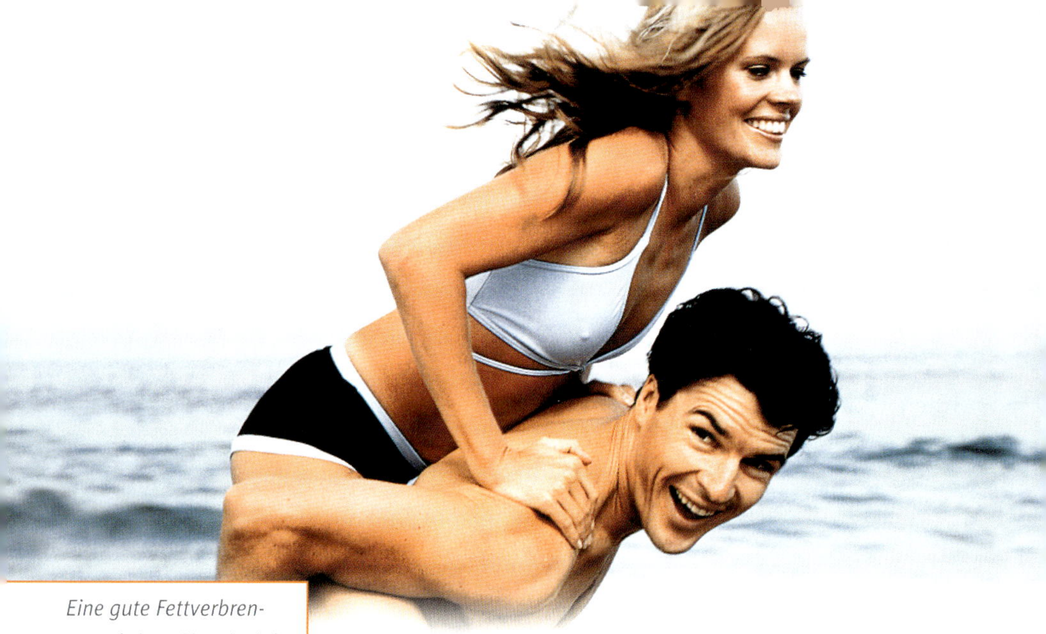

Eine gute Fettverbrennung bringt Sie mit viel Energie fit durch den Tag. Kurbeln Sie die Fettverbrennung an.

Steigern Sie Ihre Fettverbrennung mit L-Carnitin

Machen Sie Ihre Fettzellen wieder zu Ihren besten Freunden bei der Energieproduktion und lösen Sie diese vier Stoffwechselblockaden auf. So bringt Fett Sie wieder fit durch den Tag.

Fit mit Fett. Fett ist Energie pur und könnte Sie energiereich durch den Tag bringen, wenn Ihre Fettzellen das Speicherfett in Po, Bauch und Hüfte öfter herausgäben und Ihre Fettverbrennung optimal funktionieren würde. Aber viele Menschen haben folgende vier Stoffwechselblockaden:

- Sie kommen nicht an die wunderbaren Fettenergiespeicher heran, weil der Insulinspiegel zu hoch ist.
- Sie essen zu viele Kalorien, deswegen ist der Rückgriff auf die Fettenergiedepots nicht nötig.
- Sie verbrennen nicht genügend Fett, weil zu wenig Fettverbrennöfen in den Muskeln zur Verfügung stehen.
- Das Fett wird nicht optimal in die Fettbrennöfen transportiert, weil es an Hilfsstoffen wie L-Carnitin mangelt.

Die Einbahnstraße in Richtung Fettzelle

Um an Ihren Depotspeck heranzukommen, brauchen Sie zuerst einen niedrigen Insulinspiegel, denn nur dann geben die Milliarden Fettzellen überhaupt Transportfette (Triglyzeride) in die Blutbahn. Immer wenn Ihr Insulinspiegel hoch ist, steckt dagegen das Fett in den Fettzellen fest.

Insulin ist das Zucker-Wegpack-Hormon. Es steigt nach jeder Mahlzeit an, vor allem nach dem Konsum schnell löslicher Kohlehydrate. Also nach Kuchen, dem Schokoriegel zwischendurch, dem süßen Teilchen, Zucker in Softdrinks, weißem Mehl aus Brötchen. Die Blutbahn wird dann so schnell mit Energie überflutet, dass die überflüssige Energie in Fett umgewandelt und zur Zwischenlagerung in die Fettzelle hineingestopft wird. Die meisten Menschen sind wegen der ständigen Zufuhr schneller Kohlehydrate dick.

Es ist wie eine Einbahnstraße in Richtung Fettzelle.

Wenn Sie zwischendurch schnelle Kohlehydrate essen, haben Ihre Fettzellen keine Chance, immer mal das Speicherfett zur Energieproduktion herauszugeben.

tipp

Fettpolster verbrennen. So kommen Sie an das Fett: flacher Insulinspiegel mit wenig schnellen Kohlehydraten, mehr Muskel-Fettbrennöfen, weniger gesättigtes Fett und Biokatalysatoren wie Carnitin.

Zu viele Kalorien

Greifen Sie sich doch einmal in die Hüfte. Bei jedem Zweiten werden dort die Finger in dickes, weiches Kuschelfett sinken. All die überflüssigen Kalorien aus gesättigten Fetten und vor allem aus zu viel Zucker sind hier gespeichert.

Von allen komplizierten Theorien, warum Menschen dick werden, trifft eine noch immer auf 90 % der Übergewichtigen zu:

Es werden zu viele überflüssige Kalorien gegessen, die nicht verbrannt werden.

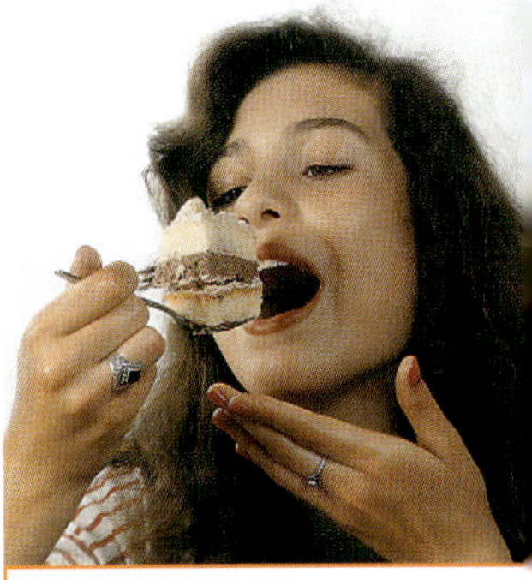

Ein hoher Insulinspiegel schaufelt alle Kalorien in Richtung Fettzelle. Vermeiden Sie schnelle Kohlehydrate. Dann kommen Sie an Ihre Fettzellen.

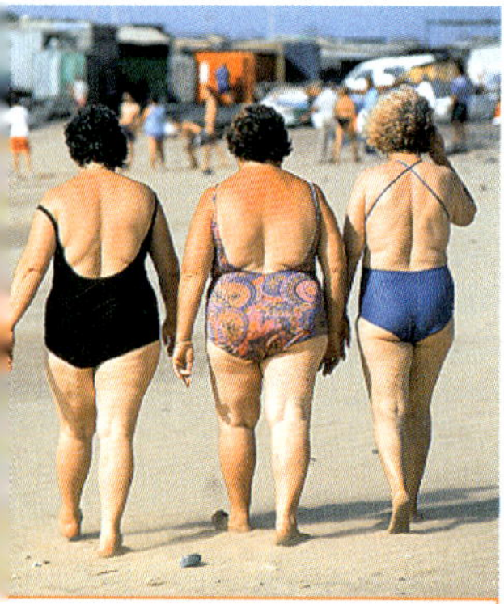

Vermindern Sie unnötige gesättigte Fette und die Pfunde purzeln.

60 % der Fettkalorien kommen dabei aus gesättigten Fetten und 2 bis 3 % aus Transfetten. Wir haben deshalb bewusst dieses Kapitel nach diesen überflüssigen, gesättigten Fetten eingefügt, bei denen Sie ganz leicht Kalorien vermindern können. Ersetzen Sie einen Teil dieser ungesunden Fette durch eine mediterrane Küche mit einfach ungesättigten Fetten. So bleibt das Essen schmackhaft. Zusätzlich werden Sie ohne Wurst und fette Milchprodukte immer noch leicht 100 Kalorien pro Tag einsparen. Sie werden erstaunt sein, wie konstant Monat für Monat die Fettpfunde purzeln.

Zu wenige Fettbrennöfen

Zur schnellen Fettverbrennung brauchen Sie auch eine gute Muskelmasse. Denn die Muskeln sind Ihre größte Fettverbrennungsmaschine. Deswegen dürfen Sie auf keinen Fall Muskelmasse verlieren. Je mehr Muskeln Sie durch Eiweiß und Sport aufbauen und je weniger Muskeleiweiß Sie durch eine gute Fettverbrennung verlieren, umso mehr Muskel-Fettbrennöfen haben Sie.

Steigern Sie die Fettverbrennung mit L-Carnitin

Sie brauchen auch Helfer für Ihre Fettverbrennung. Ohne diese geht es nicht. Coenzym Q10, Magnesium, Vitamin C, B-Vitamine, Eiweiß und vor allem L-Carnitin sind an der Fettverbrennung beteiligt. Viele Menschen haben gerade von diesen Stoffen zu wenig, die Blutwerte sind zu niedrig.

Vor allem L-Carnitin spielt eine zentrale Rolle in der Energieproduktion und bei der Fettverbrennung. L-Carnitin ist ein vitaminähnlicher Nährstoff. Ohne

L-Carnitin können die dicken Fettbriketts nicht in die Brennöfen – die Mitochondrien – aller Zellen gelangen.

Der Körper kann in den Muskeln L-Carnitin in geringen Mengen selbst produzieren. Er muss dazu aber Muskeleiweiß abbauen. Um ein Gramm L-Carnitin selbst zu produzieren, müssen 30 Gramm Muskeleiweiß abgebaut werden. Deshalb freut sich der Körper immer über L-Carnitin aus der Nahrung, um den Abbau von Muskeleiweiß zu vermeiden.

L-Carnitin kommt vor allem aus Fleisch und Milchprodukten. Menschen, die zu wenig dieser Produkte essen, können daher besonders von einer zusätzlichen Zufuhr von L-Carnitin-angereicherten Produkten profitieren, um Fett als Energieträger besser auszunutzen.

L-Carnitin – das Taxi in die Fettbrennöfen

Vor allem Muskel- und Herzzellen sind die Hauptabnehmer für Fette und enthalten die meisten L-Carnitin-Fetttransport-Shuttles.

Die Folgen eines L-Carnitin-Mangels sind oft schwer zu erkennen:

- *Müdigkeit* – Fett wird nicht gut als Energie genutzt.
- *Muskelverlust oder schlechter Muskelaufbau* – statt Fett wird immer wieder wertvolles Eiweiß aus der Muskelmasse zur Energieprodukion verwendet.

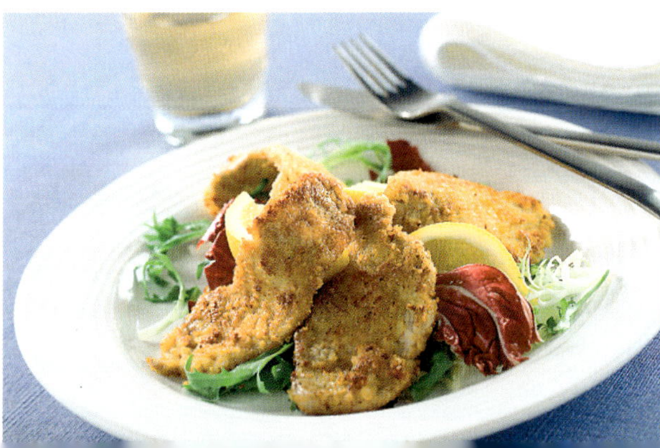

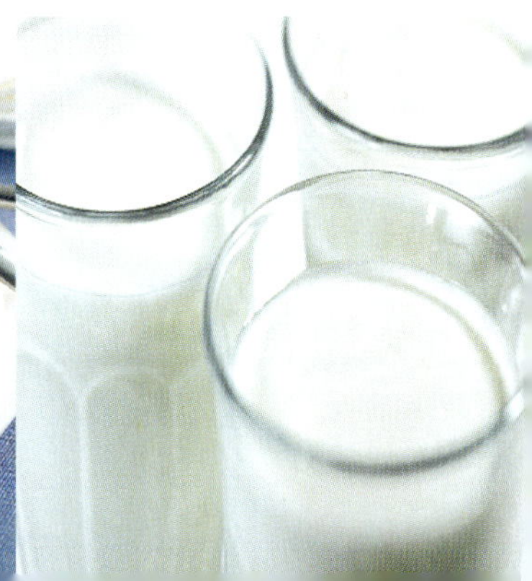

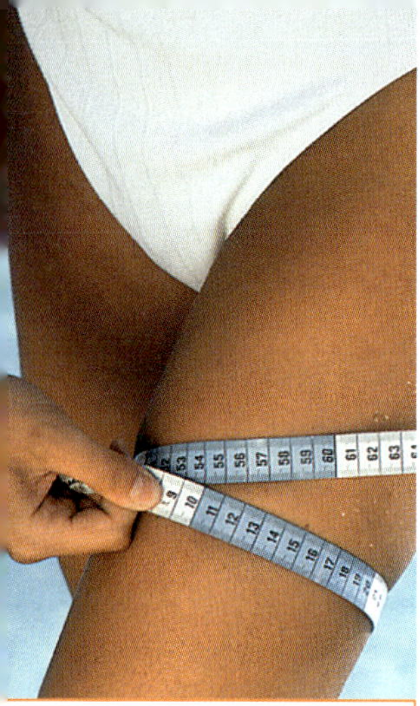

Carnitin kann die Fettverbrennung nur bei Kalorienreduktion ankurbeln. Mit Carnitin schmelzen Ihre Fettpolster schneller.

- *Herzschwäche* – 80 Prozent der Energie für das Herz stammt aus Fett. Vor allem im Alter kann sich L-Carnitin-Mangel im Herzen durch Herzschwäche oder Angina Pectoris bemerkbar machen.
- *Schlechter Gewichtsverlust* – bei einer Diät werden der Bauchspeck und das Fett auf den Hüften nicht schnell genug abgebaut.

Mehr Fettverlust mit L-Carnitin bei Diät

L-Carnitin wird in der Presse häufig als Fettverbrenner dargestellt, mit dessen Hilfe man allein abnehmen kann. Das ist natürlich nicht ganz richtig. Studien zeigen, dass die Einnahme von L-Carnitin ohne eine Kalorienverminderung kaum Gewichtsverlust bringt.[186] Warum sollte der Körper auch einfach plötzlich mehr Bauchspeck als sonst zu Energie verbrennen, obwohl Sie genauso viel essen und nicht mehr Energie z. B. durch Sport verbrauchen? Die Energiebilanz unter dem Strich also gleich bleibt. Glauben Sie uns: Jedes überflüssige Zuckerstückchen und jede fette Wurst kommt mit oder ohne Carnitin auf ihre Hüften.

Bei einer Diät oder Kalorieneinschränkung kann L-Carnitin dagegen den Fettabbau enorm ankurbeln. Ein Beispiel: In einer Studie mit 100 Patienten (alle auf Diät) bekamen diese entweder Carnitin oder weißes Pulver ohne Carnitin.[187] Die Patienten mit Carnitin haben innerhalb von nur vier Wochen 25 % mehr an Gewicht abgenommen. Das war immerhin ein Kilo im Durchschnitt in vier Wochen.

Die Einnahme von L-Carnitin kann die Verbrennung der Fettsäuren, die sie täglich essen, um ein Drittel steigern.[188] Dieses Fett aus der täglichen Nahrung kann also schon einmal nicht vom Körper gespeichert werden, sondern wird tatsächlich vermehrt in Energie umgewandelt.

Weniger Muskelverlust durch die Diät mit L-Carnitin

Die L-Carnitin-Teilnehmer der Studie haben auch weniger Muskelmasse verloren. Warum? Der Körper machte sich nicht an das Muskeleiweiß zur Energieproduktion heran, sondern an die Fettröllchen. L-Carnitin fördert auch den Eiweißeinbau für den Muskelaufbau. Dadurch blieben die wichtigen Muskeln auch als Fettverbrennungsmaschine erhalten und die Fettmasse verringerte sich stärker. L-Carnitin erleichtert so den Umbau Ihres Körpers zu mehr Muskeln und weniger Körperfett.

Haben Sie sich vielleicht schon einmal gewundert, warum muskulöse Menschen mehr essen können, ohne anzusetzen? Warum landet bei etwas Dickeren die gleiche Menge Kalorien im Fettpolster? Die Erklärung: Je mehr Muskeln Sie haben, desto höher ist Ihr Kalorienverbrauch. Wenn Sie die Muskeln während der Diät erhalten, bleibt meist der Jo-Jo-Effekt aus, bei dem Sie später schnell wieder Gewicht zunehmen.

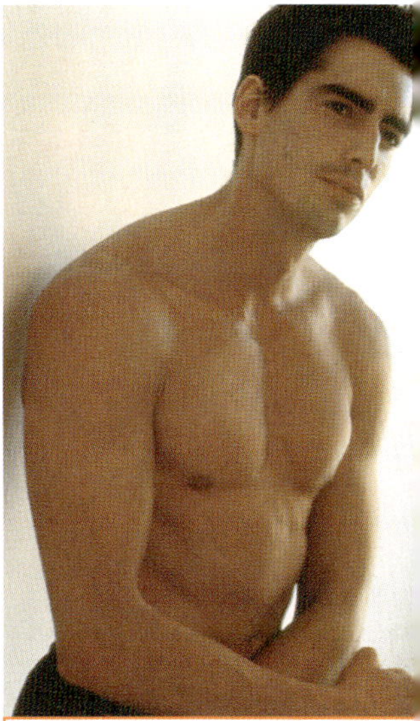

Ihre Muskeln sind die größten Fettbrennöfen. L-Carnitin erhält die Muskelmasse bei einer Diät, denn es hilft dabei, die Fettpolster zu Energie zu verbrennen.

Weitere Vorteile von zusätzlichem L-Carnitin bei Diät

- Wenn Sie Muskeleiweiß statt Fett verbrennen, sammelt sich als Verbrennungsrest Ammoniak an. Es wirkt als Nervengift, das müde macht.
- Wenn Sie einfach Zucker (Glycogen) aus Muskeln und Leber statt Fett für Energie abbauen, dann bekommen Sie Heißhungerattacken und werden nervös, weil Ihr Gehirn und ihre Nerven in einen Energiemangel geraten. Die Gabe von L-Carnitin vermindert das Hungergefühl durch die bessere Fettverbrennung, die ja dann Energie bereitstellt. So fällt es Ihnen

natürlich viel leichter, Diät zu halten, und dadurch beschleunigt sich wiederum der Fettabbau.

- Wenn bei einer Diät schnell viel Fett verbrannt wird, produziert der Körper verstärkt Ketonkörper. Diese Ketonkörper signalisieren dem Körper wie zu Hungerzeiten, dass er Energie sparen soll, und der Fettstoffwechsel wird wieder heruntergefahren. Wenn Sie dann wieder normal essen, kommt es auch zu dem berühmten Jo-Jo-Effekt, weil der verlangsamte Stoffwechsel weniger Fett verbrennt und die Kalorien wieder verstärkt speichert. L-Carnitin sorgt dafür, dass weniger Ketonkörper entstehen und so die Fettverbrennung optimal weiterläuft.

Gute Fettverbrennung für Energie und Muskeln bei älteren Menschen

Im Alter nimmt die körpereigene L-Carnitin-Synthese und die L-Carnitin-Aufnahme mit der Nahrung ab. Ältere Menschen haben deswegen weniger L-Carnitin zur Verfügung. Gleichzeitig wird die Fettverbrennung mit zunehmendem Alter immer langsamer und immer mehr Fett wird vom Körper eingelagert. Stattdessen verbrennt der Körper mehr Muskeleiweiß und dadurch geht Muskelmasse verloren. Zwischen dem 40. und 80. Lebensjahr verliert der Mensch so zirka 40 Prozent seiner gesamten Muskelmasse.

Besonders im Alter kommt es darauf an, unbedingt mehr Fett zu verbrennen und Muskelmasse zu erhalten oder sogar neu aufzubauen, denn der Erhalt der Muskelmasse sorgt für die körperliche Leistungsfähigkeit. Sie wollen möglichst lange fit und aktiv im Alter sein? Je besser es um die Muskelmasse bestellt ist, desto mehr können Sie diesen Traum verwirklichen. L-Carnitin hilft beim Erhalt der Muskelmasse und der Steigerung der Fettverbrennung im Alter.

tipp

Zusätzliches L-Carnitin ist im Alter besonders wichtig. Es schützt die Muskelmasse, um Fett statt Muskeln zu verbrennen. Es hält die Fettverbrennung im Herzen fit und unterstützt Immunsystem, Gehirn und Nervensystem.

gut zu wissen

So nehmen Sie Carnitin ein

Zur Deckung des normalen Tagesbedarfes genügen zwischen 250 – 500 Milligramm pro Tag. In kleinen Mengen von 250 – 500 Milligramm pro Portion wird Carnitin auch am besten vom Darm aufgenommen.
Zur Steigerung des Fettabbaus kann L-Carnitin auch höher dosiert eingenommen werden (z. B. 1 – 2 g täglich). L-Carnitin sollte auch hier in mehreren kleineren Portionen eingenommen werden.
Drei Gramm L-Carnitin täglich kann therapeutisch zur Blutfettsenkung, bei Herzerkrankungen und bei Diabetes eingesetzt werden. Hier sollte die Therapie vom Arzt verfolgt werden. Auch zur Unterstützung des Immunsystems bei Krankheiten wird L-Carnitin eingesetzt.
Für weitere medizinische Einsatzfelder wie bei Herzschwäche, Angina Pectoris oder für Menschen, die eine Carnitinunterversorgung haben, siehe Tabelle übernächste Seite.
Bei Leistungssportlern kann durch die Einnahme von drei Gramm L-Carnitin täglich die Regenerationszeit verkürzt und sogar Muskelkater verhindert werden. Diese hohen Dosierungen sind aber dem Leistungssport vorbehalten.

Produktqualität:Carnitin ist nicht gleich Carnitin

CARNI PURE L-Carnipure® ist das reinste L-Carnitin. Es wird durch einen biologischen Prozess gewonnen, ein natürliches Herstellungsverfahren, das vergleichbar mit der Jogurtherstellung ist.
Carnitin, das auf chemischem Wege hergestellt wird, enthält immer auch D-Carnitin. Es kann vom Körper als Vitalstoff nicht verwertet werden weil es einen spiegelverkehrten Molekülaufbau hat und daher als Verunreinigung zu betrachten ist.

tipp

Sie sollten wegen der Produktreinheit deshalb immer auf das L-Carnipure® Gütesiegel – auf den Packungen achten. Die Marktführer sind am zuverlässigsten bzgl. Produktreinheit, denn sie vermischen die Produkte nicht und verwenden auch keine asiatische Billigware. Zuverlässige und qualitativ hochwertige Produkte finden Sie im Reformhaus.

Fett ist Superkraftstoff für Hochleistung im Sport

Die einfach ungesättigten Fette belasten nicht die Gesundheit und sind ein sauberer Brennstoff für alle Menschen, die körperlich trainieren. Fett hat außerdem wenig Volumen im Magen. Sportler ernähren sich daher heute nicht mehr fettfrei wie vielleicht vor zehn Jahren. Höchstleistung ohne eine optimale Fettverbrennung als Energiequelle ist nicht möglich. Je mehr Fett verbrannt wird, desto mehr werden die Glycogenreserven (Zuckerreserven) in Muskeln und Leber geschont. Schon wenn Sie oberhalb von 55 Prozent der maximalen Belastbarkeit Sport treiben, kann L-Carnitin zum Nadelöhr bei der Fettverbrennung werden. Dadurch wird die Ausdauerleistung vermindert. L-Carnitin kann so die Fettverbrennung unter Belastung verbessern. Sie vermeiden unnötigen Muskelabbau, denn der Körper verbrennt mehr Fett statt Muskeleiweiß. L-Carnitin senkt auch das Verletzungsrisiko der Muskeln und verkürzt die Erholungszeiten.

Gute Fettverbrennung ist das Geheimnis für Höchstleistung im Ausdauersport. Carnitin verbessert die Fettverbrennung und schützt die Muskeln.

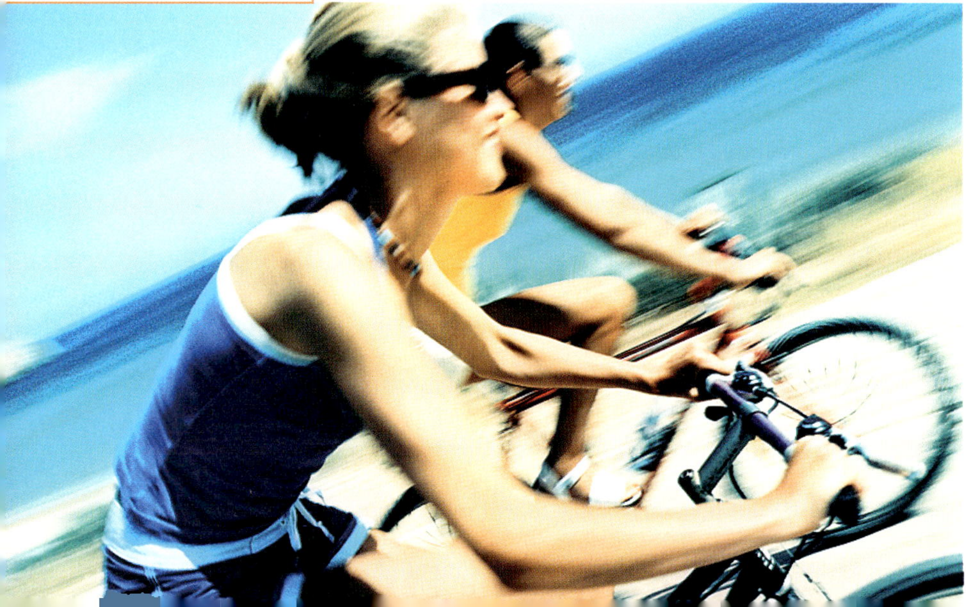

Vegetarier – weniger Energie durch schlechte Fettverbrennung

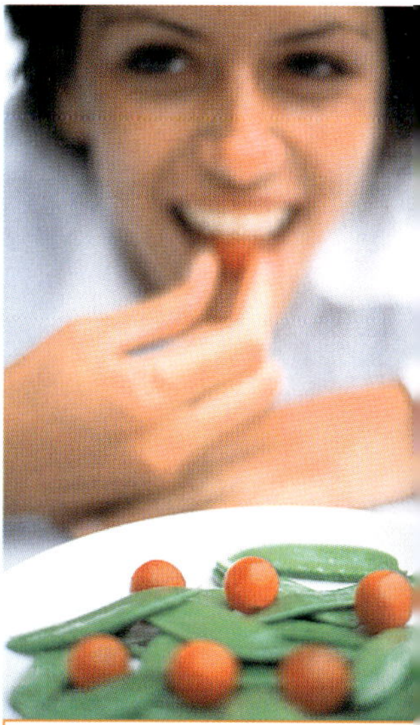

Carnitin steckt in Milch und Fleisch. Vegetarier brauchen zusätzliches Carnitin, sonst fallen die Fettverbrennung und die Leistung ab.

L-Carnitin steckt vor allem in tierischen Produkten. Vegetarier nehmen weniger L-Carnitin mit der Nahrung auf und verfügen über geringere L-Carnitin-Spiegel als Nichtvegetarier. Im Leistungssport sind reine Vegetarier daher weniger leistungsfähig und gewinnen statistisch gesehen weniger Wettkämpfe. Schnelle Erschöpfung der Muskeln und weniger Ausdauer bei Vegetariern können die Folge einer Unterversorgung mit L-Carnitin sein. Mit zusätzlichem L-Carnitin machen Sie die Fettverbrennung und die Energiegewinnung wieder fit.

L-Carnitin wird übrigens biologisch durch Fermentation hergestellt und wird nicht etwa aus Fleisch gewonnen. Das Produkt ist also rein vegetarisch.

Besonders wenn Sie stillen oder schwanger sind, sollten Sie als Vegetarierin Ihre Nahrung mit L-Carnitin ergänzen, damit Ihr Säugling bzw. Ihr Kind im Mutterleib genügend L-Carnitin bekommt.

Gute Fettverbrennung macht Ihr Herz fit

80 Prozent der Energie bezieht das Herz aus Fett. Läuft die Fettverbrennung nicht, kommt es zu Herzschwäche (Herzinsuffizienz), Schmerzen im Brustraum (Angina Pectoris), Herz-Rhythmus-Störungen und anderen Symptomen, die mit einer schlechten Energieproduktion aus Fett zusammenhängen. Immer wieder stellt man bei Patienten mit diesen Symptomen L-Carnitinmangel im Herzen fest. Studien zeigen, dass sich besonders Herzschwäche und Angina Pectoris durch den vermehrten Konsum von L-Carnitin verringern lassen. Grund: L-Carnitin verbessert die Energieproduktion im Herzen.

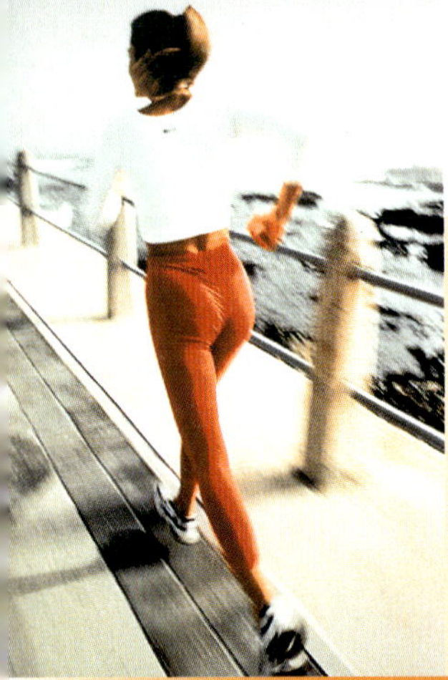

MACHEN SIE DIE FETTVERBRENNUNG FIT

Ein L-Carnitin-Mangel schränkt die Fettverbrennung ein und führt zu Müdigkeit, Muskelverlust und wenig Ausdauer. Längerfristig trägt es eventuell zu Herzinsuffizienz bei. Gehören Sie zu den Menschen, die zusätzliches Carnitin als Nahrungsergänzung brauchen?

Besonderer Carnitinbedarf	Grund	Einsatz
Sind Sie älter als 60?	Die Eigenproduktion von Carnitin nimmt im Alter ab. Vor allem die über 60-Jährigen haben häufig eine L-Carnitin-Unterversorgung.	Herzschwäche, Herzinsuffizienz, Herz-Rhythmus-Störungen und Angina Pectoris, Vermeidung von Muskelverlust, Energielosigkeit, Müdigkeit.
Sind Sie Vegetarier?	Die Eigenproduktion von Carnitin kann eingeschränkt sein. Fleischlose Kost und wenige Milchprodukte verursachen eine Unterversorgung mit L-Carnitin.	Müdigkeit, Energielosigkeit, geringe Ausdauerleistung, geringe Muskelmasse.
Ernähren sich Ihre Kinder vegetarisch?	Kinder bis zehn Jahren haben eine eingeschränkte L-Carnitin-Produktion. Vegetarisch ernährte Kinder können bis zu 90 % eine L-Carnitin-Unterversorgung haben.	Energielosigkeit, Wachstumsprobleme.
Treiben Sie viel Sport?	Hoher Vitamin- und Eiweißverbrauch kann L-Carnitin-Produktion einschränken. Ausdauersport führt zur erhöhten L-Carnitin-Ausscheidung.	zur Verbesserung der Ausdauer, Verminderung von Verletzungen und Muskelabbau, Schonung der Glykogenreserven für Höchstleistungen.

info gesundheit

Sind Sie schwanger oder stillen Sie?	Erhöhter L-Carnitin-Bedarf, damit Fette als Energieträger von der Mutter herangezogen werden können, L-Carnitin-Bedarf des Säuglings.	Müdigkeit, schnelle Erschöpfung in der Schwangerschaft, Muskelschwäche, verlangsamtes Wachstum im Mutterleib und des Säuglings.
Sind Sie auf Diät?	Verringerte L-Carnitin-Zufuhr durch die Nahrung; erhöhter L-Carnitin-Bedarf zur Fettverbrennung.	Erhöhung der Fettverbrennung bei Diät, Schonung der Muskelmasse unter Kalorieneinschränkung, verbesserte Verbrennung von Ketonkörpern, Stoffwechsel bleibt hoch.
Haben Sie Diabetes?	Diabetiker scheiden Carnitin aus. Nierenprobleme oder Dialyse erhöhen den L-Carnitin-Verlust um 80 %.	Müdigkeit, Therapie bei hohen Blutfetten (Triglyzeride).
Haben Sie Leberprobleme?	Die Eigenproduktion von Carnitin in der Leber ist eingeschränkt.	Müdigkeit, Fettleber.
Haben Sie Nierenprobleme?	Bei Nierenerkrankungen kommt es zu hohen Carnitinverlusten und zu einer Einschränkung der L-Carnitin-Produktion des Körpers.	Müdigkeit, Ausgleich von Carnitinverlust durch Nierenerkrankung und Dialyse.
Haben Sie hohe Triglyzeride und schlechte Blutfettwerte?	Triglyzeride (Transportfette im Blut) werden nicht optimal abgebrannt.	20 – 30 % Triglyzeridsenkung durch 2 – 3 g Carnitin wurde in über 30 Studien nachgewiesen. L-Carnitin kann das gute HDL-Cholesterin erhöhen.

Anhang

Eine Starthilfe zum Schluß. Grundsätzlich empfehle ich keine Produkte, außer, diese sind nicht im Handel erhältlich. Dies trifft für Rapsöl mit Buttergeschmack als gesundem Butterersatz zu. Deswegen hier die Bezugsquelle.

Herzlichst Ihr

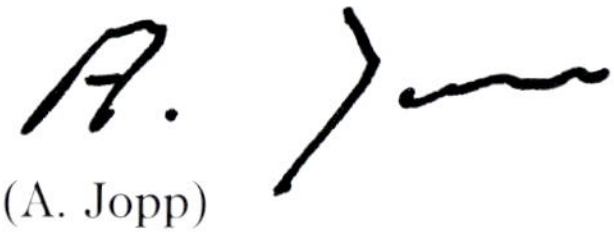

(A. Jopp)

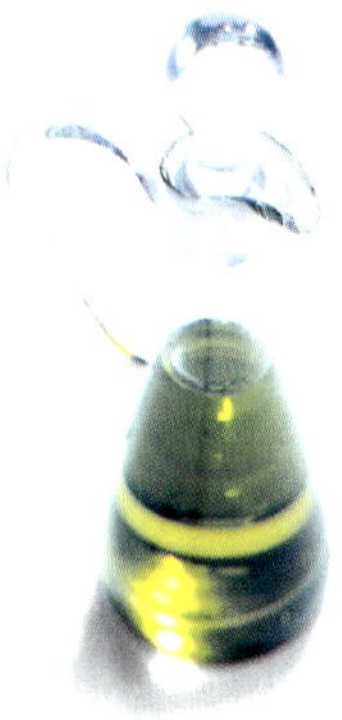

Albaöl, das schwedische Rapsöl mit Buttergeschmack
kann bestellt werden unter:
Tel. 075 43-95 26 73
Fax 075 43-51 35
www.albaoel.de

Weitere Bücher der Autoren

A. Jopp/Dr. U. Strunz: Topfit mit Vitaminen, GU 2001
A. Jopp: Risikofaktor Vitaminmangel, Haug 2002
Dr. U. Strunz: die diät, Heyne Verlag 2002

Buchtipps

Das Grosse Buch der Vollwertküche, Verlag Naumann & Göbel.
E. Witzigmann: Das Kreta Kochbuch, Mosaik 1999.
A. Simopoulos: The Omega Diet, Harper, 1999.

Tipp – Informationen zu Seminaren

Seminare und Vorträge mit Andreas Jopp
www.jopp-online.com

Forever-young Seminare und Workshops mit Dr. U. Strunz
www.strunz.com

Quellen

Kapitel: Fett ist nicht gleich Fett

1 Biesalski H. in: Ernährungsmedizin. Thieme Verlag, Stuttgart 1996.

2 Crawford M. Fatty acid ratios in free-living and domestic animals. The Lancet 1968; 1:1329-1333.

3 Pietinen et al. Intake of fatty acids and risk of coronary heart disease in a cohort of Finnish men. Am J Epidem. 1997; 1454:876-887.

4 Oomen CM et al. Association between trans fatty acid intake and 10 year risk of coronary heart disease in the Zupthen Elderly Study: a prospective population-based study. Lancet 2001; 357:746-751.

5 Ascherio et al. Trans fatty acids and Coronary heart disease. NEJM 1998; 340:1994-1998.

6 Ibid.

7 Simopoulos A. The mediterranean diet: what is so special about the diet of Greece. The scientific evidence. Am Soc Nutr Sci. 2001.

8 Galli C. Antiatherogenic components of olive oil. Curr Atheroscl Rep 2001; 3:64-7.

9 De la Cruz et al. Lipid peroxidation and glutathione system: influence of olive oil administration Biochem. Biophys. Acta 2000; 1485:36-44.

10 Reaven et al. Effects of oleate rich and linoleate rich diets on the susceptibility of low density lipoprotein to oxidative modification in mildly hypercholesterolemic subjects. J Clin Invest 1993; 91:668-676.

11 Reaven et al. Effects of linoleate enriched and oleate enriched diets in combination with alpha-tocopherol on the susceptibilty of LDL to oxidative modifications in humans. Arteriosel Thromb 1994; 14:557-566.

12 Bonanone A et al. Effect of dietary monounsaturated and polyunsaturated fatty acids on the susceptibilty of plasma LDL to oxidative modification. Arterioel Thromb 1992; 12:529-533.

13 Tsimakas S et al. The role of dietary fatty acids in lipoprotein oxidation and atherosclerosis. Curr Opin Lipidol 1998;12:301-307.

14 Rimm E et al.: Vitamin E consumption and the risk of coronary heart disease in men. New England J Med 1993; 328:1450-1456.

15 Stampfer M. et al.: Vitamin E consumption and the risk of coronary heart disease in women. New England J Med 1993; 328:1444-1449.

16 Stephens et al.: Randomized controlled trial of Vitamin E in patients with coronary heart disease. Lancet 1996; 347:781-786.

17 Losonczy K, Harris TB, Havlik et al: Vitamin E and vitamin C supplement use and the risk of all cause coronary heart disease mortality in older persons. Am J Clin Nutr 1996; 64:190-196.

18 Ripsin CM et al. Oat products and lipid lowering. A meta analysis. JAMA 1992; 267:3317-3325.

19 Brown L. et al. Cholesterol-lowering effects of dietary fiber; a meta-analysis. Am J Clin Nutr 1999; 69:30-42.

20 Jacobs D et al. Whole grain products may reduce the risk of ischemic heart disease death in women: the Iowa Women's Health Study. Am J Clin Nutr 1998; 68:248-257.

21 Rimm E et al. Vegetable, fruit and cereal fiber and the risk of coronary heart disease among men. JAMA 1996; 275:447-451.

22 Pietinen P et al. Intake of dietary fiber and risk of CHD in a cohort of Finnish men: the alpha-Tocopherol, Beta Carotene Cancer Prevention Study. Circulation 1996; 94:2720-2727.

23 Stampfer M et al. Long-term intake of dietary fiber and decreased risk of coronary heart disease among women. JAMA 1999; 281:1998-2004.

24 Liu S, Rimm E et al. Whole grain consumption and the risk of ischemic stroke in women. A prospective study. JAMA 2000; 284:1534-1540.

25 Richter, W et al. Lipidmetabolismus aktuell. S. 30, Lingua Med Verlag, 2001.

26 Rimm E, Stampfer M et al. A prospective study on egg consumption and the risk of cardiovascular disease in men and women. JAMA 1999; 281:1387-1394.

27 Stamler J et al. Relationship of baseline serum cholesterol levels in three large cohorts of younger men to long-term coronary, cardiovascular and all cause mortality and to longevity. JAMA 2000; 284:311-318.

[28] Stamler J et al. Low risk factor profile and long term cardiovascular mortality and life expectancy: findings for 5 large cohorts of young adult and middle-aged men and women. JAMA 1999; 282:2068-70.
[29] Stamler J et al. Relationship of baseline serum cholesterol levels in three large cohorts of younger men to long-term coronary, cardiovascular and all cause mortality and to longevity. JAMA 2000; 284:311-318.
[30] Kommentar: Die HDL-Werte entsprechen den neuesten angehobenen HDL-Empfehlungen des NIH der USA. Third Report of NECP. Expert Panel. JAMA 2001; 285 (19):2486-2495.
[31] Corti MC et al. HDL cholesterol predicts coronary heart disease mortality. J Am Med Assoc 1995; 274:539-544.
[32] Gardner C et al. Monounsaturated vs polyunsaturated dietary fats and serum lipids. A meta-analysis. Arteriosel 1995; 15:1917-1927.
[33] Kris-Etherton P: AHA Science Advisory. In: Circulation 1999; 100:1253-1258.
[34] Keys A. Coronary heart disease in seven countries. Circulation 1970; 41:211.
[35] Hu FB et al. Dietary fat intake and the risk of coronary heart disease in women. N Engl J Med 1997; 337:1491-1499.
[36] Gardner C et al. Monounsaturated vs polyunsaturated dietary fats and serum lipids. A meta-analysis. Arteriosel. 1995; 15:1917-1927.
[37] Salmeron et al. Dietary fat and risk of type 2 diabetes in women. Am J Clin Nutr. 2001; 73:1019-1026.

Kapitel: Nüsse – konzentriertes Nährstoffpaket

[38] Fraser GE et al. A possible protective effect of nut consumption on the risk of coronary heart disease. The adventist health study. Arch Int Med 1992; 152:1416-1424.
[39] Sabate J et al. Effects of walnuts on serum lipid levels and blood pressure. N Engl J Med 1993; 328:603-607.
[40] Abbey M et al. Partial replacement of saturated fatty acids with almonds and walnuts lowers total plasma cholesterol and LDL. Am J Clin Nutr 1994; 59:995-999.
[41] Iwamoto M et al. Walnuts lower serum cholesterol in Japanese men and women. J Nutr. 2000; 130:171-176.
[42] Almario RU et al. Effects of walnut consumption on plasma fatty acids and lipoproteins in combined hylipedemia. Am J Clin Nutr 2001; 74:72-79.
[43] Biesalski H. in Ernährungsmedizin. Thieme Verlag, Stuttgart 1996, S. 114.
[44] Hu F, Rimm E, Stampfer M et al. Frequent nut consumption and the risk of coronary heart disease in women: prospective cohort study. BMJ 1998; 317:1341-1345.
[45] Fraser G E et al. A possible protective effect of nut consumption on the risk of coronary heart disease. The adventist health study. Arch Int Med 1992; 152:1416-1424.
[46] Prineas RJ, Kushi LH et al. Walnuts and serum lipids. N Engl J Med 1993; 329:359.

Kapitel: Omega-6-Fette – Linolsäure

[47] Emken EA et al. Dietary linoleic acid influences desaturation and acylation of deuterium-labeled linoleic and linolenic acids in young adult males. Biochim Biophys Acta 1994; 1213:277-288.
[48] Anmerkung: Zur Vereinfachung haben wir die Eicosanoide nicht in PG2, PG3, LTB4, LTB5 eingeteilt. Auch die Serie 1 aus GLA haben wir bewusst weggelassen, da wir nicht näher darauf eingehen. Für Begriffe wie IL1, chemotaktische Immunzellen etc. wurden beschreibende deutsche Begriffe gewählt. Es handelt sich um ein Endverbraucher-Buch. Wir bitten daher die Vereinfachung unter dieser Zielsetzung zur Kenntnis zu nehmen.
[49] Louheranta AM et al. Linoleic acid intake and susceptibility of very low density and low density lipoprotein to oxidation in men. Am J Clin Nutr. 1996; 63:698-703.
[50] Abbey M et al. Oxidation of LDL: intra-individual variability and the effect of dietary linoleate supplementation. Am J Clin Nutr 1993; 57:391-398.
[51] De la Cruz et al. Lipid peroxidation and glutathione system: influence of olive oil administration.
[52] Reaven et al. Effects of linoleate enriched and oleate enriched diets in combination with alpha-tocopherol on the susceptibility

of LDL to oxidative modifications in humans. Arteriosel Thromb 1994; 14:557-566.
53 Reaven et al. Effects of oleate rich and linoleate rich diets on the susceptibility of low density lipoprotein to oxidative modification in mildly hypercholesterolemic subjects. J Clin Invest 1993; 91:668-676.
54 Bonanone A et al. Effect of dietary monounsaturated and polyunsaturated fatty acids on the susceptibility of plasma LDL to oxidative modification. Arteriosel Thromb 1992; 12:529-533.
55 Tsimakas S et al. The role of dietary fatty acids in lipoprotein oxidation and atheriosclerosis. Curr Opin Lipidol 1998; 12:301-307.
56 Yam D et al. Diet and disease – the Israeli paradox: possible dangers of a high omega-6 polyunsaturated fatty acid diet. Isr J Med Sci 1996; 32:1134-1143.
57 Deutsche Gesellschaft für Ernährung. Ernährungsbericht 2000. S.304.

Kapitel: Omega-6-Fette: AA

58 Kremer JM. Effects of modulation of inflammatory and immune parameters in patients with rheumatic and inflammatory disease receiving dietary supplementation of n-3 and n-6 fatty acids. Lipids 1996; 31:243-247.
59 Cleland LG et al. Linoleate inhibits EPA incorporation from dietary fish oil supplementation in human subjects. Am J Clin Nutr 1992; 55:395-399.
60 James M et al. Dietary polyunsaturated acid and inflammatory mediator production. Am J Clin Nutr 2000; 71:343S-8S.
61 Kremer J. N-3 fatty acids supplements in rheumatoid arthritis. Am J Clin Nutr 2000; 71:349S-51S.
62 James M et al. Dietary polyunsaturated acid and inflammatory mediator production. Am J Clin Nutr 2000; 71:343S-8S.
63 Ohlenschläger G. Handbuch der Orthomolekularen Medizin. Haug Verlag, Stuttgart 1994.
64 Ariza-Ariza R et al. Omega-3-fatty acids in rheumatoid arthritis: an overview. Semin Arthritis Rheum 1998; 27:366-370.
65 Fortin PR et al. Validation of a meta-analysis: the effects of fish oil in rheumatoid arthritis. J Clin Epidemiol 1995; 48:1379-1390.
66 Manson J et al. Healthy women, Healthy lives. A guide to preventing disease from the landmark nurses health study. Harvard Medical Book. NY 2001, S. 380.
67 Precht J: Recent trends in fatty acid composition of German sunflower margarines, shortenings and cooking fats. Nahrung 2000; 4:222-228.
68 Precht J: Recent trends in fatty acid composition of German sunflower margarines, shortenings and cooking fats. Nahrung 2000; 4:222-228.
69 Pietinen P, Ascherio A et al. Intake of fatty acids and the risk of coronary heart disease in a cohort of Finnish men. Am J Epidem 1997; 145: 876-887.
70 Ascherio A. Trans fatty acids and coronary heart disease. N Engl J Med 1999; 340:1994-1998.

Kapitel: Margarine oder Butter

71 Manson J et al. Healthy women, Healthy lives. A guide to preventing disease from the landmark nurses health study. Harvard Medical Book. NY 2001, S. 380.
72 Lichtenstein, A et al. Effects of different forms of dietary hydrogenated fats on serum lipoprotein cholesterol levels. N Engl J Med 1999; 340:1933-1937.
73 Precht J.: Recent trends in fatty acid composition of German sunflower margarines, shortenings and cooking fats. Nahrung 2000; 4:222-228.
74 Lichtenstein, A et al. Effects of different forms of dietary hydrogenated fats on serum lipoprotein cholesterol levels. N Engl J Med 1999; 340:1933-1937.
75 Sabate J et al. Effects of walnuts on serum lipid levels and blood pressure. N Engl J Med 1993; 328:603-607.
76 Abbey M et al. Partial replacement of saturated fatty acids with almonds and walnuts lowers total plasma cholesterol and LDL. Am J Clin Nutr 1994; 59:995-999.
77 Iwamoto M et al. Walnuts lower serum cholesterol in Japanese men and women. J Nutr. 2000; 130:171-176.
78 Almario RU et al. Effects of walnut consumption on plasma fatty acids and lipoproteins in combined hylipedemia. Am J Clin Nutr 2001; 74:72-79.

[79] Lichtenstein, A et al. Effects of different forms of dietary hydrogenated fats on serum lipoprotein cholesterol levels. N Engl J Med 1999; 340:1933-1937.
[80] Vera Studie: Lebensmittel und Nährstoffaufnahme in der BRD, Vera-Schriftenreihe, Band XII, 1992.
[81] Lichtenstein, A et al. Effects of different forms of dietary hydrogenated fats on serum lipoprotein cholesterol levels. N Engl J Med 1999; 340:1933-1937.
[82] Zock P., Katan MB. Butter, margarine and serum lipids. Artherosclerosis 1997; 131:7-16.
[83] Sandker GN et al. Serum cholesteryl ester fatty acids and their relation with serum lipids in elderly men in Crete and the Netherlands. Eur J Clin Nutr 1993; 47:201-208.
[84] Simopoulos AP. Essential fatty acids in health and chronic disease. Am J Clin Nutr. 1999; 70:S560-569.
[85] Sacks FM et al. The effect of pravastatin on coronary events after myocardial infarction in patients with average cholesterol levels. N Engl J Med 1996; 335:1001-1009.
[86] Lipid Study Group. Prevention of cardiovascular events and death with pravastatin in patients with coronary heart disease and a broad range of initial cholesterol levels. N Engl J Med 1998; 339:1349-1357.
[87] Hu F, Stampfer MJ et al. Dietary intake of alpha-linolenic acid and risk of fatal ischemic heart disease among women. Am J Clin Nutr 1999; 69:890-897.
[88] Boden G. Fatty acids and insulin resistance. Diabetes Care 1996; 19:394-395.
[89] Opara EC et al. Effect of fatty acids on insulin release: role of chain length and degree of saturation. Am J Physiol 1994; 266:E635-639.
[90] Clandinin MT et al. Dietary lipids influence insulin action. Ann NY Acad Sci 1993; 683:151-163.
[91] Storlien LH et al. The relation between insulin sensitivity and the fatty acid composition of skeletal muscle phospholipids. N Engl J Med 1993; 328:238-244.
[92] Clandini MT. Do fatty acids increase the incidence of type 2 diabetes. Am J Clin Nutr 2001; 24:1517-1518.
[93] Meyer K.A. et al. Dietary fat and incidence of Type 2 diabetes in older Iowa women. Diabetes Care 2001; 24:1528-1535.
[94] Salmeron et al. Dietary fat and risk of type 2 diabetes in women. Am J Clin Nutr. 2001; 73:1019-1026.
[95] Meyer K.A. et al. Dietary fat and incidence of Type 2 diabetes in older Iowa women. Diabetes Care 2001; 24: 1528-1535.
[96] Salmeron et al. Dietary fat and risk of type 2 diabetes in women. Am J Clin Nutr. 2001; 73:1019-26.
[97] Mantzioris E et al. Dietary substitution with alpha linolenic acid rich vegetable oil increases EPA concentrations in tissues. Am J Clin Nutr 1994; 59:701-706.
[98] Ferrenti A et al. Antithromboxane activity of dietary alpha-linolenic acid: a pilot study. Prostaglandins Leukot Essent Fatty Acid 1996; 54:451-455.

Kapitel: Omega-3-Fette – DHA

[99] Myanga K et al. DHA shortens P300 latency in healthy persons. Int Conf on Highly unsaturated fatty acids. Barcelona, 1996. In: Simopoulos A. The Omega-3-Diet S. 89f. Harper Publishing, 1999.
[100] Nakashima, Y et al. Effect of a high LA or ALA diet on general behaviour in mice. J Lipid Res 1993; 34:239-247.
[101] In: Simopoulos A. The Omega-3-Diet. S. 89f. Harper Publishing, 1999.
[102] Kalmijn S et al. Polyunsaturated fatty acids, antioxidants and cognitive function in very old men. Am J Epidemiology 1997; 145:33-41.
[103] Petersen J et al. Trans fatty acids: fatty acid composition of lipids of the brain and other organs in piglets. Lipids 1992; 27:761-769.
[104] Pelletier G et al. Trans fatty acid isomers in Canadian human milk. Lipids 1995; 30:15-21.
[105] Stevens LJ et al. Essential fatty acid metabolism in boys with attention deficit hyperactivity disorder. Am J Clin Nutr 1995; 62:761-768.
[106] Hamzaki T et al. Anti stress effects of DHA. Biofactors 2000; 13:41-45.
[107] Mischoulon D et al. DHA and omega-3 fatty acids in depression. Psychiatr Clin North Am 2000; 23:785-794.
[108] Adams P. et al. AA to EPA ratio in the blood correlates positively with clinical symtoms of depression. Lipids 1996; 31:S 157-161.
[109] Hibbeln J et al. Dietary polyunsaturated fatty acids and depression: when cholesterol does not satisfy. Am J Clin Nutr 1995; 62:1-9.

110 Ibid.
111 Al M. et al. Fat intake of women during normal pregnancy: relationship with maternal and neonatal essential fatty acid status. J Am Col Nutr 1996; 15:49-55.
112 Benisek D et al. Dietary intake of polyunsaturated fatty acids by pregnant or lactating women in the US. Obstet Gynecol 2000; 95:S 77-78.
113 Reddy S et al. The influence of maternal vergetarian diet on essential fatty acids status of the newborn. Euro J Clin Nutr 1994; 48:358-368.
114 Zeijdner E et al. Essential fatty acid status in plasma phospholipids of mother and neonate after multiple pregnancy. Prostaglandins Leukot Essent Fatty Acid 1997; 58:395-401.
115 Crawford, M. The role of essential fatty acids in neural development: implications for personal nutrition. Am J Clin Nutr 1993; 57:S 703-710.
116 Farquharson J et al. Effect of diet on fatty acid composition of the major phospholipids of infant cerebral cortex. Arch Dis Child 1995; 72:198-203.
117 Makrides M et al. Effect of maternal DHA supplementation on breast milk. Eur J Clin Nutr 1995; 50:352-357.
118 Holman, RT et al. Deficiency of essential fatty acids and membrane fluidity during pregnancy and lactation. Proc Nat Acad Sci 1991; 88:4835-4839.
119 Anderson JW. Breast-feeding and cognitive developement: a meta analysis. Am J Clin Nutr 1999; 70:525-535.
120 Innis S et al. Development of visual acuity in relation to plasma and erythrocyte omega-6- and omega-3 fatty acids in healthy term gestation infants. Am J Clin Nutr 1994; 60:347-352.
121 Lucas A et al. Breast milk and subsequent intelligence quotient in children born preterm. Lancet 1992; 339:261.
122 Horwood L et al. Breastfeeding and later cognitive and academic outcomes. Pediatrics 1998; 101:E9.
123 Stevens L et al. Omega-3-fatty acids in boys with behaviour, learning and health problems. Physiol and Behaviour 1996;31: S 167-176.
124 Birch E et al. A randomized control trial of early dietary supply of long chain polyunsaturated fatty acids and mental development in term infants. Dev Med Child Neurol 2000M; 42:174-181.

Kapitel: Omega-3-Fette – EPA

125 Rexrode K, Stampfer M et al. Intake of fish and omega-3-fatty acids and risk of stroke in women. JAMA 2001; 285:304-312.
126 Ibid.
127 Keli SO et al. Fish consumption and risk of stroke. The Zupthen Elderly Study. Stroke 1994; 25:328-332.
128 Ridker P, Stampfer M et al. Inflammation, aspirin and the risk of cardiovascular disease in apparantly healthy men. N Engl J Med 1997; 336:975-979.
129 Siscovick D et al. Dietary intake of long chain n-3 polyunsaturated fatty acids and the risk of primary cardiac arrest. Am J Clin Nutr 2000; 71:208-212.
130 Burr M. et al. Effects of changes in fat, fish and fibre intake on death and myocardial infarction. Diet and reinfarction trial DART. Lancet 1989; 757.
131 Oomen CM et al. Fish consumption and coronary heart disease mortality in Finland, Italy and the Netherlands. Am J Epidemiol 2000; 151:999-1006.
132 Ascherio A et al. Dietary intake of marine n-3 fatty acids, fish intake and the risk of coronary disease among men. N Engl J Med 1995; 332:977-983.
133 Daviglus M et al. Fish Consumption and the 30 year risk of fatal myocardial infarction. N Engl J Med 1997; 336:1046-1053.
134 Kormhout D et al. The inverse relation between fish consumption and twenty year mortality from coronary heart disease. N Engl J Med 1985;312:1205-1212.
135 Burr ML et al. Effects of changes in fat, fish, and fibre intake on death and myocardial infarction: diet and reinfarction trial DART. Lancet 1989; 2:1450-1452.
136 GISSI Study group. Dietary supplementation with n-3 polyunsaturated fatty acids and vitamin E after myocardial infarction: results of the GISSI prevention trial. Lancet 354:447-455.
137 Oomen CM et al. Fish consumption and coronary heart disease mortality in Finland, Italy and the Netherlands. Am J Epidemiol 2000; 151: 999-1006.
138 Shapiro JA et al. Diet and rheumatoid arthritis in women: a protective effect of fish consumption: Epidemiology 1996; 7:256-263.

[139] Ernährungsbericht 2000. Deutsche Gesellschaft für Ernährung. Frankfurt 2000, S. 326f.
[140] Hodge L et al. Consumption of oily fish and childhood asthma risk. MJA 1996; 164: 37-140.
[141] Shahar E et al. Dietary n-3 polyunsaturated fatty acids and smoking-related chronic obstructive pulmonary disease. N Engl Med 1994; 331: 228-233.
[142] Kremer J. N-3 fatty acids supplements in rheumatoid arthritis. Am J Clin Nutr 2000; 71:349S-51S.
[143] Fortin PR et al. Validation of a meta-analysis: the effects of fish oil in rheumatoid arthritis. J Clin Epidemiol 1995; 48:1379-1390.
[144] Bittiner SB et al. A double blind, randomized, placebo controlled trial of fish oil in psoriasis. Lancet 1988; 1:378-380.
[145] Dry J et al. Effect of a fish oil diet on asthma: Result of a one year double-blind study. Int Arch Allergy Appl Immunology 1991; 95:156-157.
[146] Broughton K et al. Reduced Asthma symptoms with n-3 fatty acid ingestion are related to 5 series leukotrinine production. Am J Clin Nutr 1997; 65:1007-1011.
[147] Belluzi A et al. Effects of an enteretic-coated fish oil preparation on relapses in Cohn's disease. N Engl J med 1996; 334:1557-1560.
[148] Lorenz R et al. Placebo controlled trials of omega-3-fatty acids in chronic inflammatory bowel disease. In Simoupolos et al. Effects of fatty acids and lipids in health and disease. World Rev Nutr and Diet 1994; 76:143-145.
[149] Kalmijn, S. Fatty acid intake and the risk of dementia and cognitive decline: A review of clinical and epidemiological studies. J Nutr Health Aging. 2000; 4:194.

Kapitel: Vitamin E und ungesättigte Fette

[150] Hu F, Stampfer MJ et al. Dietary intake of alpha-linolenic acid and risk of fatal ischemic heart disease among women. Am J Clin Nutr 1999; 69:890-897.
[151] Pryor WA: Vitamin E and heart disease: basic science to clinical intervention trials. Free Radic Biol Med 2000 Jan 1; 28(1):141-164.
[152] Mehta J. Intake of antioxidants among American cardiologists. Am J Cardiol 1997; 79:1558-1560.
[153] Hu F, Stampfer MJ et al. Dietary intake of alpha-linolenic acid and risk of fatal ischemic heart disease among women. Am J Clin Nutr 1999; 69:890-897.
[154] Ibid.
[155] Rimm E et al.: Vitamin E consumption and the risk of coronary heart disease in men. New England J Med 1993; 328:1450-1456.
[156] Stampfer M. et al.: Vitamin E consumption and the risk of coronary heart disease in women. New England J Med 1993; 328:1444-1449.
[157] Knekt P et al.: Am J Epidemiology 1994; 139:1180.
[158] Losonczy K, Harris TB, Havlik et al: Vitamin E and vitamin C supplement use and the risk of all cause coronary heart disease mortality in older persons. Am J Clin Nutr 1996; 64:190-196.
[159] Rimm E, Stampfer M. The role of antioxidants in preventative cardiology. Curr Opin Cardiol 1997; 12:188-194.
[160] Biesalski H. in: Ernährungsmedizin. Thieme Verlag, 1996, S. 113f.

Kapitel: Transfette

[161] Precht D et al. Recent trends in the fatty acid composition of German sunflower margarines, shortenings and cooking fats with emphasis on individual trans-isomers. Nahrung 2000; 44:222-8.
[162] Innis SM et al. Variability in the trans fatty acid content of foods within a food category: implications for estimation of dietary fatty acid intake. J Am Col Nutr 1999; 18:255-260.
[163] Biggemann B et al. Trans Fatty acid content of selected brands of West German nut nougat cream. Z Ernährungswissenschaft 1988; 27:266-271.
[164] Innis SM et al. Variability in the trans fatty acid content of foods within a food category: implications for estimation of dietary fatty acid intake. J Am Col Nutr 1999; 18:255-260.
[165] Ibid.
[166] Ibid.
[167] Demmelmair H et al. Trans fatty acid contents in spread and cold cuts usually consumed by children. Z Ernährungswissenschaft 1996; 35:235-40.
[168] Precht D et al. Recent trends in the fatty acid composition of German sunflower margarines, shortenings and cooking fats with

emphasis on individual trans-isomers. Nahrung 2000; 44:222-228.
[169] Vermunst SH et al. Dietary trans alpha linolenic acid from deodorized rapseed oil and plasma lipids and lipoproteins in men: The TransLinE study. Br J Nutr 2001; 85:387-392.
[170] Denecke P. About the formation of trans fatty acids during deodorisation of rapseed oil. Eur J Med Res 1995; 17:109-114.
[171] Hu F et al. Dietary fat intake and the risk of coronary heart desease in women. NEJM 1997; 337:1491-1499. Anmerkung: Besonders ausgeprägt erhöhte sich das relative Risiko in der Studie für übergewichtige Frauen um 31 %, für Frauen ohne sportliche Aktivitäten um 82 %, für Frauen, die zusätzlich leicht Alkohol konsumieren um 60 %, für Frauen mit Diabetes in der Familie um 51 %.
[172] Pietinen et al. Intake of fatty acids and risk of coronary heart disease in a cohort of Finnish men. Am J Epidem 1997; 1454:876-887.
[173] Oomen CM et al. Association between trans fatty acid intake and 10 year risk of coronary heart disease in the Zupthen Elderly Study: a prospective population-based study. Lancet 2001; 357:746-51.
[174] Ascherio et al. Dietary fat and risk of coronary heart disease in men: follow-up study in the US. BMJ 1996; 313:84-90.
[175] Hu F et al. Dietary fat intake and the risk of coronary heart disease in women. NEJM. 1997; 337:1491-1499.
[176] Clandinin MT et al. Dietary lipids influence insulin action. Ann NY Acad Sci 1993; 683:151-163.
[177] Storlien LH et al. The relation between insulin sensitivity and the fatty acid composition of skeletal muscle phospholipids. N Engl J Med 1993; 328:238-244.
[178] Opara EC et al. Effect of fatty acids on insulin release: role of chain length and degree of saturation. Am J Physiol 1994; 266:E 635-639.
[179] Christiansen E et al. Intake of a diet high in trans-monosaturated fatty acids or saturated fatty acids. Effects on postprandial insulinemia and glycemia in obese patients with NIDDM. Diabetes Care 1997; 20:881-887.
[180] Salmeron et al. Dietary fat intake and risk of type 2 diabets in women. Am J Clin Nutr. 2001; 73:1019-1026.
[181] Ibid.

Kapitel: Gesättigte Fette

[182] Vera Studie in: Lebensmittel und Nährstoffaufnahme in der BRD. Vera Schriftenreihe Band XII.
[183] Rimm E, Hu F. et al. Dietary fat intake and the risk of coronary heart disease in women. N Engl J Med 1997; 337:1491-1499.
[184] Anmerkung: Dass ungesättigte Fette HDL senken können, ist kaum bekannt. Unterschiedliche gesättigte Fette wirken ganz unterschiedlich auf das HDL. Palmitinsäure steigert HDL; Stearinsäure senkt HDL.
[185] Anmerkung: Einige gesättigte Fette wie Laurinsäure, Myrstinsäure, Palmitinsäure erhöhen VLDL.
[186] Villani RG et al. L-carnitine supplementation combined with aerobic training does not promote weight loss in moderately obese women. Int J of Sport Nutrition and Exercise Metabolism 2000; 10:199-207.
[187] Lurz R, Fischer R. Carnitin zur Unterstützung der Gewichtsabnahme bei Adipositas, Ärztezeitschrift für Naturheilverfahren 1998; 39 (1) 12-15.
[188] Müller DM et al. Effects of oral L-carnitine supplementation on in vivo oxidation of 1-13C-palmitic acid in healthy adults. University of Leipzig, Saxonia. FASEB 2001 Orlando, USA.

Sachwörterverzeichnis

Bildnachweis

AKG, Berlin: 106 (N.N.);Arteria, Kassel: 59, 208 (Dr. Matthias Eberhardt); Boxler, Frank: 244; Corbis Stockmarket, Düsseldorf: 16 (H. Prinz), 68 mi. (Georgina Bowater), 91, 233 (Michael Keller), 189 (Tom Stewart), 225 (Jules Perrier); de Lorgeril, Michel: 138; Deutscher Fernsehdienst, Hamburg: 229 (pwe Kinoarchiv); Focus, Hamburg: 26 (John Bavosi/Science Photo Library), 27 (Astrid u. Hanns-Frieder Michler/Science Photo Library), 103 + 194 + 274 (TEK Image/Science Photo Library), (NASA Matrix), 156 (US Library of Congress/Science Photo Library), 166 o. (Dr. Colin Chumbley/Science Photo Library), 166 u. (Nancy Kedersha/Science Photo Library), 180 (Quest/ Science Photo Library), 210 (CNRI/Science Photo Library), 213 (Steve Horrell/Science Photo Library); Fotoarchiv, Essen: 94 (Toma Babovic), 178 (Friedrich Stark), 183 (Fred Ward); Gettyimages, München: 18 (Deborah Jaffe), 31 (Ron Chapple), 70 (Christel Rosenfeld); Greenwood, Carol: 172; Image Bank, München: 28, 97 li., 266 (David de Lossy), 48, 243 (Britt Erlanson), 128 (Chris Cole), 141 (Rita Maas), 175 (Marc Romanelli), 177, 192 u. (Rita Maas), 252 (Gio Barto), 264 (Mike Brinson); Informationsgemeinschaft Olivenöl, München: 33 mi., 38, 40 u., 41, 44, 145, 146, 242; Mauritius, Mittenwald: 148 (Rosenfeld), 251 (Alexander Kupka); Photonica, Hamburg: 50 u. (Art Bank), 118/119 + 5 (Miyoko Komine), 121, 136 (Neo Vision); Picture Press, Hamburg: 84 (Werner Bokelberg); powercorn.de, Benjamin Richter: 88, 89 o., 133; Richter, Werner: 186; Rimm, Eric: 238; Schweissguth, Katharina: 2 o.; Simopoulos, Artemis: 202; Südwest Verlag; München: 33 re., 50 mi., 86, 102 (Antje Plewinski), 37 u. (Siegfried Sperl), 53 (Dag Kempe), 54 (Christian Kargl), 62 (Martina Urban), 68 o. (Rainer Hofmann), 70 u., 151 o. + 258 mi., 215,256, 258 u. (Karl Newedel), 96 li., 216, 228, 246/247, 249 li., 260 u. (Barbara Bonisolli), 124 li., 152/153 + 6 (Rolf Seiffe), 130 (Kristiane Vey), 151 u. + 259 o. (Amos Schliack), 165, 261 o., 274 u. (Michael Holz), 260 o. (Peter Rees), 267 (Ingolf Hatz); Stockfood, München: 32, 117 u. (Jean Cazals), 33 li., 72, 97 mi. + 105 + 275, 192 o. (Maximilian Stock LTD), 37 o. (Peter Rees), 50 o., (Studio Adna), 52 o., 77 mi./3.v.o., 78, 80 re., 81 re.o., 81 re.u., 124 re., 134, 258 o., 259 u. (Eising), 68 u., 69, 265 re. (Studio Bonisolli), 76 + 77 u. (Klaus Arras), 77 o. (Studio R. Schmitz), 77 mi./2.v.o. (Z. Sandmann/Teubner), 80 li., 81 li.o. (Michael Brauner), 81 li.u. (Alexander von Berge), 93 (J.C. Vaillant), 117 o. (Harry Bischof), 117 mi. + 261 u. (Bernd Euler), 137 u., 187 (Ulrike Köb), 193 (Klaus Stemmler), 265 li. (Frank Wieder); Superbild: 97 re., 173, 176, 205; Taste of Sweden: 64; Verlag Gesundheit, Berlin: 249 u. re. + 263 (Norbert Vogel); 139, 144, 150, 227, 255 (Antje Plewinski),Visum, Hamburg: 120 (Axel M. Mosler), 122 (Rainer Hackenberg); Zefa, Düsseldorf:2 (Hardy), 3 mi. (TH-Foto), 3 o. (Sucre Sale) 8 (Alexander Scott), 11 + 71 li., (Manfred Seelow), 23 (K+K), 24 + 96 re., 236 (Creasource), 29, 56 u. 167, 181, 232, 234 (A. Green), 34/35 + 4, 163, 248, 270 (Benelux), 36 (Rossenbach), 40 o., 82/83 (H. Kehrer), 42, 60 (Jean Daniel sudres), 52 mi. (Sporrer), 55 (Graf), 56 o., 185 (A. Sneider), 58, 239 (H.G. Rossi), 65 (C. Willhelm), 66 (von Hoff), 71 o. (Edouard Sicot), 73, 220 (Emely), 87 (Gerth), 88 mi. (Mollenhauer), 89 mi. (H et M), 98 (Spichtinger), 100 (M. Taner), 110, 207 (Aulöser), 116, 196 o. (P.A. Webster), 126 (Botzek), 137 o., 218/219 + 7 (W. Flamisch), 143 (F. Lukasseck), 154, 271 (Cole), 158, 212 (K. Solveig), 160 (Peisl), 161 o. (Vincent), 161 u. (Pinto), 162 (R. Eggers), 168, 170 (A. Inden), 174, 206 u. (Virgo), 184 (Index Stock), 191 (Holz), 196 u. (Sucre Sale), 197 (C. Schmidt), 198 (masterarchive bnl), 206 o. (Meyer), 222 + 249 u. mi., (Miles), 237 (Masterfile Productions), 240 (M. Thomsen), 245 (Ron Fehling), 254, 262 (Meeke), 272 (Lenz)

Illustrationen:
Veronika Moga, München: 39, 47
Katharina Schweissguth, München: Kolumnensymbole

Impressum

Umwelthinweis: Dieses Buch wurde auf chlor- und säurefreiem Papier gedruckt.

Heyne Verlag, München
in der Verlagsgruppe Random House GmbH
www.heyne.de

3. Auflage 2004

Redaktion und Projektleitung: Gudrun Jänisch
Bildredaktion: Sabine Weber
Layout: Katharina Schweissguth, München
Umschlaggestaltung: Martina Eisele, Grafik-Design, München
Umschlagfotos: Manfred Seelow / zefa visual media
Satz: Prill Partners|producing, Berlin
Lithos: LVD GmbH, Berlin
Druck und Verarbeitung: OAN, Zwenkau
Printed in Germany

ISBN: 3-453-86154-X

Danksagung

Die Autoren bedanken sich herzlich bei Oliver Fuxen für die vielen Wochenenden und die Nachtarbeit, um das Manuskript zu strukturieren und gut verständlich zu machen.

Wichtiger Hinweis

Die Ratschläge in diesem Buch sind von Autoren und Verlag sorgfältig erwogen und geprüft. Sie bieten jedoch keinen Ersatz für kompetenten medizinischen Rat. Jede Leserin und jeder Leser ist für sein eigenes Handeln selbst verantwortlich. Alle Angaben in diesem Buch erfolgen daher ohne jegliche Gewährleistung oder Garantie seitens des Verlages oder der Autoren. Eine Haftung der Autoren bzw. des Verlages und seiner Beauftragten für Personen-, Sach- und Vermögensschäden ist ausgeschlossen.